Hans Ulmer
Amerikanische Augenblicke

Ein persönlicher USA-Reiseführer
mit handfesten Tipps und Informationen

Nach der Pensionierung reisen Hans Ulmer und seine Frau Ursula
in den Jahren 1997 bis 2005 insgesamt 45 Monate
durch die Vereinigten Staaten von Amerika und legen rund 100.000
Kilometer zurück.

Dabei sind sie mit einem deutschen Wohnmobil unterwegs,
das sie nach Amerika verschifft haben. Die Senioren lernen 49 US-
Bundesstaaten kennen und begegnen zahllosen Menschen in
alltäglichen, aber auch außergewöhnlichen Situationen.

Eine Krebsdiagnose bei Ursula Ulmer im Jahr 2000 hält das Paar
schließlich nicht ab, die Amerika-Touren fortzusetzen, um so auch
der Krankheit zu trotzen.

Dieser sehr persönliche Reisebericht von Hans Ulmer,
der ergänzt ist um handfeste Informationen und praktische Tipps,
macht Menschen Mut, in neuen Lebenssituationen neue Welten zu
erkunden und damit die eigene Lebensqualität zu steigern.

November 2011

© 2011
Ein Buchprojekt der US-Correspondents Media Team GmbH, Berlin

Herstellung und Verlag: Books on Demand GmbH, Norderstedt

Inhaltliche und grafische Gesamtgestaltung: Till-Matthias Jürgens
unter Verwendung von Strichzeichnungen des Autors
Lektorat: Meike Wolff

Gesetzt aus der Constantia
Satz: US-Correspondents Media Team

ISBN: 978-3-8448-6917-0

Dieses Buch ist auch als E-Book erhältlich

Hans Ulmer
Amerikanische Augenblicke

Herausgegeben von
Meike Wolff und Till-Matthias Jürgens

Mit Strichzeichnungen des Autors

Meine Frau Ursula hat die Entstehung dieses Buches
nicht mehr miterleben dürfen.

Am Anfang des Jahres 2008 wurde bei ihr Krebs diagnostiziert,
der nicht mehr heilbar war.

Ursula starb am 23. September 2008 in meinen Armen.

Ihr widme ich dieses Buch.

Inhalt

Register

Vorbemerkung

Der Mann ist echtes Urgestein. Und so ist sein Buch. Hans Ulmer schreibt, wie es seiner Persönlichkeit entspricht. Gerade heraus und ohne Schnörkel. Manchmal etwas kantig und ungeschliffen, aber immer voller Wärme und Güte. Niemals mit literarischem Anspruch, aber dafür menschlich um so bewegender. Kein Buch, das dem Zeitgeist nacheifert, sondern Zwischenmenschliches hochhält.

Für Hans Ulmer stehen Begegnungen mit Menschen im Vordergrund, die ihm und seiner Frau Ursula bei all ihren Reisen durch die Vereinigten Staaten immer so wichtig waren. Und die kleinen Episoden am Rande der überwältigenden Naturschönheiten und spektakulären Monumente.

Hans Ulmer versucht nicht mit kapriziösen Worten zu beeindrucken, Anspruch zu konstruieren. Und dieses Buch soll auch kein umfassender USA-Reiseführer sein. Denn der Autor weiß selbst: Davon gibt es mehr als genug, wenngleich sie oft noch nicht einmal ihren eigenen Ansprüchen gerecht werden, geschweige denn den Erwartungen ihrer Leser. Und die ausschließliche Aneinanderreihung von touristischen Sehenswürdigkeiten kann auch sehr anstrengend sein.

Deshalb beschränkt sich der Autor auf das, was ihm und seiner Frau wichtig war und ist. Nur das ist für ihn mitteilenswert.

Mit der Schilderung seiner sehr persönlichen Erlebnisse will er jeden, aber auch gerade Senioren ermuntern, gut vorbereitet, aber vor allem mit Leichtigkeit und Spontanität zu reisen. „Das Alter spielt keine Rolle, wenn Lebensfreude und Motivation da sind", ist sein Motto. Dem er hinzufügt: „Und wenn man sich nichts zutraut, ist das traurig!"

Den Beweis dafür, dass das Vertrauen auf die eigenen Kräfte ungeahnte Potentiale mobilisiert, hat das Ehepaar Ulmer immer wieder angetreten. Auch als bei ihr Krebs diagnostiziert wurde, haben die beiden - nach vorläufig erfolgreicher Behandlung – ihre Reisen fortgesetzt. Und sicher haben sie damit die Lebensqualität und das Wohlbefinden ihrer letzten gemeinsamen Jahre erheblich gesteigert.

Hans Ulmer ist authentisch. Deshalb haben wir als Herausgeber sein Manuskript so ursprünglich wie möglich belassen. Wir glauben, dass er seine Leser mit der ihm eigenen Sprache und Erzählform bewegt, dass auch seine Geradlinigkeit, die Einfachheit seiner Beurteilungen ansprechen. Ergänzt wurden die Reisebeschreibungen des Autors um vertiefende Informationen, praktische Tipps und Standortkarten, die dem Leser die Orientierung erleichtern sollen.

Meike Wolff und Till-Matthias Jürgens, August 2011

Aufbruch

„Und das in eurem Alter", sagen viele Freunde, als wir unseren Plan verkünden. Wir reagieren locker. „Na, und?" Hat denn das wirklich was mit Alter zu tun?

Nur André meint sofort: „Klar, macht das!" Unser Sohn immerhin scheint uns die gehörige Portion Unternehmungsgeist und Mut zu-zutrauen, unsere spinnerte Idee in die Tat umzusetzen.

Welche Voraussetzungen sollte man dafür erfüllen? Keine Angst vor Abenteuern haben. Ein bisschen verrückt sein. Zeit haben. Auch die notwendigen Finanzen sollten zur Verfügung stehen. Und man sollte sich einigermaßen gesund fühlen. Das Alter spielt überhaupt keine Rolle. Doch das A und O ist eine gute Planung. Wie lange wollen wir überhaupt bleiben? Ein halbes Jahr haben wir im Kopf. Alles weitere hat sich erst später ergeben.

Das Alter spielt überhaupt keine Rolle

Aber wie kommen wir mit unserem „Flairy" überhaupt da rüber? Nach vielen Recherchen soll das die Spedition Deugro in Hamburg übernehmen, mit deren Geschäftsführer wir schon bald in seinem Büro in Hamburg zusammensitzen und die Einzelheiten besprechen. Dabei geht es natürlich auch um Geld. Und da möchte Herr Köster erstmal nur die Hinfahrt von uns bezahlt haben. „Aus meiner Erfahrung kann ich Ihnen sagen, dass sich die Rückfahrt oft verzögert." Wie recht er damit hat, ahnen wir in diesem Moment noch nicht.

Visum !

Einreisevorschriften beachten: Für längere USA-Aufenthalte und in Sonderfällen ist die Beantragung eines Visums erforderlich.

Und wie ist das Auto drüben versichert? Da wenden wir uns an das uns schon bekannte Unternehmen Seabridge, über das eine Versicherung für ausländische Autos abgeschlossen werden kann. So wie dieses, müssen unzählige große und kleine Probleme gelöst und viele Fragen beantwortet werden. Etwa ein halbes Jahr nimmt das in Anspruch.

Zwischendurch stellen uns viele die Frage, was uns zu unserem Entschluss bewogen hat. Die Antwort: Es war ein Lebenstraum von uns beiden. Nicht immer sagen: Man müsste mal ... Nicht nur träumen, nein, *machen*. Egal, wie alt man ist. Sonst kann es irgendwann zu spät sein für die Verwirklichung dieser Träume.

Spedition !

Es ist ratsam, ein persönliches Gespräch mit der Spedition zu führen, um individuelle Absprachen zu treffen.

Wir haben es angepackt.
Wir haben es nie bereut.

Am 9.Mai fahren wir unseren „Flairy" zum Verschiffen nach Bremerhaven. Warum eigentlich „Flairy"? Unser Wohnmobil ist ein, samt Fahrradträger, etwa sieben Meter langes Fahrzeug auf der Basis

www.deugro.de
www.2wglobal.com
www.seabrigde.de

eines Fiat Ducato. Vom Hersteller wurde das Modell Flair 6000 getauft, von uns liebevoll „Flairy".

Am 9. Juni schließlich fliegen wir hinterher, von Berlin nach Seattle. Warum an die Westküste und nicht an die viel nähere Ostküste der USA? Südlich von Seattle wohnen Ursulas Cousin Achim und seine Frau Doris. Es ist uns wohler dabei, bei der Übernahme des Wohnmobils im Hafen jemanden dabei zu haben, der die Sprache perfekt beherrscht, und der auch bei sonstigen Anfangsschwierigkeiten behilflich sein könnte.

Englischtraining !

Falls erforderlich, vor der Reise Englischkenntnisse auffrischen: Amerikanische und englische Studenten findet man am besten über das Schwarze Brett der jeweiligen Uni.

In diesem Zusammenhang etwas zum Thema Sprachkenntnisse. Sicher ist es gut, wenn man die englische Sprache beherrscht. Doch bei uns ist auch das etwas anders. Meine Englischkenntnisse stammen noch aus der Schulzeit, Abschluss 1953. Dasselbe gilt für Ursula. Also haben wir uns bereits in Berlin einen amerikanischen Studenten gesucht, um zweimal pro Woche von ihm Englisch zu lernen. Aber nur das Sprechen und Verstehen. Wobei wir gleich mit einer besonderen Herausforderung konfrontiert sind: Paul kommt aus Texas.

Alles andere kommt vor Ort:
Learning by doing

Wer schon einmal dort war, weiß, was das bedeutet. Für an Schulenglisch gewöhnte Ohren ist der Dialekt kaum zu verstehen. Also bemüht sich Paul, auch wenn es ihm manchmal recht schwer fällt. Wir haben auf jeden Fall sehr viel Spaß dabei, und das Gelernte reicht als Basis für den Anfang. Alles andere kommt vor Ort, *learning by doing*. Mangelnde Sprachkenntnisse sollten niemanden davon abhalten, sich auf den Weg zu machen!

Ankunft

Schon für den 11. Juni wird in Seattle von der Zeitung *News Tribune* das Eintreffen des Autotransporters „Madame Butterfly" angekündigt.

Das ist vielleicht eine Aufregung für uns alle. Nicht zuletzt, weil uns schon viele Horrorgeschichten erzählt wurden. Viele Wohnmobile würden an Bord oder im Hafen aufgebrochen, die Scheiben aufgebrochen, die Sachen aus den unverschlossenen Schränken geklaut. Alles Blödsinn! Der Flairy wird uns in einem tadellosen Zustand in einer Lagerhalle übergeben. Noch nicht einmal der Zoll interessiert sich dafür, was wir mitgebracht haben. Worauf man sich aber besser ebenso wenig verlassen sollte, wie darauf, dass nicht doch mal etwas wegkommt. Wertvolles sollte also so gut verschlossen wie möglich und keinesfalls von außen sichtbar transportiert werden.

Den einzigen Spruch, den der Zöllner uns mit auf den Weg gibt, ist die Ermunterung, möglichst viel Geld auszugeben. Und schon rollt der Flairy über den Highway. Vom Hafen in Seattle bis zu dem knapp südlich von Tacoma gelegenen Steilacoom, Achims Heimatort.

Doch es wäre ja zu schön, wenn immer gleich alles von Anfang an so reibungslos klappen würde. Und deshalb fahre ich gleich zu einem Gas-Händler, um unsere aus Sicherheitsgründen leer verschiffte Propan-Anlage in Betrieb zu nehmen. Wir haben aus Deutschland wegen der unterschiedlichen Normen extra ein wunderbares Adapterteil mitgebracht. Edel glänzend, alles aus Messing und echte deutsche Wertarbeit. Nun will ich es aufschrauben, aber das Gewinde passt nicht. Ich fluche, ich probiere, schreie mindestens dreimal laut sch..... Es geht nicht. Nun kommt der *Service Man,* guckt sich das Teil voll Bewunderung an und schraubt es doch tatsächlich ohne Probleme an.

Ich verstehe die Welt nicht mehr, bevor ich schließlich begreife, dass ich das Teil einfach verkehrt herum gehalten habe. Ich muss ziemlich blöd dabei aussehen, jedenfalls beginnt der Mann schallend zu lachen, klopft mir herzlich auf die Schulter und meint einfach *„Take it easy, Sir!".* Das ist für mich der erste und gleich positive Eindruck vom Service in Amerika.

Natürlich ist es eine große Beruhigung für uns, Achim im Hintergrund zu wissen. Schon bei der Planung des großen Abenteuers haben wir uns aber vorgenommen, seine Hilfe nur in Anspruch zu nehmen, wenn wir ein anstehendes Problem wirklich nicht allein lösen.

Das Fahrzeug wird in einwandfreiem Zustand übergeben

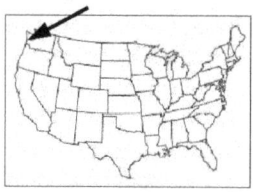

Seattle, Washington

Zoll

Rechtzeitig vor Reisebeginn über die aktuellen Zollbestimmungen informieren.

@

www.unitedstates.de/ zollbestimmungen-usa

Propan **!**

Adapter für amerikanische *propane bottles* mitbringen: deutsche Gasflaschen dürfen seit 2003 nicht mehr in den USA befüllt werden.

Telefonieren !

Deutsche Handys (amerikanisch: *cellphone*) müssen zumindest eine Triband-Funktion haben, um in den USA zu funktionieren. Gespräche über den deutschen Provider sind allerdings wegen der immensen Roaming-Gebühren nur zu Reisebeginn akzeptabel. Danach sollte man eine Prepaid-Karte kaufen, die in jedem Supermarkt von zahlreichen Firmen – als Startpaket sogar inklusive *Cellphone* – angeboten wird. Damit kann innerhalb der USA zu moderaten Preisen telefoniert werden.

Für Gespräche aus Amerika nach Deutschland ist der Anbieter „Deutschland anrufen" mit außerordentlich günstigen Vorwahlgebühren empfehlenswert.

www.deutschlandanrufen.com

www.best-prepaid-cell-phone-plans.com

Auf Achims Anraten jedenfalls wollen wir uns ein Bankkonto bei der Wells Fargo Bank einrichten. Und brauchen dabei auch tatsächlich seine Unterstützung. Denn: ohne eine bereits seit längerem bestehende Wohnanschrift bekommt man in den USA kein Bankkonto. Also eröffnen wir das Konto gemeinsam und bekommen deshalb auch sofort eine Kreditkarte. Dadurch entfällt die sonst von der Kreditkartengesellschaften berechnete Fremdwährungsgebühr.

Auch für das Thema der Erreichbarkeit brauchen wir Achims Unterstützung. Da auch die amerikanische Handyindustrie noch in ihren Kinderschuhen steckt, mieten wir zunächst eine für heutige Verhältnisse klobige Triband-Mobiltelefonanlage, die gleich im Flairy installiert wird. Der Vertrag läuft auf Achims Namen, dem die ganze Sache aber auch sichtlichen

Kreditkarten !

Mindestens zwei Kreditkarten, am besten Mastercard und Visa, mit auf die Reise nehmen, und davon eine für den Fall eines möglichen Verlustes oder Diebstahls an einem sicheren Ort im Wohnmobil aufbewahren.

Zur Eröffnung eines amerikanischen Bankkontos für Deutsche sind zumindest eine US-Postadresse sowie ein Visum erforderlich. In diesem Fall stellt die Bank auch unkompliziert Kreditkarten mit Debit-Funktion aus.

Spaß macht, während es Doris' Beitrag ist, unseren gar nicht so kleinen Kühlschrank mit den feinsten Sachen zu füllen.

Im Laufe der kommenden Jahre müssen wir ihre Hilfe nur sehr selten in Anspruch nehmen. Je länger man unterwegs ist und mit den Gepflogenheiten des amerikanischen Alltags vertraut wird, umso weniger Probleme gibt es.

Am Vormittag des 17. Juni geht die Fahrt nun wirklich los. Wir haben keinen festgelegten Routenplan, sondern nur eine ungefähre Vorstellung, wohin wir fahren wollen. Und bereits in den ersten Tagen merken wir, dass das genau richtig ist für uns. Die Schönheiten der Natur und die für uns so völlig anderen Eindrücke der Landschaft bestimmen unseren Weg. Alles ist für uns spannend. Jedes jener meist aus drei zusammengefügten Balken bestehenden Farm-Eingangstore wird bestaunt. Und schon nach den ersten Stunden sind wir tief beeindruckt von der endlos scheinenden Weite dieses Landes.

Wenn dann am Straßenrand eine Ansammlung von Briefkästen steht, aber kein Ort zu sehen ist, fragen wir uns oft: Wo leben die Menschen, die zu diesen Briefkästen gehören? Und von was leben sie? Wo arbeiten sie? Womit verdienen sie ihr Geld zum Leben? Auf diese Fragen bekommen wir erst nach und nach im Laufe unserer Reisen Antworten. Einige davon lassen sich mit unserem deutschen Verständnis von einem 'auskömmlichen Leben' nur schwer in Verbindung bringen. Der Wille, ein um fast jeden Preis freies Leben zu führen, ist bei den Menschen, die hier im Norden, wie auch in anderen dünn besiedelten Gebieten der USA leben, der absolute Lebensinhalt.

Bei unseren vielen Gesprächen mit den unterschiedlichsten Menschen stellen wir immer wieder fest, dass Amerikaner oft mehr im Hier und Jetzt zu leben scheinen, als die meisten Deutschen unserer Generation, was sich durch fast alle Lebensphasen und alle Lebensbereiche zieht.

Um fast jeden Preis ein freies Leben zu führen, scheint für viele Amerikaner Lebensinhalt zu sein

Erster Nationalpark

Unser erstes festes Ziel ist der Yellowstone Nationalpark. Nach unserem Start in Steilacoom, Washington, sind wir bis dorthin und auf Umwegen rund 2.300 Kilometer unterwegs. An die großen Entfernungen muss man sich erst einmal gewöhnen. Wir hatten uns bei unserer Planung zunächst ein Limit von 250 bis 300 Kilometern pro Tag gesetzt. In Anbetracht der weiten Wege und des deutlich entspannteren Fahrens als in Europa setzen wir schnell neue Limits fest: maximal drei Stunden Fahrzeit am Vormittag und zwei Stunden am Nachmittag. So kann man 400 bis 500 Kilometer täglich zurücklegen und trotzdem viel sehen. Bis auf einige Ausnahmen halten wir dies auch ein.

Für die Strecke bis zum Yellowstone National Park im Nordwesten von Wyoming, nah am Dreistaateneck zu Montana und Idaho, nehmen wir uns neun Tage Zeit. Wir übernachten auf unterschiedlichen Campingplätzen. Oft sind wir fast allein, obgleich es Sommer ist, also beste Reisezeit.

Einmal stehen wir auf einem relativ kleinen Platz, von wo aus wir am Nachmittag noch an einem Bach spazieren gehen. Plötzlich taucht etwa zehn Meter vor uns ein halbwüchsiger Braunbär auf.

Wer sich mehr erschrickt, der Bär oder wir, ist schwer auszumachen. Jedenfalls bleiben wir stehen, und das tut auch der Bär. Wer geht nun zuerst? Doch schnell wird es dem Bären zu langweilig mit uns, und er trottet weiter. Er dreht sich noch oft um, sicherlich um zu sehen, ob wir ihm folgen. Da wir bei unserer ersten Bären-Begegnung in freier Wildbahn doch ein bisschen Angst haben, verzichten wir darauf lieber.

Unsere Camping-Nachbarn sind immer unglaublich neugierig

Die wunderschöne Landschaft mit vielen Tieren genießen wir jeden Tag aufs Neue. Entweder während unserer zahlreichen Pausen, oder indem wir es uns so einrichten, dass wir bereits am frühen Nachmittag auf dem nächsten Campingplatz sind und viel Zeit für Erkundungen haben. So mögen wir es am liebsten. Denn so haben wir die besten Möglichkeiten, uns immer den besten Stellplatz auszusuchen: Und wenn man schon früh mit seinem 'täglichen Pensum' fertig ist, bleibt auch noch genug Zeit für Gespräche mit anderen Campern, was uns viel Spaß macht. Denn natürlich sind unsere Nachbarn immer unglaublich neugierig. Wo kommt ihr denn her ? Was ist denn das für ein Auto? Auch mit unseren bescheidenen Sprachkenntnissen knüpfen wir schnell Kontakte, und oft ziehen sich die Gespräche bis in den Abend hinein.

Der Weg bis zum Yellowstone National Park ist sehr abwechslungsreich. Von West nach Ost, quer durch den Staat Washington. Der Mount Rainier beeindruckt als kegelförmiger erloschener Vulkan mit einer Höhe von 4.332 Metern. Bei schönem Wetter kann man ihn sogar von Seattle aus sehen. Wir genießen diesen Anblick vom Campground im Mt. Baker-Snoqualmie National Forest, von dem aus der Weg weiter durch eine wilde, hügelige Landschaft führt.

Strecken **!**

Es ist besser, sich ein Zeitlimit zu setzen als ein Streckenlimit. Frühes Ankommen am Stellplatz oder *Campground* sichert die besten Plätze.

Die Sonne steht fast senkrecht, und man kann weit sehen, als Ursula bei einer unserer Wanderungen mit einem Mal verblüfft aufschreit. In weiter Ferne sehen wir am Horizont auf einem Hügelkamm dreizehn Pferde. Doch so weit weg können das unmöglich echte, lebende Pferde sein. Die könnten wir von hier aus nicht sehen. Erst als wir drei Stunden später nahe genug dran sind, erkennen wir

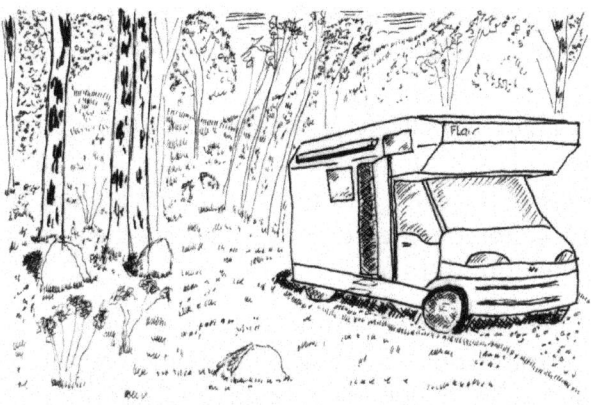

Campingplatz in der Natur

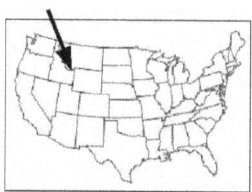

Yellowstone, Wyoming

des Rätsels Lösung: vor uns ragen zehn Meter hohe Stahlskulpturen auf. Der Besitzer der Farm, zu der dieses ganze Gebiet gehört, hat sie selbst gebaut, nur so zum Spaß. Sehr beeindruckend. Er nennt sie *Wild Horses*. Überhaupt, wenn man das erste Mal diese Landschaft erlebt, denkt man sofort an die zahlreichen Indianerfilme. Alles sieht genauso aus, als ob jeden Moment ein Stamm über den nächsten Hügel geritten kommen könnte.

Auch wenn wir später noch viele herrliche Landschaften sehen werden, die teils vielleicht noch grandioser sind, aber irgendwie zur Normalität werden, so bleiben uns diese ersten Eindrücke ganz besonders im Gedächtnis.

Die Städte jedoch, durch die wir auf dieser ersten Etappe kommen, erscheinen uns weniger interessant. Yakima, Ellensburg und Spokane an der Grenze zu Idaho. Hier entdecken wir etwas sehr Amüsantes. Mitten in der Stadt gibt es einen großen Park, in dem Hunderte von Murmeltieren leben. *Marmots*. Sie werden von den Touristen wie auch von der einheimischen Bevölkerung gefüttert, obwohl es eigentlich nicht erlaubt ist. Einen Moment lang glauben wir, wir sind in Deutschland.

Die ersten Eindrücke bleiben uns besonders intensiv im Gedächtnis

15

Kurz hinter Missoula/Montana finden wir einen besonders traumhaften Campingplatz, in unberührter Natur, im Beavertail Hill State Park. Kaum haben wir uns ein bisschen eingerichtet, kommt uns auch schon eine Familie besuchen. Familie Wolf aus dem Schwabenland, wie sich herausstellt, auf Tour mit einem der zahlreichen Leihmobile, die auf Amerikas Straßen unterwegs sind, und an deren Aufdruck man oft die europäischen Touristen erkennt.

@

www.statepark.com/
beavertail_hill

Am Abend sitzen wir zusammen am Lagerfeuer, ein Ehepaar aus Oregon kommt noch dazu, und so wird lange geplauscht. Wir sind erstaunt, wie wenig Sprachschwierigkeiten wir haben. Jeder versteht jeden, und wir merken, dass unser Wortschatz von Tag zu Tag besser wird.

Durch verschiedene Camper, die wir in letzten Tagen kennengelernt haben, wird uns empfohlen, möglichst früh morgens am Westeingang zum Yellowstone zu sein, damit wir auf einem der Campingplätze einen guten Platz bekommen. Wir haben immerhin vor, uns eines der absoluten Highlights der USA anzusehen. Deshalb suchen wir uns am Tag zuvor einen Campground etwa zehn Kilometer außerhalb aus, um bereits um neun Uhr am Eingangstor stehen zu können. Und tatsächlich gehören wir zu den Glücklichen, die mit einem schönen Stellplatz belohnt werden.

Überhaupt ist es gut, sich ein bisschen mit den Gepflogenheiten und Besonderheiten des amerikanischen Campinglebens vertraut zu machen. Das merken wir sehr schnell. Aber auch dafür eignet sich die Kommunikation mit anderen Reiselustigen sehr gut.

Vertraut sein mit den Gepflogenheiten des amerikanischen Campinglebens

Wer das deutsche Campingleben kennt, wird sich über viele Dinge wundern, die in den USA völlig anders sind. Das Wichtigste: Urlaub machen mit dem Wohnmobil, das dort *Motorhome* heißt oder *RV* (kurz für *Recreational Vehicle*), ist für Amerikaner das Normalste von der Welt. Vor allem trifft man auf den Campgrounds alle Gesellschaftsschichten. Vom Pförtner bis zum Vorstandsvorsitzenden. Wobei man anhand der Gefährte immerhin ahnen kann, wieviel Geld ihre Besitzer dafür locker machen mussten. Vom VW–Camper bis zum 40 Fuß, also etwa 12 Meter 20 langen Luxus-Prevost trifft man unterwegs so ziemlich alles an. Und all das wird von seinen Besitzern mit einem ganz normalen PKW-Führerschein gefahren.

Etwa 50 Prozent der Campingplätze sind staatlich oder halbstaatlich. Und das Netz dieser Plätze ist sehr dicht. Der Unterschied zwischen den privaten und den staatlichen Plätzen, die oft zu National Parks und National Forests sowie State Parks und State Forests gehören, ist zuerst einmal die Größe der einzelnen Stellplätze. Da die staatlichen Plätze nicht auf Gewinnerzielung ausgerichtet sind, sind dort die Einzelplätze oft wesentlich größer als bei den privaten Campingplätzen. Im Durchschnitt kann man sagen, dass die einzelnen Stellplätze 100 bis 150 Quadratmeter groß sind. Wir haben auch Plätze gehabt, vor allem in den Regionen, die nicht zu den Touristenattraktionen gehören, wo für jedes Auto sogar bis zu 500 Quadratmeter reserviert sind.

Bei den privaten Campingplätzen ist die Enge ähnlich wie in Deutschland. Deshalb versuchen wir eigentlich immer, einen der staatlichen Plätze anzusteuern, auch der meist moderaten Preise wegen, aber dazu gleich noch mehr.

Die Ausstattung der Plätze ist sehr unterschiedlich. Wenngleich man bei fast allen Tisch und Bänke aus Holz und eine Feuerstelle vorfindet, sofern Waldbrandgefahr, Naturschutz oder regionale Besonderheiten das nicht verbieten.

Auch sogenannte *Dumpstations* sind fast immer vorhanden, also Anlagen, bei denen man Abwasser ablassen und Frischwasser tanken kann. Für zahlende Platzbenutzer ist das kostenlos, während Langstrecken-Fahrer, die nur zum Auftanken und Ablassen vorbeikommen, einen kleinen Obolus entrichten müssen. Wir versuchen immer, entweder sehr früh morgens zur Dumpstation zu fahren oder noch am Nachmittag, wenn wir ankommen. Denn natürlich kommen in den Morgenstunden zwischen acht und zehn Uhr alle, die losfahren wollen.

Bei den einfachen staatlichen Plätzen gibt es meist keinen Stromanschluss an den einzelnen Plätzen. Wer Strom braucht, muss also eventuell auf den mitgebrachten Generator zurückgreifen. Aber meist sind die Generatorstunden vorgeschrieben, damit Erholung und Nachtruhe gewährleistet bleiben.

In den letzten Jahren wurden sehr viel staatliche Plätze modernisiert, sodass auch hier Stromanschlüsse direkt an den Plätzen liegen. In einigen touristisch besonders interessanten Gegenden haben die Plätze sogar *Full Hook Up*, also nicht nur Strom, sondern auch Frischwasserhahn und Abwasserrohr zum Einlassen, manchmal sogar Kabelfernsehen und Internet- bzw. Telefonanschluss per DSL, oder eine drahtlose (WiFi/WLAN-)Internetverbindung.

Bei den privaten Campingplätzen, oft *R.V. Park* genannt, weil Zelte hier selten sind, ist *Full Hook Up* fast immer Standard.

Die privaten *R.V. Parks* haben natürlich auch fast immer Waschmaschinen und Wäschetrockner, eine Propan-Füllstation und eine

500 Quadratmeter Stellplatz für ein Wohnmobil sind keine Seltenheit

Elektrizität **!**

Die Stromversorgung in den ganzen USA beträgt 110 Volt und muss dementsprechend mit einem Spannungswandler auf die notwendigen 220 Volt für das europäische Wohnmobil transformiert werden.

Generator **!**

Auf den meisten Campgrounds steht Elektrizität direkt am Stellplatz zur Verfügung. Trotzdem lohnt sich die Anschaffung eines Generators für Naturcamping.

Ein Preisver-
gleich der regio-
nal angebotenen
Campingplätze
lohnt immer

Einkaufsmöglichkeit. Der Luxus, den manche private Campingplätze bieten, kann durchaus verlockend sein. Wie meist ist das eine Frage des Preises.

Ausstattung, Lage und Touristenattraktionen in der Nähe, bestimmen auch bei den Staatlichen die Preise. So kommt es, dass die staatlichen Plätze im Grand Canyon Nationalpark wesentlich teurer sind, wenn auch nicht so komplett ausgestattet wie in einer Gegend, die von weniger Touristen frequentiert wird.

Bei den privaten Plätzen verhält es sich entsprechend, nur dass die Preisunterschiede noch extremer sind.

Ein privater Stellplatz auf einer der Florida Key Islands kann in der Hauptsaison (ab Weihnachten) locker 120 bis 150 Dollar pro Tag kosten. Und dann bitte mindestens sechs Monate vorher bestellen.

Campingführer !

**Der AAA ist – vergleich-
bar dem ADAC – der
größte Automobilclub
der USA. Sein Camping-
führer ist ein Standard-
werk, das auf der Reise
nicht fehlen darf.
ADAC-Mitglieder erhal-
ten übrigens besondere
Vergünstigungen beim
„Triple A"**

@

www.aaa.com

Unumgänglich ist die Anschaffung des AAA (kurz *Triple A*)– Campingführers, in dem so gut wie alle Plätze der USA mit Lage, Ausstattung, Preisen und allen sonstigen Informationen verzeichnet sind. Diese umfangreichen Führer des größten amerikanischen Automobilclubs sind nach Regionen aufgeteilt. Für diejenigen, die mehr als einen davon brauchen, kann das ein bisschen teurer werden, aber man spart sich damit eine Menge nervige Sucherei und kann gut planen, ohne seine Flexibilität einzuschränken.

Für Ordnung auf den staatlichen Plätzen sorgen entweder Park-Ranger, die noch andere Aufgaben haben und meist mehrmals am Tag herumfahren und nach dem Rechten sehen, oder aber die sogenannten *Hosts*. Das sind vielfach Pensionärs-Ehepaare, die saisonal als Platzwarte angeheuert werden, für ihr mitgebrachtes Wohnmobil einen Stellplatz bekommen und für ein Taschengeld die Gemeinschaftseinrichtungen in Ordnung halten.

Auf großen Plätzen, wie im Yellowstone Nationalpark, gibt es sogar mehrere Hosts, die für jeweils einen Bereich zuständig sind.

Um an bestimmten Orten beweglicher zu sein, als wir es mit einem Wohnmobil wären, haben wir an unserem Flairy eine Trägerhalterung montiert, auf der ein Motorroller steht, ein 125er Yamaha. Deshalb können wir jetzt den gesamten Yellowstone National Park mit dem Roller abfahren. Das Besondere ist seine geologische Beschaffenheit, die sich in einer Höhe von etwa 2.300 Metern in einer typischen Hochgebirgslandschaft zeigt. Überall sind Risse und Löcher zu sehen, aus denen heiße Dämpfe und Fontänen schießen. Doch diese geologische Aktivität ist nicht statisch. Im Laufe der Zeit verändern sich Art, Dauer und Ort der Naturschauspiele. Die Sinterterrassen beispielsweise, im Norden des Parks gelegen, die durch das schweflige Wasser und die dadurch entstehenden Ablagerungen entstanden sind, liegen seit etwa 30 Jahren immer mal wieder trocken. Dafür entstehen an deren Stellen neue Ausflussöffnungen.

Die Parkverwaltung ist sehr bemüht, immer schnell auf Veränderungen zu reagieren und neue Wege anzulegen. Der ganze Park ist eben eines der geologischen Highlights der Erde. Besonders spektakulär wirken natürlich die großen Geysire. Der Ausbruch der riesigen Wasser- und Dampfsäulen erfolgt immer auf die Minute pünktlich, wobei jeder Geysir seinen eigenen Rhythmus hat.

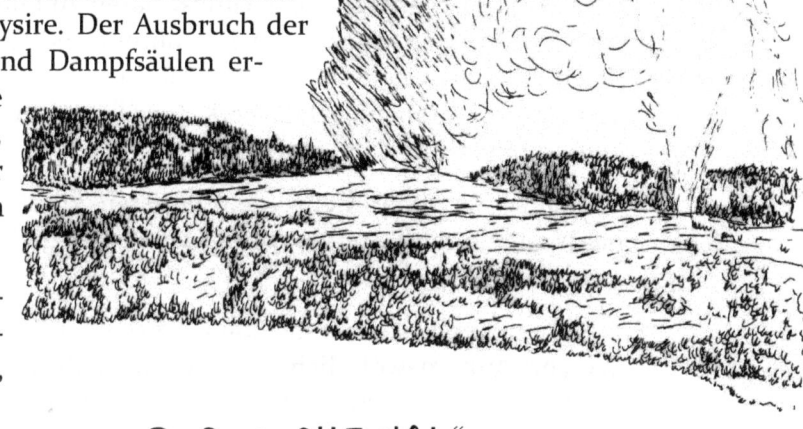

Der Geysir „Old Faithful"
im Yellowstone Nationalpark

Um die Hauptattraktionen genießen zu können, sollte man möglichst nicht allzu geruchsempfindlich sein. Es stinkt überall, mal mehr, mal weniger, nach Schwefel. Überall stehen Schilder, auf denen davor gewarnt wird, das Wasser, das sich in Senken sammelt, zu berühren. Gibt es wirklich Leute, die das machen? Nicht zum ersten und nicht zum einzigen Mal wundern wir uns über deutlich formulierte Verhaltensregeln, wo gesunder Menschenverstand eigentlich ausreichen sollte.

Nun stinkt und sprudelt es aber nicht überall im Park. Mindestens die Hälfte der Parkfläche ist unberührte hochalpine Natur. 1988 gab es riesige Waldbrände über den ganzen Park verteilt. Obgleich der Wald zum großen Teil über 300 Jahre alt war, hat man nicht sehr viel dagegen unternommen. Die Verwaltung war der Meinung, dass sich die abgebrannten Flächen von selbst wieder regenerieren, und bis heute festigt sich die Meinung in weiten Kreisen des Naturschutzes, dass gelegentliche, isolierte Flächenfeuer zum natürlichen Kreis-

Yellowstone !

Den Park wegen der großen Besucherzahlen möglichst nicht am Wochenende anfahren und Hauptattraktionen über Mittag besichtigen. Und: Eine Wanderung in die einsamen Wälder ist sehr empfehlenswert.

lauf eines Waldes gehören. Als die Brände 1988 der Parkverwaltung jedoch außer Kontrolle gerieten und etwa 30 Prozent des gesamten Waldbestandes verbrannten, löste das heftige Reaktionen überall in den USA aus. Schließlich ist Yellowstone so etwas wie eine Pilgerstätte für jährlich mehr als drei Millionen Besucher.

Wenn man heute durch die unberührte Natur wandert, kann man feststellen, dass der Wald tatsächlich wieder wunderbar wächst. Durch die Höhenlage wird es allerdings sehr lange dauern, bis sich der Baumbestand wieder erholt hat.

Wir nutzen den lichten Wald bei unseren vielen Wanderungen als Vorteil, da wir viele Tiere beobachten können. Wölfe, Hirsche, Bisons in großen Herden von teils bis zu 200 Köpfen ziehen an uns vorbei. Noch zweimal haben wir das Glück, Bären zu entdecken. Das klappt natürlich nur, wenn man sich Zeit nimmt und sich abseits der Touristenströme bewegt. Die riesigen Menschenmassen, die vor allem in den Sommermonaten den Park bevölkern, empfinden sicherlich nicht nur wir irgendwie als Plage.

Aber selbst in der Menge der Touristen, zu denen man sich selbst natürlich nie zählt, treffen wir immer wieder auch ganz besonders interessante Menschen.

So begegnen wir am Lone Star Geyser einer Familie aus Berlin. Was ja nichts Außergewöhnliches ist. Berliner trifft man überall. Aber diese Familie ist etwas Besonderes. Außer Mutter und Vater gibt es zwei Töchter, junge Damen schon. Es sind Zwillinge und zwar ehemals Siamesische Zwillinge, die im Alter von drei Jahren getrennt wurden. Dadurch etwas körperlich behindert, bewegen sie sich im Rollstuhl. Diese Reise in die USA war ihr Wunsch nach dem bestandenen Abitur. Unsere Frage, was sie nach der Schule machen wollen, wird ohne das kleinste Zögern beantwortet. Beide wollen Medizin studieren, um dann in der Forschung zu arbeiten. Angesichts ihres Elans, der uns in der kurzen Zeit unserer Begegnung unglaublich beeindruckt, zweifeln wir keinen Augenblick daran, dass ihnen das hervorragend gelingen wird. Leider denken wir nicht daran, uns die Adresse der Familie geben zu lassen und haben deshalb keine Möglichkeit in Kontakt zu bleiben mit diesen tollen Menschen. Sehr schade.

Wir bleiben noch einige Tage im Yellowstone N.P. und gehen mit dem Roller auf Erkundungstour. So können wir wunderbar an den langen Autokolonnen vorbeifahren, die sich besonders an den Attraktionen bilden.

Doch bald haben wir die Nase voll von den vielen Menschen und Autos. Über die Südroute verlassen wir den Park und sind sofort im angrenzenden Grand Teton Nationalpark. Ist das schön, endlich unberührte Natur mit nur sehr wenigen Menschen zu erleben. Einen wunderbaren, klaren Bergsee, den Jackson Lake, und ringsum acht Gipfel, alle über 4.000 Meter hoch. Zwei davon liegen direkt nebeneinander und sollen dem Park seinen Namen gegeben haben.

Man erzählt sich die Geschichte von einer Gruppe von Fallenstellern, die am See Pause machte. Sie saßen am Lagerfeuer, während die Sonne unterging und ihre letzten Strahlen ein scharfes Profil der beiden Gipfel mit dem tiefen Tal dazwischen zeichneten. Und so tauften sie die Gegend nach den weiblichen Formen, die sie darin zu erkennen meinten. Englisch übrigens können die Trapper nicht gesprochen haben, da „Big Tits" sicherlich im prüden Amerika nicht zum Nationalpark-Namen geworden wäre. Auch Deutsch war es nicht, obgleich uns das im einundzwanzigsten Jahrhundert durchaus vertraut klingt. Vielmehr waren es französischstämmige Kanadier, für die *téton* die ganz normale, nicht anzügliche Bezeichnung der weiblichen Brust war.

Jetzt muss unser Flairy seinen ersten wirklich hohen Berg erklimmen. Den 2.800 Meter hohen Togwotee Pass. Langsam aber sicher fahren wir nach oben, wobei wir merken, dass 110 PS bei einem Gewicht von 3,8 Tonnen doch etwas wenig sind. Aber wir haben ja Zeit.

Kurz hinter dem Pass finden wir einen einsamen Campingplatz. Es ist zwar kalt hier oben, aber mit einem wunderschönen Lagerfeuer, das wir aus Bruchholz machen, wird es sehr angenehm. Als wir am Morgen aus dem Fenster schauen, glauben wir erst, wir spinnen. Aber nein, es hat wirklich geschneit. Am 1. Juli.

Die Landschaft sieht aus, als würde gleich von rechts John Wayne kommen und von links Clint Eastwood. Wir fühlen uns wie in einem Wildwestfilm aus Hollywood. Es scheint alles so unwirklich, ist aber doch ganz real. Plötzlich entdecken wir ein Schild, auf dem angezeigt wird, dass wir in fünf Meilen nach Thermopolis kommen, die Stadt mit der größten Thermalquelle der Welt. Ich kann mich nicht erinnern, jemals einen Wildwestfilm gesehen zu haben, in dem die Bösen oder die Guten in Thermalwasser gebadet haben.

Na, wir lassen uns das nicht entgehen und legen einen Gesundheits-Badetag ein. Ein tolles Erlebnis. Die junge Frau an der Kasse meint, dass sie sich nicht erinnern kann, jemals Deutsche hier im Bad begrüßt zu haben.

Grand Teton !

Im Süden des Yellowstone liegt der Grand Teton N.P., der als Erholungsgebiet nach anstrengenden Tagen sehr zu empfehlen ist.

www.nps.gov/grte

Eine Landschaft wie aus Filmen mit John Wayne und Clint Eastwood

www.thermopolis.com

Wir nun wieder! Auf dem Campingplatz haben wir ein beeindruckendes Erlebnis. In unserer unmittelbaren Nachbarschaft stehen vier große Motorhomes. Mehrere Tische sind zusammengestellt. Als es Abend wird, stellt sich heraus, dass sie zu einer sehr großen Familie gehören. Wir zählen 28 Personen und tippen auf fünf Generationen. Das jüngste Familienmitglied ist, wie wir später erfahren, vier Monate alt, das älteste 96.

Vor unseren Augen spielt sich Campingleben pur ab. Schließlich setzt sich die ganze große Familie an die Tische und will gerade mit ihrem Tischgebet beginnen. Da scheint jemand vorzuschlagen, auch uns mit an den Tisch zu bitten, und so werden wir von unseren Nachbarn zum Abendessen eingeladen. Alle fassen sich an den Händen, einer der Männer spricht ein Gebet, und nach einem vielstimmigen *enjoy your meal* langen alle zu. Auch wir werden aufgefordert, uns zu bedienen und bekommen Schüsseln zugereicht. So einfach kann Völkerverständigung sein. Noch lange sitzen wir zusammen, erzählen von uns und erfahren mehr über unsere neuen Bekannten.

Nationalfeiertag !

Der 4. Juli erinnert an
die Unterzeichnung der
Unabhängigkeitserklärung der Vereinigten
Staaten durch den Kongress im Jahr 1776.

In Boston findet jedes
Jahr die größte Feier
statt, aber erleben kann
man den Nationalfeiertag in jeder Stadt – egal,
wie groß sie ist, gibt es
meist eine Parade und
abends Feuerwerk

Die Großfamilie kommt aus allen Ecken der USA. Jedes Jahr zum 4. Juli, dem Nationalfeiertag der USA, treffen sich alle auf diesem Campingplatz. Das bewegt uns irgendwie, trotzdem wir diesen Patriotismus nicht immer verstehen. Heute ist der 3. Juli, und wir wollen wissen, wie der Clan den Nationalfeiertag begehen wird. Die etwas ungläubigen Blicke irritieren uns. Selbstverständlich, erfahren wir, ginge es gemeinsam nach Cody.

Diese kleine Stadt liegt etwa 20 Meilen entfernt und hat ihre ganz eigene Geschichte, zu der sogar wir einen Bezug herstellen können. Ende des 19.Jahrhunderts wurde sie von einigen Investoren in Wyoming gegründet, zu denen auch ein gewisser William Frederick Cody gehörte, besser bekannt unter dem Namen Buffalo Bill. Er war Bisonjäger, Ponypostreiter, diente in der Armee als Kundschafter und gründete später die nach ihm benannte, weltberühmte Wild West Show, mit der er sogar bis nach Europa kam.

@
www.cody.com

Die Stadt Cody ist deshalb bis heute eine touristische Hochburg für Westernfreunde. Und durch unsere Großfamilie waren wir nun darauf gebracht worden, hier die Parade zum Nationalfeiertag mitzuerleben. Ein riesiges Spektakel, das sich über vier Stunden hinzieht und bei dem Tausende auf Campingstühlen die Straße säumen.

Am Nachmittag erleben wir unser erstes Rodeo. Wir bekommen erklärt, worum es bei diesem sportlichen Mehrkampf geht und haben richtig Spaß an der Sache. So ein Job als Rodeoreiter muss eine wirklich harte Sache sein.

Als der Nationalfeiertag seinem Ende zugeht, sind wir, selbst als Großstädter, fast froh, den Trubel wieder hinter uns lassen zu können. Also nichts wie weg, und ab in die Natur.

Auf dem einfachen, aber sehr schönen kleinen Campingplatz in den Bighorn Mountains sind wir fast allein. Außer uns sind nur noch zwei Paare mit ihren uralten Wohnwagen auf dem Platz, die offenbar schon längere Zeit hier sind. Solche Menschen, die ihren festen Wohnsitz aufgegeben haben und sich hauptsächlich auf diesen sehr preisgünstigen Plätzen aufhalten, haben wir auf unserer Reise immer wieder mal getroffen. Oft haben sie einfach die Nase voll vom geregelten gesellschaftlichen Leben, sind vielleicht auch irgendwie gescheitert. Überdurchschnittlich häufig sind es Vietnam-Veteranen, die nach der Rückkehr in ihrer Heimat nie mehr wirklich zurechtgekommen sind. Wir erleben sie als oft sehr aufgeschlossen und freundlich. Auch diese beiden Paare sind neugierig darauf, zu erfahren, wie zwei deutsche Senioren in diese verlassene Gegend kommen.

Unser nächstes Ziel ist der Mount Rushmore bei Rapid City in South Dakota, nach dem Yellowstone Park nun schon das zweite amerikanische 'Nationalheiligtum'. Hier im Black Hill National Forest sind als weltberühmtes Monument die Köpfe der vier Präsidenten in den Fels gehauen, die als die symbolträchtigsten und bedeutendsten bis zum Beginn des zwanzigsten Jahrhunderts gelten können: George Washington, Thomas Jefferson, Theodore Roosevelt und Abraham Lincoln, von links nach rechts betrachtet. Das Bild ist bekannt. Doch selbst davor zu stehen und diese gigantische Skulptur zu bestaunen, ist ein echtes Erlebnis. Die Ausmaße sprengen alle Vorstellungen.

Jeder der Köpfe ist 60 Fuß, also knapp 18 Meter 50 hoch, und alle zusammen sind, wie die Bildhauer sagen, 14 Sommer lang. Gesprengt und gemeißelt in den Jahren 1927 bis 1941. Insgesamt 400 Helfer waren mit dem Bildhauer John Gutzon de la Mothe Borglum tätig, der kurz vor Vollendung seines Meisterwerkes starb, sodass sein Sohn Lincoln Borglum die Arbeiten fortsetzen musste.

Natürlich kann man mit relativ kleinen, wendigen Hubschraubern mittlerweile einen Rundflug um diese Köpfe herum machen. Auch wir gehen zu der kleinen Bude und erkundigen uns nach dem Preis. Bei 120 Dollar pro Person beschließen wir jedoch, dass das nichts für uns ist. Gemeinsam mit uns kommen auch zwei stark übergewichtige Männer an. Sie sind entschlossen, eine Tour zu buchen, müssen jedoch vorher auf die Waage. Der Pilot schüttelt den Kopf. Keine Chance, das macht sein Hubschrauber nicht mit. Ursula würde zu gern die

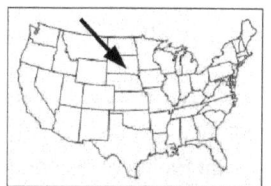

Rapid City, South Dakota

Mit kleinen Hubschraubern um die Präsidentenköpfe fliegen

23

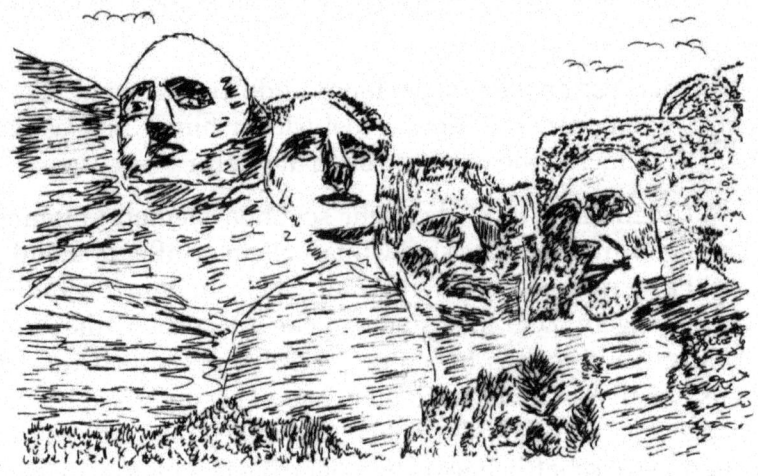

Mt. Rushmore:
Präsidentenköpfe
bei Rapid City:
(v.l.)Washington,
Jefferson, Roosevelt,
Lincoln

Gesichter der beiden fotografieren, traut sich aber nicht. Schnell gehen wir weiter, damit sie nicht merken, wie wir uns über ihre verständnislosen Mienen amüsieren.

@
www.rushmore.us-midwest.de

Bei einem Spaziergang durch das recht schöne Örtchen Keystone, das unmittelbar an dem Felsen liegt, haben wir eine Begegnung, die uns ebenfalls unvergesslich bleiben wird. In einem Laden, in dem es eine bunte Vielfalt an Indianerkleidung, Mocassins, Indianerschmuck und indianischem Kunsthandwerk zu bestaunen gibt, sitzt im hinteren Teil des Raumes ein alter Indianer und versieht kleine Tierfelle mit wunderschönen Federzeichnungen. Wir bewundern seine Kunst und kommen mit ihm ins Gespräch. Wir erzählen ihm, wie sehr uns das Monument beeindruckt hat, woraufhin er uns den Tipp gibt, uns ein anderes Kunstwerk anzusehen.

Nicht weit von hier und Rapid City, ebenfalls im Indianer-Reservat gelegen, gebe es ein ähnliches, noch im Bau befindliches Projekt, das den berühmten Indianerhäuptling Crazy Horse darstellt. Noch größer soll die Felsskulptur werden als die Präsidentenköpfe. Und außerdem hat man dort auch ein Museum mit den Werken der größten Indianerkünstler gebaut. Zum Abschied bitten wir unseren neu gewonnen Freund, ein besonderes Stück für uns anzufertigen: Ursula wünscht sich ein Bison auf einem Kaninchenfell. Zwei Tage soll es dauern. Für uns kein Problem.

Crazy Horse !

Die Felsskulptur des legendären Indianerhäuptlings befindet sich im Bau und soll noch größer werden als die Präsidentenköpfe von Mt. Rushmore.

@
www.
crazyhorsememorial.org

Die Zeichnung hängt seitdem direkt über meinem Schreibtisch.

Wir haben also Zeit, uns auf den Weg zu machen und uns die Antwort der Indianer auf die Präsidentenköpfe anzuschauen. Tatsächlich wirken die Staatsmänner gegen den Häuptling der Oglala Lakota fast klein. Die Frage ist allerdings, wann das Monument fertiggestellt sein wird. Da alles von privatem Geld finanziert werden muss, lässt sich nicht vorhersehen, wann Besucher mehr als den Kopf von Crazy Horse zu sehen bekommen werden. Begonnen wurde das Monument im

Jahr 1948 und soll einmal eine Ausdehnung von 195 Metern Länge und 172 Metern Höhe haben.

Das Museum befindet sich direkt neben der Baustelle. Mit Freude entdecken wir, dass dort auch ein Bild unseres Bison-Zeichners hängt. Wir hatten nicht vermutet, dass es sich bei ihm um einen offenbar sogar ziemlich bedeutenden indianischen Künstler handelt. Sein Name ist Paha Ska. In seiner Nähe, sagt Ursula, werde sie plötzlich ganz ruhig. Tatsächlich scheint er so etwas wie Weisheit auszuströmen.

Schweren Herzens trennen wir uns und ziehen weiter. Durchfahren Nebraska. Ich bezeichne das ganz bewusst so, denn auch wenn man Amerikaner nach den Schönheiten dieses Staates fragt, bekommt man meist nur eine knappe Empfehlung: durchfahren, einfach durchfahren. Tatsächlich gibt es kaum Sehenswertes. Stundenlang nur Mais und Weizenfelder.

Unser Ziel ist Denver in Colorado. Vielmehr Golden, ein kleinerer Ort in der Nachbarschaft, der seinem Namen alle Ehre macht. Er liegt wunderbar direkt am Rande der Rocky Mountains, ist in seiner Ortsanlage sehr malerisch und hat dazu noch einen sehr guten Campingplatz. Direkt an einem breiten, reißenden Gebirgsbach, der im Bereich des Campgrounds eine abgesteckte Strecke für Wildwasserfahrer bietet. Am Ortsrand liegt noch ein Produktionsbetrieb der größten US-Brauerei Anheuser-Busch. Hier wird, unter anderem, Budweiser gebraut, meist nur kurz *Bud* genannt.

Etwa zehn Minuten vom Campingplatz entfernt befindet sich ein Park, der auch für viele private Veranstaltungen genutzt wird. So auch an diesem Wochenende. Ein großes Fest der Mormonengemeinde findet statt, und wir haben zum ersten Mal in unserem Leben intensiveren Kontakt mit Menschen dieser Glaubensgemeinschaft. Bisher hatten wir nur gelegentlich einmal in Berlin Besuch gehabt von Missionaren der *Church of Jesus Christ of the Latter-day Saints*, abgekürzt LDS. Bei unserem Rundgang und beim Besuch der vielen Stände kommen wir immer wieder ins Gespräch. Es geht um ganz alltägliche Dinge: Familienleben, Kindererziehung, Beruf. Aber immer sind alle auch sehr interessiert daran, wie wir in Deutschland leben, speziell in Berlin. Die Hauptstadt ist jedem Amerikaner ein Begriff, nicht zuletzt der Luftbrücke wegen. Aber auch Heidelberg, das vor allem durch Soldaten, die in Süddeutschland bei der Army oder der Airforce stationiert waren, zum Inbegriff deutscher Gemütlichkeit geworden zu sein scheint, ebenso wie München. Berlin wird mehr als politische Frontstadt empfunden.

Erst am Abend werden wir mit einem herzlichen Abschied wieder auf unseren Campground entlassen. Was uns den ganzen Tag über erstaunt hat: mit keinem Wort wird über Religion gesprochen.

Mit den Mormonen kein einziges Wort über Religion gesprochen

Eine kurze Anmerkung: wenn ich schreibe, dass wir uns mit den Menschen viel unterhalten haben, dann stimmt das wirklich, trotz der nicht perfekten Sprachkenntnisse. Für unsere Gesprächspartner scheint das jedenfalls nie ein Problem zu sein. Die meisten bemühen sich, mit uns ein besonders verständliches Englisch zu sprechen. Oft entstehen lustige Situationen, wenn wir trotzdem immer wieder Dinge falsch verstehen oder sagen. Aber jedes Gespräch bringt mehr Sicherheit.

Die Innenstadt von Golden, wo wir ein paar Tage bleiben, besteht eigentlich nur aus einer Hauptstraße, an der alle Restaurants und Geschäfte liegen. In einem dieser sehr guten und nicht so teuren Restaurants wollen wir zu Mittag essen. Wir bestellen einen wunderbaren Salat nach französischer Art, und der Chef kommt an unseren Tisch, um zu fragen, wie es uns schmeckt. Wir kommen ins Gespräch. Er erzählt uns, dass sein Sohn in Asien lebt, dort Küchenchef ist und ihm oft spezielle Rezepte schickt. Nach ein paar weiteren Sätzen verschwindet er wieder in seiner Küche. Soweit der erste Teil der Geschichte. Im Jahre 2006 verbringen wir einen zweiwöchigen Urlaub in Thailand. Auf der Insel Phuket wohnen wir im Hotel Kata Thani, wo zu jeder Mahlzeit ein wunderbares Buffet aufgebaut wird. Eines Abends kommt der Küchenchef, um zu überprüfen, ob alles in Ordnung ist, und uns fällt auf, dass er nicht, wie die meisten Angestellten, Thailänder ist. Wir fragen ihn nach seiner Herkunft und erfahren, dass er aus den USA stammt. Genauer: aus Golden / Colorado. Da treffen wir doch tatsächlich den Sohn, von dem uns der Restaurantchef vor fast zehn Jahren erzählt hatte. Natürlich schildern wir ihm unsere Begegnung mit seinem Vater. Und bekommen zu hören: „Ach, Sie waren das? Mein Vater hat mir damals erzählt, dass Sie in seinem Restaurant waren, weil er so begeistert davon war, wie Sie als Senioren sich diese große Reise vorgenommen hatten." Offenbar kommt das nicht so häufig vor.

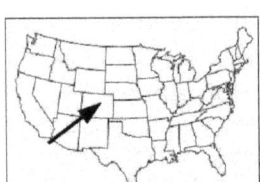

Golden, Colorado

Das Reiseabenteuer spricht sich herum bis nach Thailand

Und nun rein in die Rocky Mountains. Wir kommen uns ein bisschen vor wie in Österreich, nur dass alles etwas höher, größer und urwüchsiger wirkt. Der Berthoud Pass ist mit seinen 3.446 Metern eine echte Herausforderung für unseren Flairy. Als wir oben sind, wird erst einmal Pause gemacht. Der Rundblick ist grandios. Überall schneebedeckte Berge und überall Skigebiete. Natürlich nur im Winter. Jetzt trifft man auch hier hin und wieder Wanderer. Als noch aufregender als der Aufstieg erweist sich die Abfahrt mit unserem voll-

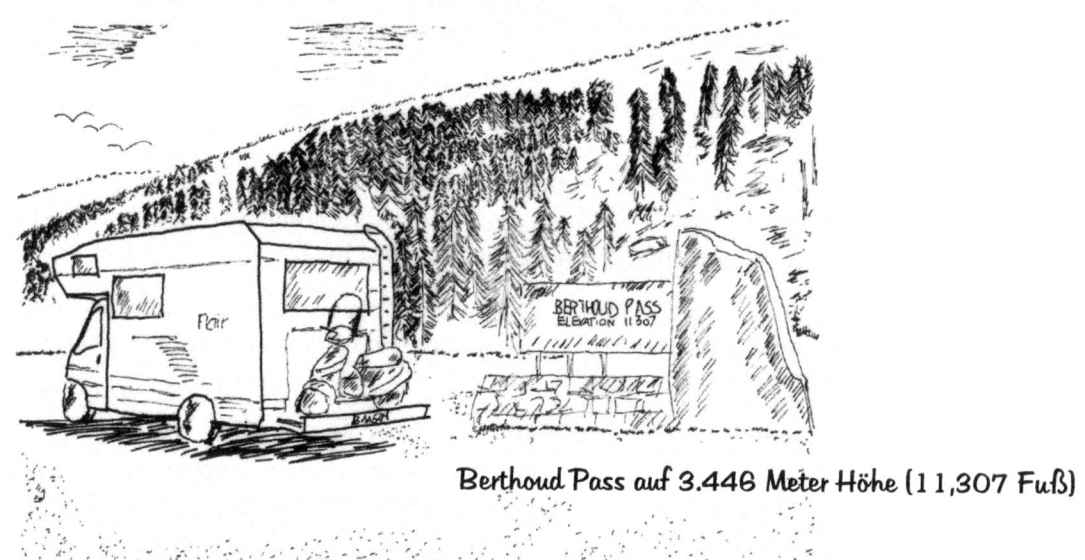

Berthoud Pass auf 3.446 Meter Höhe (11,307 Fuß)

beladenen Wohnmobil. Eine sehr sehr kurvenreiche schmale Straße. Noch nie habe ich beim Autofahren so geschwitzt, wie bei dieser Tour.

Und mit einem Mal sind wir auch schon wieder raus aus den Rockies und befinden uns mitten in der Wüste. Der einzige Campingplatz, den wir finden können, ist völlig vergammelt. Auch so was gibt es manchmal, kommt aber eigentlich nur bei privaten Campgrounds vor. Auch fast sämtliche Besucher scheinen irgendwie zu dieser Umgebung zu passen, ebenso die Chefin. Sie wirkt angetrunken, will die Platzgebühr sofort und in bar haben. Wir wollen nach der anstrengenden Fahrt nicht mehr weiter fahren und sind einfach nur froh, Wasser, Strom und unsere Ruhe zu haben. Wir werden nicht enttäuscht: trotz der vielen wilden Typen ist ab 22 Uhr völlige Ruhe auf dem Platz.

Raus aus den Rocky Mountains und rein in die Wüste

Richtung Utah, wo wir hin wollen, wird es immer einsamer. Nur alle 30 oder 40 Meilen scheint ein Briefkasten zu stehen. Irgendwo muss es also eine menschliche Siedlung geben. Aber wo? Erst 80 Meilen später mal eine Ansammlung von, na ja, Häusern, obwohl diese Bezeichnung fast übertrieben scheint. Dann wieder 80 Meilen nichts, außer viel Weite. Die ersten roten Felsen werden sichtbar, und nun wissen wir, dass Utah nicht mehr weit sein kann. Aber was heißt das in den USA? In diesem Fall handelt es sich um 93 Meilen, die noch bis zur Staatsgrenze von Utah zurückzulegen sind, immerhin 149 Kilometer.

Doch wir werden belohnt. Mit einem traumhaften Campinglatz direkt am Green River, neben dem sich, in felsigem Gebiet, ein prähistorisches Highlight befindet. 1909 wurde hier in einem Steinbruch eine Unzahl von Dinosaurierknochen gefunden. Über diesem Steinbruch wurde später ein Gebäude errichtet. Die Knochen wurden frei-gelegt, restauriert und der Öffentlichkeit zugänglich gemacht. Be-reits 1915 wurde das ganze Gebiet zum National Monument erklärt. Es gilt weltweit als die ergiebigste Fundstelle von Dinosaurierkno-chen. Insgesamt sollen es über 2.000 sein.

@

www.nps.gov/dino

Das Gebäude ist seit 2006 geschlossen, weil die Knochen konser-viert werden. Sicherlich muss auch das etwas marode Gebäude re-stauriert werden.

Unerträgliche Hitze mit 46 Grad im Schatten

Eigentlich wollen wir eine ganze Woche bleiben, flüchten jedoch schon nach drei Tagen. Die Hitze wird fast unerträglich. 46 Grad Cel-sius, kein Wind, kaum Schatten, aber viele Insekten, die sich in unse-rem Flairy versammeln, weil sie da ein bisschen Schatten finden.

Jetzt haben wir wieder eine lange Strecke vor uns, denn wir wollen nach Salt Lake City. Eine Stadt, über die ich etwas ausführlicher schreiben möchte.

Utahs Mormonen

Ich schreibe über unsere Eindrücke, Erlebnisse und Erfahrungen als jemand, der selbst keiner Religion oder Glaubensgemeinschaft angehört. Vielleicht gerade deshalb haben wir uns dem Mormonenstaat Utah mit großer Neugier genähert.

Bereits vorher wissen wir, dass das, was man zu diesem Thema immer als allererstes hört, auf die heutige gesellschaftliche Realität nicht mehr zutrifft. Mormonen leben nicht polygam, frönen also nicht der Vielweiberei. Dass ein Mann mit mehreren Frauen verheiratet sein kann, ist bereits seit 1890 gesetzlich verboten und so in der Verfassung des Staates Utah verankert.

Es gibt allerdings einige fundamentalistische Glaubensgruppen die dieses Gesetz nicht anerkennen. Einige von ihnen leben jetzt im Staat Arizona, im Ort Colorado City, direkt an der Grenze zu Utah. Doch auch hier leben sie in ständigem Streit mit der Staatsregierung, und immer wieder liest man, dass die Verantwortlichen lieber ins Gefängnis gehen, als von ihren fundamentalistischen Grundsätzen abzuweichen. Sie sind, ähnlich den Amish, gekleidet wie die Siedler vor etwa 120 Jahren.

In Utah wird überhaupt sehr genau darauf geachtet, dass die Gesetze eingehalten werden, in jeglicher Form. Es ist der Staat mit der weitaus geringsten Kriminalitätsrate. Etwa 65 Prozent der gesamten Bevölkerung gehören der Kirche Jesu Christi der Heiligen der letzten Tage an, kurz *Latter-day Saints* oder *LDS* genannt. Der Begriff Mormonen wird von den Oberen der Kirche nicht so gerne gehört, gilt aber inzwischen auch als anerkannt.

Gegründet wurde der Staat Utah 1847 von einer Gruppe von Mormonen, die unter der Führung des Predigers Brigham Young 2.500 Kilometer zu Fuß und mit wenigen Habseligkeiten aus dem Osten der USA kamen. Dort waren sie vor religiöser Verfolgung geflüchtet und suchten nach einem Ort, an dem sie ihren Glauben ungestört praktizieren konnten. Utah, und speziell das Tal mit dem großen Salzsee, wollte zu jener Zeit niemand haben. Es gehörte zwar Mexiko, doch niemand kümmerte sich um diese öden Landstriche.

So wurde dort gesiedelt, und es kamen immer mehr Menschen, die sich der Aufbauarbeit und dem Glauben anschlossen. Einige zogen auch weiter nach Süden, in Richtung des heutigen Las Vegas. Der Kirchenoberste, bei den Mormonen *Apostle* genannt, war noch immer Brigham Young, ein sehr resoluter und pragmatischer Mensch.

Polygamie trifft auf die heutige gesellschaftliche Realität Utahs nicht mehr zu

Salt Lake City !

Die Hauptstadt des US-Bundesstaates Utah hat 180.000 Einwohner, im Ballungsraum leben rund eine Million Menschen.

Am 24. Juli 1847 wurde SLC von 143 Männern, drei Frauen und zwei Kindern an der Ostküste des großen Salzsees gegründet.

www.us-infos.de/ut-saltlakecity.html

Er wollte, dass die Siedler möglichst viele verschiedene Produkte anbauen. So wurden im Süden von Utah, bei St. George, große Flächen mit Baumwolle bebaut. Im gleichen Ort wurden große Plantagen mit Maulbeerbäumen angelegt, um dann Seide herzustellen. Die letzte dieser Plantagen, auf der sich nach Einstellung der Seidenproduktion jahrzehntelang ein Campingplatz befand, ist 2005 für das zehnte oder zwölfte Shopping Center der Gegend gerodet worden.

Einer der landschaftlich schönsten Staaten der USA

Für uns ist Utah einer der landschaftlich schönsten Staaten der USA. Die berühmten Nationalparks Arches, Bryce Canyon, Canyonlands, Capitol Reef, Zion und Monument Valley sind nur ein Grund dafür. Auch wegen seiner zentralen Lage haben wir Utah zu einer Art Dreh- und Angelpunkt für unsere Reisen gemacht und sind deshalb immer wieder hier. Salt Lake City ist eine beeindruckende Stadt und bis heute so etwas wie die Weltzentrale des mormonischen Glaubens, manifestiert durch den berühmten Temple Square. Beim ersten Mal haben wir keine Ahnung, was uns dort erwartet. Zunächst einmal eine Parkanlage mit einigen imposanten Gebäuden der Kirche. Bereits am Eingang werden wir sehr freundlich gefragt, aus welchem Land wir kommen, und gleich darauf stellt sich uns eine junge Frau vor, die aus Deutschland stammt und sich anbietet, uns durch das ganze Gelände und einen Teil der Gebäude zu führen. Alles wird uns gezeigt und erklärt, dabei aber nie offen missioniert. Man könnte diese Besucherbetreuung auch als perfektes Marketing bezeichnen, bei dem junge Mormonen aus aller Welt zum Einsatz kommen.

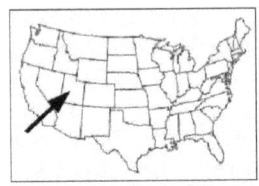

Salt Lake City, Utah

Durch unsere junge Führerin erfahren wir, dass jeden Sonntag um 10 Uhr der weltberühmte Tabernakel-Chor singt. Der Gottesdienst wird landesweit im Fernsehen und im Radio übertragen und ist damit die älteste Radiosendung der USA überhaupt, die seit 1932 ohne Unterbrechungen wöchentlich ausgestrahlt wird.

www. Mormontabernaclechoir. org

Wir bekommen empfohlen, möglichst schon um 9 Uhr 15 da zu sein, damit wir bereits die Generalprobe miterleben könnten und gleichzeitig eine bessere Platzauswahl hätten.

Der Bus fährt direkt vom Campingplatz zum Temple Square. Beeindruckende 1.200 Menschen passen in den Saal des Tabernakel, wo wir uns einem Platz auf der Empore suchen. Beim Blick in den Saal und zur Bühne stockt uns der Atem. Der Chor ist bereits aufgestellt, und wir zählen 150 Sängerinnen und Sänger. Dahinter eine riesige Orgel. Die Generalprobe beginnt. Wir haben so etwas noch nie gesehen oder gehört. Wir sind tief beeindruckt von diesem riesengroßen Chor mit seiner großen Kultur und Gesangsdisziplin. Ursula heult wie ein Schlosshund, und auch bei mir laufen die Tränen.

Nach der Generalprobe haben wir während der viertelstündigen Pause zunächst ein bisschen Zeit, uns von dem Eindruck zu erholen, bevor das eigentliche Konzert beginnt, unterbrochen von Gebeten und vom „gesprochenen Wort", das von einem bekannten Nachrichtensprecher vorgetragen wird.

Tief beeindruckt kehren wir zum Campingplatz zurück.

Eine der wichtigsten Industrieanlagen von Utah ist die Kennecott-Kupfermine etwa 30 Meilen südwestlich von Salt Lake City. Nachdem die Mine über zehn Jahre stillgelegt hat, da der Kupferpreis weltweit unrentabel niedrig war, wird inzwischen wieder Kupfer gewonnen, und zwar im Tagebau.

Wir fahren bis an den Rand des riesigen Kraters. Das größte Loch der Erde, das von Menschenhand jemals geschaffen wurde, mit einem Durchmesser von vier Kilometern und einer Tiefe von 800 Metern. Der obere Kraterrand liegt bei 2.000 Metern. Von hier oben kann man erkennen, dass zur Erzgewinnung quasi ein ganzer Berg abgebaut wurde.

Das Erz wird im Krater durch spezielle LKWs zu den Gesteinsmühlen transportiert. Diese Fahrzeuge haben gewaltige Ausmaße. Jedes Rad hat einen Durchmesser von über drei Metern. Die Schotterstraße, auf der diese Giganten sich bewegen, führt schneckenförmig immer am Kraterhang entlang. Damit die Fahrer nicht in Versuchung geraten, mit ihren Monster-Trucks Rennen auszutragen, sind alle auf eine Maximalgeschwindigkeit von 15 Meilen pro Stunde gedrosselt.

An 365 Tagen pro Jahr wird hier im Drei-Schichten-Betrieb gearbeitet. Jährlich werden dabei 281.000 Tonnen Kupfer und damit 14 Prozent des gesamten US-Bedarfs, 8.800 Tonnen Molybdän, 8,7 Tonnen Gold und 83 Tonnen Silber gewonnen.

Natürlich gibt es oben, wo der Parkplatz für die Besucher ist, auch ein Visitor Center. Dort kann man sich einen sehr guten Film über den Erzabbau und sämtliche dazu notwendigen Abläufe ansehen. Auf deutsche Besucher ist man auch hier eingerichtet. Wir bekommen einen kleinen Kassettenspieler, der uns sämtliche Erläuterungen in deutscher Sprache gibt. Doch als wir das Gerät einschalten, müssen wir erst einmal herzlich lachen. Die deutschen Erklärungen werden in schönstem, reinstem Dresdner Sächsisch gesprochen. Einem

Kupfermine **!**
Die Kennecott-Kupfermine ist neben der Chinesischen Mauer das einzige von Menschen errichtete Bauwerk, das aus dem Weltall mit bloßem Auge zu sehen ist.

@
www.kennecott.com

Monster-Trucks fahren 365 Tage im Jahr im Drei-Schichten-Betrieb

Mitarbeiter erzählen wir später von der Dialektfärbung, die bislang offenbar niemandem so deutlich aufgefallen war. Ob die Führung heute wohl auf Hochdeutsch erfolgt?

Großer Salzsee!

Der See wird wirtschaftlich mit dem Abbau von Salzen und Mineralien genutzt. Darüber hinaus werden seit den 50er Jahren in großem Umfang Salinenkrebse abgefischt.

Bevor wir wieder auf Tour gehen (oder wie es bei uns heißt: *on the road*), müssen wir natürlich den berühmten Salzsee besuchen. Das Wasser ist gelbbraun, der Salzgehalt liegt bei erstaunlichen 25 Prozent. Fast haben wir Mühe zu atmen, als wir ein Fußbad nehmen. Bestimmt ist das Wasser auch gut gegen Fußpilz. Jedenfalls brennen meine Füße noch zwei Tage später.

Aufgrund der unwahrscheinlich ebenen Flächen, die an den ausgetrockneten westlichen Rändern des Salzsees entstanden sind, werden hier immer wieder Geschwindigkeitsrekorde mit Rennwagen aufgestellt. Einige davon werden sogar in einem Besucherzentrum ausgestellt.

Vor uns liegt nun die endlose Weite. Wir wollen nach Nevada. Die Straße ist so gerade, dass Ursula mich manchmal auf Kurven aufmerksam macht, weil sie meint, ich könne sie nach 30 oder 40 Meilen Geradeausfahren möglicherweise übersehen.

Rauf und runter geht es dabei aber schon, manche Pässe sind bis zu 2.550 Meter hoch. Die karge, fast langweilige Landschaft tut uns nach den vielen Eindrücken und Erlebnissen der letzten Tage richtig gut.

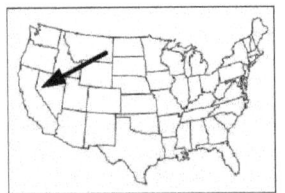

Carson City, Nevada

Oft ist die Hauptstadt eines Bundesstaates ein provinziell wirkender Ort

Nach einer Übernachtung auf der Strecke kommen wir schließlich in Carson City an, der Hauptstadt des Staates Nevada. Wobei wir bei einer bemerkenswerten Kuriosität sind: In nur sehr wenigen Staaten der USA ist die Hauptstadt auch gleichzeitig die größte Stadt. Oft handelt es sich um etwas provinziell wirkende Orte, die meist deshalb Verwaltungssitz sind, weil es sich bei ihnen um die erste etwas größere Siedlung des Staates gehandelt hat.

In vielen von ihnen steht übrigens auch ein Capitol, das dem in Washington mitunter verblüffend ähnelt, allerdings immer deutlich kleiner ist. So ist beispielsweise die Hauptstadt von Kalifornien nicht Los Angeles, sondern Sacramento, die von Texas nicht Houston, sondern Austin, die von Florida nicht Miami, sondern Tallahassee und, besonders krass, im Staat New York nicht New York City sondern das ziemlich weit entfernt davon liegende Albany, um nur einige zu nennen. Auch in Nevada ist also nicht Las Vegas als weitaus größte Stadt des Staates die Hauptstadt, sondern Carson City.

Wir wünschen uns nach der kargen Fahrtstrecke endlich mal wieder einen Campingplatz mit viel Grün, den wir am Washoe Lake finden. Ruhe, nette Nachbarn, viel grüne Natur und Wasser. Was will man mehr.

Da ist sogar nochmal ein kurzer gedanklicher Abstecher in Sachen Wüste erlaubt. Als *desert* bezeichnet man hier in den USA eher nicht jene Sandwüsten, die einem bei dem deutschen Begriff sofort vorschweben. Die *deserts* hier sind oft trockene, steinige Gegenden mit kurzem Strauchbewuchs, meist wilder Beifuß, ähnlich unserem Gewürz für Gänsebraten. Oft auch Strauchwerk mit Dornen. Deshalb ist das Laufen in diesen Gebieten meist sehr beschwerlich. Dazu kommt noch die mitunter enorme Hitze. 40 bis 50 Grad Celsius sind keine Seltenheit, und in der Nacht kann es empfindlich kalt werden. Die pflanzliche Artenvielfalt der *deserts* ist enorm, auch wenn es sich selten um üppige, grüne Gewächse handelt.

Sandwüsten werden übrigens eher als *dunes* bezeichnet, als Dünen also. Beispiele dafür gibt es in bestimmten Gebieten von Südkalifornien, als Teil des Mojave Desert beispielsweise, wo die Kelso Dunes liegen.

Washoe !

Die Washoes sind ein indianisches Volk, das ursprünglich am Lake Tahoe und den angrenzenden Gebieten des Großen Beckens lebte. Das Wort bedeutet in ihrer Sprache *'Menschen'*.

parks.nv.gov/wl.htm

Auf unserem Platz am Washoe Lake finden wir Ruhe, Ruhe und nochmals Ruhe. Bis dann, am dritten Tag, ein Höllenlärm ausbricht. Am Himmel sind viele kleine, aber dafür laute einmotorige Flieger zu sehen. Nicht einzeln, sondern immer im Quartett. Unsere Nachbarn klären uns auf. Im nahen Reno haben gerade die Air Races begonnen, bei dem, neben zivilen und militärischen Flugdarbietungen auch ein echtes Wettrennen ausgeflogen wird. Ein Sport für sehr reiche Verrückte, bei dem immer vier Maschinen zusammen starten, die drei oder vier Punkte ansteuern müssen. Wer diesen Rundkurs jeweils am schnellsten bewältigt, kommt eine Runde weiter. Das Ganze dauert drei Tage, aber Gott sei Dank wird nur vier Stunden pro Tag geflogen. Ein solches Spektakel gibt es in dieser Art und Größenordnung nur in Reno.

Air Races – der schnellste Motorsport der Welt

Etwa 30 Meilen vom Lake Washoe entfernt, fahren wir mit dem Roller dort hin, als wieder Ruhe eingekehrt ist. Bis jetzt sind wir noch nie in einer Spielerstadt gewesen, oder auch nur in einem Spielkasino. Zwar ist Reno nicht annähernd so groß wie Las Vegas, beeindruckt uns aber trotzdem. Die großen Hotels mit ihren Kasinos scheinen die Gäste regelrecht einzusaugen. Von der Straße aus erkennt man nie die Eingänge zu den Hotels, sondern immer nur die opulenten Kasino-Portale. Mit dem Vorsatz, nicht einen Cent zu setzen, betreten wir das nächstbeste. Drinnen ist die Hölle los. Spielautomaten ohne Ende, Spieltische aller Arten, viel Licht, viel Krach und viele Menschen. Und fast jedes Kasino bietet außerdem zu jeder Tageszeit ein sehr gutes Buffet an, wo man zu zivilen Preisen satt

Gegen Las Vegas ist die Kasino-Stadt Reno ein Dorf

> **Spielkasinos !**
>
> In Nevada erwirtschaften Städte wie Las Vegas und Reno 9,5 Milliarden Dollar jährlich. Außerdem ist Atlantic City an der Ostküste für sein Glücksspielangebot bekannt.
>
> 377 Indianerkasinos beschäftigen 400.000 Personen und erwirtschaften pro Jahr rund 25 Milliarden US-Dollar
>
> .org

werden kann. Für uns ist das alles eine fremde Welt. Vor allem dank Ursulas Stärke und Disziplin gelingt es uns, unserem Vorsatz auch wirklich treu zu bleiben: wir spielen tatsächlich nicht. Wie das aussähe, wenn ich allein gekommen wäre, weiß ich nicht. Gegen Vegas ist Reno natürlich ein Dorf, aber das wissen wir zu diesem Zeitpunkt noch nicht.

Wir wollen nach unserem ersten Besuch in einem der berühmten Sünden-Babel nach einer Weile nur schnell wieder weg von dem Trubel, rein in die Berge zum Lake Washoe. Eine derartige Wasserqualität haben wir noch nie erlebt. Und dann die Berge der Sierra Nevada. Gewaltig.

Vulkanlandschaften

Unser nächstes Ziel ist der Lassen Peak. Er gehört zu einem langen Gebirgszug mit dem Namen *Cascade Range*, Kaskadenkette. Dieses Gebirge erstreckt sich im Anschluss an die Sierra Nevada immer parallel der westlichen Pazifikküste vom Norden Kaliforniens bis zum Süden British Columbias in Kanada. Innerhalb dieser Kette befinden sich eine große Anzahl von Vulkanen, weil sich unterhalb dieser Gebirgskette zwei tektonische Platten gegeneinander verschieben und dadurch gewaltige Kräfte frei werden. Insgesamt sind es 19 Vulkane. Die meisten sind in den letzten 100 Jahren ruhig geblieben. Ausnahmen sind der Lassen Peak, der zwischen 1915 und 1917 mehrere Ausbrüche hatte, wobei der gesamte Gipfel weggesprengt wurde, und der Vulkan St. Helens. Sein letzter Ausbruch fand mit einer dramatischen Eruption am 18. Mai 1980 statt. Auch hierbei wurde der obere Teil des Gipfels vollständig abgesprengt. Die Spuren der Verwüstung sind noch zwanzig Jahre später gut zu sehen. Auch am 1. Oktober 2004 ist St. Helens wieder aktiv geworden, allerdings nicht so massiv wie 1980.

Unser Campingplatz am Lassen Peak liegt inmitten traumhafter Natur. Mehrmals am Tag bekommen wir Besuch von Maultierhirschen, die sich offenbar an die Menschen gewöhnt haben. Man sollte ihnen aber nicht zu nahe kommen, um zu verhindern, dass eine der Creutzfeldt-Jakob-Krankheit und damit dem Rinderwahn oder BSE verwandte Krankheit übertragen wird.

Wir wandern um den wunderbaren See herum und können nicht glauben, was wir da sehen. Mitten auf dem See befinden sich drei Angler, die jedoch nicht in einem Boot sitzen. Nur mit Hilfe eines Fernglases können wir erkennen, wie das möglich ist. Jeder von ihnen scheint in einer Art Gummihose zu stecken, bei der auf Taillenhöhe ein Gummireifen verläuft. Dadurch ragt der ganze Oberkörper senkrecht aus dem Wasser. Alle drei haben Angeln und tun immer wieder offenbar gefangene Fische in einen Behälter, der mit einer Leine an dem Gummireifen befestigt ist. Das alles sieht für uns so witzig aus, dass wir laut zu lachen beginnen. Sehr zur Verwunderung zweier weiterer Wanderer, für die der Anblick selbstverständlich zu sein scheint. Wir kommen ins Gespräch, erklären unseren Heiterkeitsausbruch und erreichen damit, dass auch die beiden jetzt einen Blick für die Komik des Anblicks bekommen haben. Wir kommen uns näher, stellen fest, dass wir allesamt auf dem Campingplatz wohnen und verabreden uns deshalb für später.

Lassen Peak

Der Mt. Lassen im Shasta County ist mit 3.189 Metern Höhe der größte Lavadom-Vulkan der Erde, und er war als einziger in der Kaskadenkette - außer dem Mt. St. Helens - auch im zwanzigsten Jahrhundert aktiv.

@

www.nps.gov/lavo
www.
usagowest.de/lass.html

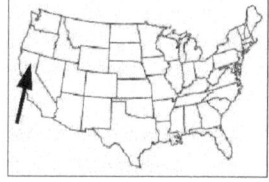

Lassen Peak, Kalifornien

Das fahrende Zuhause ist nur 15 Quadratmeter groß, aber es fehlt an nichts

Bei unserem abendlichen Plausch merken wir wieder einmal, dass es für viele Amerikaner offenbar etwas Besonderes ist, aus Berlin zu stammen. Natürlich werden wir auch jetzt wieder gefragt, ob West oder Ost. Oft habe ich den Eindruck, dass unsere Gespräche schneller beendet wären, wenn wir uns als Ostberliner zu erkennen geben würden. Aus Unwissenheit und Mangel an eigenen Erfahrungen gibt es bei vielen noch immer eine Menge Ängste, Vorbehalte und Vorurteile gegenüber allem, was mit dem einst verfeindeten 'Ostblock' zu tun hat.

Wir sind jetzt genau 45 Tage unterwegs. Und nun blicken wir das erste Mal wieder auf den Pazifischen Ozean. Ein erhebender Augenblick. Gut sieben Jahre zuvor waren wir schon einmal mit einem Leihmobil an der kalifornischen Pazifikküste unterwegs gewesen, drei Wochen, gemeinsam mit Freunden.

Wohnmobil !

Bevor man sich für eine längere Reise mit einem Wohnmobil entscheidet, sollte man sich gründlich informieren und mit allen Details des mobilen Lebens vertraut machen. Am besten mit Hilfe entsprechender Zeitschriften, und auch der Besuch des jährlichen, großen *Caravan Salons* in Düsseldorf lohnt sich.

www.caravan-salon.de
www.promobil.de

Nun aber stehen wir mit unserem Flairy hier. Wir können unser Glück noch nicht so richtig fassen und liegen uns heulend in den Armen. Wir stehen direkt an der Steilküste, zehn Meter über dem Strand. Dies ist kein normaler Campingplatz, aber Wohnmobile dürfen frei stehen.

Der Blick reicht weit übers Meer, und unwillkürlich fängt man an zu träumen. Auf der anderen Seite des Ozeans muss Japan liegen. Wir erleben einen traumhaften Sonnenuntergang und fühlen uns wie im Paradies.

An das dauerhafte Leben im Wohnmobil haben wir uns in den letzten sieben Wochen erstaunlich schnell gewöhnt. Dabei ist unser neues Zuhause nur etwa 15 Quadratmeter groß. Allerdings hatte ich in Berlin schon einige Zusatzeinbauten gemacht, sodass es uns an nichts fehlt. Im Alkoven über der Fahrerkabine haben wir ein wunderbares Doppelbett von 1 Meter 50 Breite und 2 Meter 25 Länge. Daneben sind in der Schlafkoje noch Ablagen für Bücher und anderes, sowie ein Einbauschrank mit Schiebetüren für Bettzeug und Handtücher.

Wir haben einen Wohnbereich mit Esstisch und gepolsterten Bänken, einen Küchenbereich mit dreiflammigem Gasherd, Kühlschrank, Spülbecken und ausreichend Schrankraum. Unser WC mit Waschbecken ist völlig getrennt von der Dusche, und im hinteren Bereich befindet sich noch ein erhöhtes, über der Heckklappe liegendes Einzelbett, ein speziell gebauter Schuhschrank und mehrere Ablagefächer. Die gesamte Wohnkabine ist 'unterkellert', da unterhalb des Fußbodens überall Stauräume liegen, die durch Klappen im Innenraum oder die Heckklappe zugänglich sind. Strom bekommen wir über eine Solaranlage auf dem Dach, die eine Aufbaubatterie speist, aber bei Bedarf auch durch einen Generator, sofern wir nicht an das Stromnetz eines Campingplatzes angeschlossen sind. Ansonsten nutzen wir Propangas. Da muss man aufpassen, dass die Flaschen immer genügend gefüllt sind.

Dieses Leben auf kleinstem Raum ist gemütlich, aber Grundvoraussetzung für das Wohlbefinden ist, dass beide es wirklich wollen. Es geht nicht lange gut, wenn Papa sich ein Wohnmobil als Spielzeug kauft und Mama notgedrungen mitmachen muss. In solchen Konstellationen knallt es bald. Wir haben Paare getroffen, die sehr große Probleme miteinander hatten. Der Begriff der Liebe bekommt auf so kleinem Raum eine völlig neue Dimension.

Dies erfahren wir auch von einem jungen Paar aus der Schweiz, das auch hier oberhalb des Pazifiks steht, mit einem noch kleineren Fahrzeug.

Acht Wochen sind sie jetzt unterwegs und wollen insgesamt sechs Monate bleiben. Beide betrachten diese Reise als eine Art Test. Geht alles gut, wollen sie heiraten, wenn nicht, wollen sie sich anschließend trennen. Dazu ist es nicht gekommen. Heute sind Anita und Matthias eine glückliche Familie, und wir stehen noch immer in gutem Kontakt.

Auch ein junges Paar aus Hamburg lernen wir an unserem dritten Tag hier kennen. Manuela und Paul sind mit dem Fahrrad unterwegs. Sie wollen bis Los Angeles fahren, und dann mit einem Frachtschiff nach Japan. Zwei Jahre haben sie gespart, um sich diesen Traum erfüllen zu können. Sie fragen, ob sie ein Zelt in unmittelbarer Nachbarschaft unseres Flairy aufstellen dürfen. So fühlen sie sich sicherer, da nachts häufig alle möglichen Tiere hier herumstreifen sollen. Waschbären, Füchse, Wildschweine. Unmittelbar hinter unserem Stellplatz beginnt der Wald.

Noch eine Erfahrung, die wir sehr schnell hier am Pazifik machen, betrifft das Wasser. So herrlich es aussieht, ist das Baden doch nur etwas für Leute, die mit Kälte kein Problem haben. Wir jedenfalls sind immer nur kurz im Wasser. Dafür lieben wir den Strand umso mehr. Vor allem, was man dort so finden kann, begeistert uns sehr. Wunderschöne Steine, Muscheln, Schnecken, poliertes Holz. Immerhin sind wir an der Küste Oregons, wo alles noch ein bisschen wilder, romantischer ist als an der so viel gerühmten kalifornischen Sonnenküste. Da wir bei unseren vielen Strandwanderungen eigentlich im-

Das Leben auf kleinstem Raum darf nicht erzwungen werden, sondern muss von beiden ausdrücklich gewollt sein

Steine, Schnecken, Muscheln und poliertes Holz – alles findet man am Pazifikstrand

37

mer irgendwas suchen, bekommen wir manchmal regelrecht Genick-
schmerzen. Trotzdem lassen wir uns nicht davon abhalten, weil es
einfach zu viel Spaß macht.

Ein „wilder Stellplatz" direkt an der Traum-straße der Welt

Unser 'wilder' Stellplatz ist nur einige hundert Meter vom berühmten Highway 101 entfernt und nur über eine sehr schmale Einbahn-
straße zu erreichen. In Nord-/Südrichtung verläuft die *One-O-One*
von der Nordspitze des Staates Washington bis nach Los Angeles
2.800 Kilometer lang durch traumhafte Landschaft und entlang einer
atemberaubenden Küste. Zu recht zählt man sie zu den Traumstra-
ßen der Welt, und wir haben jeden der sechs Tage auf diesem Platz
genossen.

Highway 101 !

Die 1926 eröffnete U.S. Route 101 oder U.S.
Highway 101 ist ein United States Highway in
den Vereinigten Staaten von Amerika mit einer
Länge von 2478 km.

Er verläuft entlang der Westküste der USA in
Nord–Süd-Richtung mit den Endpunkten
Olympia im Norden und Los Angeles im Süden.
Die Straße durchquert die Bundesstaaten
Washington, Oregon und Kalifornien. In Oregon
hat sie den Beinamen „Oregon Coast Highway",
in Washington und Teilen Kaliforniens den Bein-
amen „Pacific Highway". Weite Strecken verlau-
fen am oder durch das askadengebirge. In San
Francisco überquert der Highway die Golden
Gate Bridge.

Die Straße hat mit der Eröffnung des nahezu parallel verlaufenden Interstate 5 im Jahre 1957
stark an Bedeutung verloren. Durch seine landschaftlich oft sehr schöne Streckenführung an
der Pazifikküste entlang stellt er dafür ein bei
Touristen beliebtes Ziel dar, insbesondere der
Abschnitt in Oregon.

www.us-101.com

California Dreaming

Für die nächsten Wochen ist die Traumstraße unsere Lebensader. Bei Florence lockt uns zunächst die Oregon Dunes National Recreation Area, ein riesiges Areal mit Sanddünen. Aber wie sollten wir da reinkommen, ohne unseren Flairy, der garantiert sofort steckenbleiben würde? Aber für das etwa 50 Kilometer lange Dünenareal werden speziell ausgerüstete Fahrzeuge angeboten. Entweder kann man mit zehn Personen und einem Fahrer aufbrechen, oder auf eigene Faust in kleinen Buggies mit großer Fahne dran, damit man immer zu sehen ist und sich gegenseitig nicht zu nahe kommt.

Wir entscheiden uns für das große Auto und eine Rundfahrt von etwa vier Stunden Dauer. Es gibt viel Krach und viel Staub, aber auch jede Menge Spaß.

Nun fahren wir aus Richtung Norden nach Kalifornien. An einer großen Grenzkontrollstelle werden wir zum Anhalten genötigt. Was will man bloß von uns? Die Pässe werden kontrolliert und ob wir Obst oder Gemüse dabei haben. Die Einfuhr dieser Waren nach Kalifornien ist verboten. So ganz genau kann uns auch der kontrollierende Beamte nicht erklären, worum es dabei geht. Auf jeden Fall hat man aufgrund der ausgedehnten Obstplantagen und Weinberge Angst, dass Krankheiten eingeschleppt werden könnten. Ob man das aber so verhindern kann? Jedenfalls gibt es diese Art von Kontrollen nur an den Grenzen nach Kalifornien.

Die Landschaft verändert sich. Die Bäume werden immer größer. Wir sind im Redwood National Park. Rechts und links der Straße erstrecken sich Wälder. Baumriesen von enormen Ausmaßen, die bis zu 2.000 oder sogar 3.000 Jahre alt sein sollen. Sie gelten als die höchsten der Erde. Ein Prachtexemplar ist 115 Meter hoch, und immer wieder begegnet uns das Bild des Stammes, durch den eine schmale Straße führt. Gesehen haben wir ihn nicht, aber er gehört zum Nationalpark, in dem es auch einen Andenkenladen gibt, der sich in einem Baum befindet. Natürlich ist das eine Touristenattraktion, die Ströme von Menschen anzieht.

Das Ortsschild Mendocino erinnert uns sofort an den Schlager von Michael Holm. Obgleich es sich eigentlich gar nicht um einen richtigen Ort handelt. Es ist eher eine Ansammlung von Häusern mit ungefähr 1.000 Einwohnern, in denen sich eine Künstlerkolonie entwickelt hat. Dementsprechend schön sind die Häuser gestaltet. Aber

Oregon Dunes !

Die *Oregon Dunes National Recreation Area* umfasst einen Dünengürtel an der Pazifikküste im US-Staat Oregon. Die National Recreation Area ist 130 Quadratkilometer groß. Zwischen Coos Bay und Florence erstreckt sich entlang der Pazifikküste ein 50 Kilometer langes Dünengebiet, dessen höchste Erhebungen 150 Meter messen. Die Dünen gehören zum Siuslaw National Forest und werden vom United States Forest Service verwaltet.

www.stateparks.com/
oregon_dunes.html

Ein Ortsschild erinnert an einen deutschen Schlager

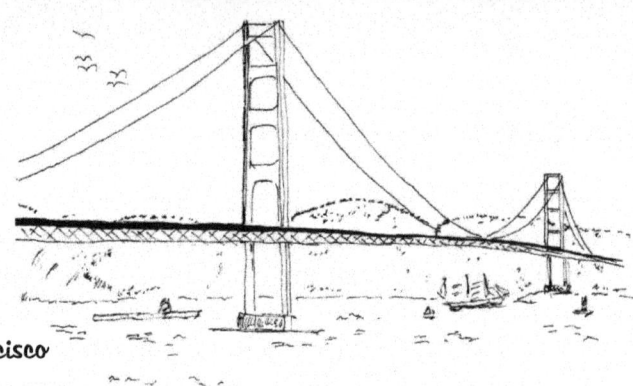

Golden Gate Bridge in San Francisco

würde man hier für immer leben wollen? Nein, uns wäre wohl auch das Klima zu rauh.

Weiter, weiter nach Süden ziehen wir, und gleich soll es passieren: Wir fahren mit unserem Flairy über die Golden Gate Bridge. Auch wieder so ein emotionaler Höhepunkt. Wir fassen uns bei den Händen. Kann ein Leben eigentlich schöner sein, als unser Leben in diesem Augenblick?

Campingführer ❗

Es macht durchaus Sinn, in zwei guten Campingführern parallel zu recherchieren. Meist bekommt man durch die leicht abweichenden Kriterien und Informationen ein besseres Bild, was einen erwartet.

Alternativ zu Campingführern kann man sich auch im Internet informieren. Aber: nutzt man Internet-Cafés, kann man keine allzu spontanen Entscheidungen mehr treffen und kurzfristig umplanen. Und beim mobilen Internet kann es einem immer mal passieren, dass man keine Verbindung bekommt. *Ein* Campingführer sollte also mindestens an Bord sein.

@

www.woodalls.com

Wir müssen durch ganz San Francisco, zu dem einzig guten Campingplatz der Stadt, wie wir herausgefunden zu haben glauben. Am Anfang unserer Tour war das Finden von Campingplätzen vor allem in Städten noch ein ziemliches Problem für uns. Aber je länger wir unterwegs sind, umso mehr Erfahrung bekommen wir. Wichtig ist jedenfalls ein guter Campingführer, und das ist, neben den schon erwähnten AAA-Bänden, der von Woodalls. Ein dickes Buch, das so gut wie alle staatlichen und privaten Plätze der gesamten USA aufführt, einschließlich Lage, Erreichbarkeit und vielen Einzelheiten.

Unser auserwählter Platz ist der Candlestick RV Park, der etwas außerhalb der Stadt an der Bay gelegen ist. Sehr ordentlich, sehr sicher, was in einer Großstadt wie San Francisco sehr wichtig ist, und vor allem mit einem Shuttlebus-Service in die Stadt.

Am ersten Abend sitzen wir in unserem Flairy. Wir sind einfach zu müde, um noch in die Stadt zu fahren, aber wir haben ja Zeit. Einer der großen Vorteile dieser Art zu reisen ist wirklich, dass man sich die Zeit besser einteilen und spontaner entscheiden kann, wonach einem gerade zumute ist. Bevor wir uns dem Abenteuer San Francisco zuwenden wollten, brauchten wir einfach noch einen Abend in Ruhe, um die starken Eindrücke der letzten Wochen noch einmal Revue passieren zu lassen.

Die Küste von Nord-Kalifornien und vor allem von Oregon hatte uns sehr viel besser gefallen als vermutet. Besser auch als Süd-Kalifornien, das wir ja bereits kannten. Sicher ist dort das Wetter meist schöner, aber die Landschaft ist an der Nordküste abwechslungsreicher und auch wilder. Und außerdem gibt es dort wesentlich weniger Touristen als im Süden, wo in den Sommermonaten auf dem Highway 1, der berühmten Küstenstraße, die Autos Stoßstange an Stoßstange fahren.

Nun fühlen wir uns fit für San Francisco und machen Pläne für die nächsten Tage. Am ersten Tag machen wir uns mit dem Roller auf. Keine so gute Idee. Das Bergauf und Bergab zu zweit auf dem Motorroller erweist sich als sehr anstrengend. Also steigen wir für die nächsten Tage auf den Shuttle-Bus um, der vom Campingplatz alle Stunde bis ins Zentrum fährt. Von dort wollen wir die Stadt zu Fuß und, natürlich, mit den berühmten Cable Cars erkunden.

Wir haben die Erfahrung gemacht, dass es äußerst hilfreich ist, sich den Stadtplan gerade einer Großstadt immer ein bisschen genauer einzuprägen, bevor man loszieht. Dann muss man nicht dauernd in der Karte nachsehen, während man unterwegs ist. Wie meistens, haben wir auch in San Francisco versucht, die Stadt etwas abseits der Haupttouristen-Ströme zu erleben. In Chinatown die kleinen Gassen, nicht die Hauptstraßen, unten am Pier nicht nur Fisherman's Wharf und Pier 39, sondern auch die angrenzenden alten Pieranlagen. An einer Haltestelle, wo wir auf die Cable Car warten, kommen wir mit einer alten Dame ins Gespräch. Sie erzählt uns, dass sie als kleines Mädchen das schreckliche Erdbeben im Jahr 1906 miterlebt hat, bei dem weite Teile der Stadt in Flammen standen. Die Einzelheiten, an die sie sich noch ganz genau zu erinnern scheint, beeindrucken uns sehr.

Den Sonntag Vormittag verbringen wir in Chinatown. Auf einem der vielen Plätze sehen wir zu, wie die Menschen voller Hingabe ihre Entspannungsübungen machen. Alle Altersklassen sind vertreten. Begeistert durchstreifen wir die Geschäfte, in denen vor allem Chinesen einkaufen und nur selten Touristen. Wir entdecken Läden, richtig elegante kleine Kaufhäuser, die in keinem Reiseführer verzeichnet sind, trotzdem sie mitten im Zentrum liegen. Durch Zufall kommen wir auch am Goethe-Institut von San Francisco vorbei. Spontan beschließen wir, einfach mal reinzuschauen und werden freundlich, selbstverständlich in deutscher Sprache, empfangen. Man führt uns herum und bietet uns sogar Hilfe an, sofern wir welche benötigen sollten. Es ist, wie wir erfahren, ganz selten, dass sich normale Touristen hierher verirren.

Wenn wir eine Stadt, ein Land bereisen, dann interessieren wir uns nicht nur für Gebäude, sondern vor allem für die Menschen und ih-

Bergauf und bergab auf dem Motorroller durch San Francisco

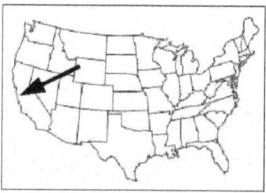

San Francisco, Kalifornien

Cable Car !

Um das oft lange Warten an den Ausgangsstationen der *Cable Car* zu vermeiden, sollte man bei einer der Haltestellen entlang der Strecke zusteigen. Außerdem rechnet sich der Kauf eines Tagestickets.

Eine BMW Isetta-Werkstatt im Herzen von San Francisco

ren Alltag. Natürlich spielt auch die Historie einer Stadt eine Rolle für uns, aber nicht die Hauptrolle. Ein offenbar kluger Mann hat uns einmal beim Besuch eines Museums gesagt, die Geschichtsbücher, und damit die Überlieferung der Historie eines Landes, würden meist von den Gewinnern aufgeschrieben. Schon deshalb könnten sie nur einen Teil der Wahrheit abbilden.

Auch am dritten Tag fahren wir mit dem Shuttle-Bus ins Zentrum. Dabei kommen wir durch ein kleines Industriegebiet, und plötzlich glaube ich zu träumen. Zwischen unterschiedlichsten Autowerkstätten entdecken wir das Logo des legendären Kleinwagens BMW Isetta. Ich bitte den Fahrer anzuhalten. Wir steigen aus und fragen im Büro nach dem Boss. Es erscheint ein ehemaliger Mitarbeiter von BMW in München, der diese kleine Spezialwerkstatt mit seinem Sohn aufgebaut hat. Sie reparieren nicht nur BMW Isetta , sondern auch Heinkel Kabinenroller – die beiden kleinsten Oldtimer der Welt.

Wir sind die ersten Deutschen, die ihre Werkstatt entdeckt haben und finden es spannend, mehr darüber zu erfahren, warum gerade diese beiden kleinsten Oldtimer der Welt bei Amerikanern so beliebt sind. Einen vergleichbaren Laden gibt es sonst nirgendwo in den USA, deshalb können die beiden auf gute Unterstützung von BMW zählen, wenn es um Ersatzteile für diese begehrten Sammlerobjekte geht.

Weiter geht's in Richtung Zentrum, wo wir beim Schlendern auf den Union Square stoßen, einen Platz mit einer Grünanlage, wo gerade Trödelmarkt ist.

Ein junges Paar spricht uns in schönstem Schwäbisch an. Die beiden haben einen kleinen Stand, an dem sie einige selbst angefertigte Schmuckstücke verkaufen. Eigentlich, erzählen sie uns, seien sie Studenten, würden aber zur Zeit in einem Zelt am Strand leben, schöne Steine sammeln und sie zu Schmuck verarbeiten. Wenn das Geld trotzdem knapp wird, helfen sie irgendwo im Kalifornischen Central Valley bei der Obst- und Gemüseernte. Zusammen reicht das für ein bescheidenes Leben. Ein bisschen erinnert uns das an die Hippies in den 6oer Jahren.

Als ich die beiden frage, wie sie es denn mit Visum und Arbeitsgenehmigung machen, sehen sie uns etwas verständnislos an. Typisch deutsche Fragen, über die sie sich noch nie Gedanken gemacht zu haben scheinen, obwohl sie seit immerhin drei Jahren so leben. Wie einfach kann doch das Leben sein. Aber sicherlich nicht mehr in unserem Alter. Dabei haben wir auch auf einer unserer Reisen einen deutschen Senior getroffen, der schon mehr als fünf Jahre mit dem

Central Valley !

Das *Central Valley* ist ein über 600 Kilometer langes und bis zu 80 Kilometer breites Tal in Zentral-Kalifornien mit subtropischem Winterregenklima. Das Gebiet wird häufig als Fruchtgarten Amerikas bezeichnet. Auf mehr als 50.000 Quadratkilometern werden etwa 250 verschiedene landwirtschaftliche Produkte angebaut, mit denen ein Umsatz von 17 Milliarden Dollar (2009) erzielt wird. Der *Fruchtgarten* ist einer der größten Energie- und Grundwasserverbraucher der USA, was zu immensen ökologischen Problemen führt.

Fahrrad in den USA unterwegs war. In einigen Gegenden schien er bekannt zu sein wie ein bunter Hund, aber niemand kam offenbar auf die Idee, ihn nach seiner Aufenthaltsgenehmigung zu fragen. Da es in den USA kein An- oder Abmeldesystem gibt, kann man, wenn man erst einmal die Einreiserituale überstanden hat, im Prinzip relativ unbehelligt länger im Land bleiben, als der eigene Visa-Status es erlaubt. Erst beim

---

Meldepflicht !

In den USA besteht keine Meldepflicht. Wer zum Beispiel an Wahlen teilnehmen will, muss sich zuvor selbst um die Eintragung in das örtliche Wählerverzeichnis bemühen.

Die von den US-Bundesstaaten ausgestellten Führerscheine müssen grundsätzlich u.a. die aktuelle Adresse des Inhabers enthalten. Diese wird zusätzlich auch bei den zuständigen Behörden des jeweiligen Bundesstaates zentral gespeichert. Über die entsprechenden Register können daher über Führerscheininhaber Auskünfte ähnlich einer Melderegisterauskunft in Deutschland eingeholt werden.

Kein An- und Abmeldesystem in den Vereinigten Staaten

Verlassen der USA über eine reguläre Grenzstation wird dieses Vergehen registriert, was im Regelfall zu Problemen bei der Wiedereinreise führt.

Und wieder sind wir unterwegs in San Francisco. Mit der *Cable Car* fahren wir Richtung Pier 39, also zur Bucht hinunter. Wie immer schauen wir dabei auf die Insel Alcatraz, und wie immer läuft uns bei ihrem Anblick ein Schauer über den Rücken. Wie viele böse Buben dort im Laufe der Zeit wohl eingesessen haben mögen? Auch wir wollen uns das jetzt einmal ansehen und müssen deshalb erst einmal anstehen für den Ticketkauf. Eine Stunde Wartezeit, dann fahren wir mit der Fähre hinüber zu dem etwa 500 Meter langen und 40 Meter hohen Sandsteinfelsen, auf dem sich das wohl bekannteste Gefängnis Amerikas befindet. Die Insel war zunächst in Privatbesitz, bevor sie Mitte des 19. Jahrhunderts vom Staat erworben wurde. Ein Fort des Militärs wurde errichtet, zu dem der erste Leuchtturm der gesamten Westküste der USA gehört. Erst am 1. Januar 1934 wurde, nach vielen Umbauten, ein Bundesgefängnis aus dem Gebäudekomplex. Durch das eiskalte Wasser und die starke Strömung galt es als weitgehend ausbruchsicher, weshalb hier auch schwere Jungs wie Al Capone ihr unfreiwilliges Zuhause gefunden haben.

Das bekannteste Gefängnis Amerikas auf einem Sandsteinfelsen

Die Besichtigung, die wir in deutscher Sprache machen können, empfinden wir, trotz des Touristentrubels, als sehr bedrückend. Ursula nimmt sich vor, zehn Minuten in Al Capones Zelle zu verbringen. Doch bereits fünf Minuten später ist sie wieder draußen und bleibt eine ganze Weile stumm.

Trotz der schwierigen Bedingungen sollen einige wenige Inhaftierte im Laufe der Zeit versucht haben, aus Alcatraz zu fliehen. Geschafft hat es niemand, aber viele Legenden ranken sich darum.

Kriminalität !

Wer San Francisco kurz und cool Frisco nennt, sollte wissen, dass er sich dabei der Sprache der Gangster bedient, die so fast liebevoll eine Stadt tauften, die ihnen bis heute ein gutes Auskommen beschert.

Damit man dazu als Reisender nicht unfreiwillig beiträgt, sollte man versuchen, so wenig Wertvolles wie möglich zur Schau zu tragen, um gar nicht erst Begehrlichkeiten zu wecken.

Bereits im März 1963 ist das Gefängnis wegen zu hoher Betriebskosten geschlossen worden, und auch wir beide sind froh, als wir wieder auf dem Festland sind. Wir sind sicher, dass dies unser einziger Besuch auf Alcatraz bleiben wird.

Noch immer in San Francisco, bekommen wir einen Anruf von Ursulas Cousin Achim, der uns berichtet, dass er in den nächsten Tagen in San Mateo sei, wo wir uns doch sehen sollten.

San Mateo liegt südlich von San Francisco und ist deutlich kleiner. Wir treffen uns in seinem Hotel, und er zeigt uns, wo er drei Jahre lang mit seiner Frau Doris gewohnt hat. Ein Apartmenthaus der sehr gehobenen Klasse, in dem wir das Ehepaar besuchen, das jetzt zur Miete dort wohnt. Fünf riesige Zimmer, voll möbliert, sehr luxuriös, etwa 200 Quadratmeter. Im Erdgeschoss ein riesiger Pool mit Rasenflächen und Liegen zum Relaxen. So lässt es sich leben. Aber bei den Mietpreisen rund um das Silicon Valley kommt das nicht für jeden in Frage.

Wir haben, so gut es uns gefallen hat, erstmal wieder die Nase voll vom Trubel der Stadt und fahren weiter Richtung Süden. Carmel by the Sea und der 17-Mile Drive verheißen ein Kontrastprogramm der besonderen Art.

Carmel !

Viele bekannte Autoren und Künstler lebten für einige Zeit in der Region von *Carmel-by-*
-the-Sea und machten die Natur zum Gegenstand ihrer Werke.

Unter ihnen waren die Schriftsteller Ernest Hemingway, John Steinbeck und Jack London sowie der Fotograf Edward Weston.

Das kleine Städtchen Carmel ist ein verträumtes kleines Seebad südlich von Monterey. Mit seinem ursprünglichen Charme hat es nicht viel zu tun mit den mittlerweile typischen, modernen *beach towns* der Westküste. Vielmehr könnte es als Filmkulisse für ein englisches Seebad genutzt werden. Wie immer haben wir uns vorher ein bisschen schlau gemacht über die Besonderheiten des Ortes und sind dabei auf einige Kuriositäten gestoßen: In Carmel gibt es weder McDonald's noch Burger King. Es gibt auch sonst keine Imbissstände, Pizzabuden, Leuchtreklamen oder riesige Hotelkomplexe. Manche Straßen wurden sogar um die sehr alten Bäume herum gebaut. Auch Ampeln gibt es innerhalb der Stadt nicht, ebenso wenig wie Shopping Malls der üblichen Sorte. Was nicht bedeutet, dass es hier nichts zu kaufen gibt. Sündhaft teure Designer-Boutiquen, Galerien und Schmuckgeschäfte gibt es zahlreich. Und dementsprechend exklusiv ist das Publikum hier. Außerdem war Clint Eastwood hier für einige Jahre Bürgermeister. Er lebt auf der Mission Ranch, während die Alte Missionskirche, die zweitälteste der Westküste, noch immer der katholischen Kirche gehört und als Pfarrkirche genutzt wird.

Wer in diesem Ort oder in seiner Nähe wohnen will, muss reich und berühmt sein, mindestens aber eines von beiden. Viele bekannte Künstler leben oder lebten hier.

Wer in Carmel wohnen will, muss reich oder berühmt sein

Der Campingplatz befindet sich natürlich nicht im Ort, sondern er liegt etwa zehn Kilometer entfernt im Carmel Valley. Mit unserm Roller kein Problem, wobei wir im Ort für Aufsehen sorgen, weil niemand mit unserem Berliner Nummernschild etwas anfangen kann. Als wir auf Befragen die Auskunft geben, wir kämen aus 'Berlin, Germany', fragt ein alter Herr uns doch tatsächlich, wie wir es denn geschafft haben, mit diesem kleinen Vehikel bis nach Carmel gekommen zu sein. Nachdem wir ihn aufgeklärt haben, geht er kopfschüttelnd weiter und brummelt dabei: „The Germans are crazy".

Ein weiteres amüsantes Erlebnis haben wir in einem kleinen Café. Gemütlich sitzen wir dort, als eine alte Dame den Raum betritt. Sie ist gepflegt, grauhaarig und kaum geschminkt, und sie hat in einem kleinen Korb zwei Katzen bei sich. Sie setzt sich, woraufhin die Bedienung ohne Aufforderung sofort zwei Schalen Milch und einen Kaffee bringt. Dass es sich bei ihr um die Schauspielerin Doris Day handelt, erfahren wir von der Serviererin, nachdem sie gegangen ist. Sie lebt schon seit Jahrzehnten im Carmel Valley und teilt dort ihr Heim mit zahlreichen Katzen und anderen Tieren. Alle hier kennen und lieben sie. Wie wir feststellen, befindet sich Doris Days Domizil in unmittelbarer Nachbarschaft unseres Campingplatzes, allerdings ist es, vor allem wegen der lästigen Reporter, hermetisch abgeschirmt.

Carmel Valley **!**

Das Weinanbaugebiet liegt südöstlich von Carmel-by-the-Sea entlang des Carmel River. Die Weinberge befinden sich meist oberhalb 300 Meter und werden daher nicht von den Küstennebeln des Pazifik abgekühlt. Angebaut werden deshalb meist spät reifende Rebsorten.

Unsere Nachbarn auf dem Campingplatz kommen aus San Diego. Die Familie ist für eine Woche in Carmel. Wegen der Car Show. Noch haben wir keine Ahnung, was das hier bedeutet. Auch Achim kommt aus San Francisco extra aus diesem Anlass hierher. Also fahren wir hin. Er mit seinem Auto, wir mit unserem Roller. Schauplatz des ganzen Spektakels ist das Gelände des vornehmsten Golfclubs in Carmel. Wer hier spielen darf, gehört garantiert zu den Oberen Zehntausend der USA. Nun allerdings stehen Autos auf dem heiligen Rasen, in diesem Jahr vorwiegend alte italienische Sport- und Rennwagen. Alles natürlich Originale, und alle sind sie fahrbereit, da es auf einer extra dafür angelegten Rennstrecke jeden Tag Oldtimer-Rennen gibt. Die besondere Attraktion ist ein Tomaso F1. Dieses Auto wurde 1958 von dem Argentinier Alejandro De Tomaso in seiner kleinen Autofabrik bei Modena in Italien gebaut und hat einen Maserati-Motor. Die Eigentümer von Maserati verboten jedoch Herrn Tomaso zunächst, mit diesem Auto an Rennen teilzunehmen. Viele Verhandlungen waren nötig, bis er zum ersten Mal antreten konnte. Doch später übernahm er Maserati und wurde in den 70er Jahren der erfolgreichste Rennwagenkonstrukteur Italiens.

Und dieses erste, fabelhafte Rennauto von Tomaso ist nun hier zu sehen. Laienhaft und naiv erkundige ich mich nach seinem Wert und ernte nur ein Schulterzucken. Über Geld scheint man hier nicht zu sprechen.

Abends sitzen wir mit unseren Nachbarn aus San Diego zusammen. Joseph und Betty, die ihre Tochter Caroline und den Sohn Joseph mitgebracht haben. Der kleine Joseph ist ein ganz toller Bursche. Er hat Down Syndrom und mich zu seinem Liebling auserkoren. Offenbar spürt er, dass ich eine besondere Beziehung zu ihm habe. Mein jüngerer Bruder war ebenfalls vom Down Syndrom betroffen, weshalb es für mich völlig normal ist, mit diesen Menschen umzugehen. Wir haben jedenfalls viel Spaß zusammen.

Und weiter geht es auf dem Highway 1, jener Küstenstraße, die tausendfach und immer wieder in allen Medien gezeigt wird. Er verläuft meist etwas oberhalb der Küste, eine schmale Straße mit nur einer Spur je Richtung. Allein ist man auf dieser Straße wahrscheinlich nie, insofern die Empfehlung, sie lieber von Nord nach Süd zu fahren, um trotz Autoschlange einen guten Blick aufs Wasser zu haben. Wie viele Parkplätze wir auf dieser Strecke angesteuert haben, kann ich nicht sagen. Jedenfalls sollte man sich für diesen Teil der kalifornischen Küste viel Zeit nehmen, um die wechselnden Ausblicke genießen zu können.

Highway 1 ❗

Achtung, nicht verwirren lassen. Einen Highway 1 gibt es in mehreren Staaten, da es sich um sogenannte State Highways handelt, deren Nummerierung, im Gegensatz zu den Interstate Highways, nicht nach nationalen Gesichtspunkten erfolgt. Der California Highway 1 wird auch als Pacific Coast Highway bezeichnet.

Klangvolle Namen begegnen uns: Big Sur , San Simeon, Cambria, San Luis Obispo, Pismo Beach, und viele andere. Sie stehen in wohl jedem Reiseführer, und auch wir halten oft an, um das Flair in uns aufzunehmen. Viele Künstler, und auch Möchtegern-Künstler, leben hier. Oft in sehr schönen, etwas skurrilen Häusern, manchmal auch in Holzhütten.

Oberhalb von San Simeon, fast 500 Meter über dem Ort, liegt ein Bauwerk besonderer Art: Hearst Castle.

Seit 1919 von dem Verleger William Randolph Hearst erbaut, ist es bis heute nie fertig geworden. Der Bauherr wusste offenbar nicht, was er mit seinem Geld machen sollte und ließ, meist nach eigenen Plänen, ein Schloss errichten, das sämtliche Baustile kopiert, die er in Europa entdeckt hat. Insgesamt hat das Bauwerk 165 Zimmer, die umfangreiche Kunstsammlungen aller Kunstepochen bis zurück in die Antike beherbergen. Natürlich ist auch die sonstige Einrichtung spektakulär, ebenso der Touristenrummel. Für die großen Besichtigungstouren gibt es etwas unterhalb der Schlossanlage einen extra eingerichteten Busbahnhof.

Wir sind froh, als erstes eine umfangreiche Bilddokumentation zu Gesicht zu bekommen, was uns auf einer solchen Tour erwarten würde. Wir nehmen dankend Abstand und wundern uns, dass annähernd alle großen Amerikarundreisen einen Besuch von Hearst Castle beinhalten. Stattdessen genießen wir für einige Tage die wunderschöne Küste mit ihrer landschaftlichen Vielfalt, ihrer Tier-und Pflanzenwelt und dem Sonnenschein.

In dieser Gegend ist seit einigen Jahren wieder der fast ausgestorbene kalifornische Kondor heimisch. Außerdem viele Grauwale, Seeelefanten, Delphine und jede Menge Seevogelarten. Wir haben vor, die Küste gen Süden bis kurz vor Los Angeles zu fahren. Santa Barbara soll unser nächstes Ziel sein. Diese kleine, aber sehr schöne Stadt hat für uns eine besondere Bedeutung. Denn hier fing alles an.

Wie schon erwähnt, sind wir bereits einmal für vier Wochen mit einem Leihmobil in Kalifornien unterwegs gewesen. Wir parkten unser Auto auf einem Parkplatz direkt am Strand in Santa Barbara, stiegen aus und wollten gerade zu einem großen Spaziergang aufbrechen, als wir uns ungläubig ansahen. Etwa zehn Meter neben uns stand auf dem Parkplatz ein deutsches Wohnmobil mit Pinneberger Kennzeichen. Ein großer Clouliner, dessen Besitzer auch zufällig gerade da war.

Uns interessierte alles, was es überhaupt zu fragen gab darüber, wie man mit einem deutschen Wohnmobil in den USA herumreisen kann. Bereitwillig gab er uns Auskunft, und später auch seine Frau, die sich bald zu uns gesellte. Lange schon waren sie in den USA unterwegs und wussten sicherlich nicht, was sie mit ihren Berichten bei uns bewirkten. Wie ein Virus hatte uns das USA-Fieber gepackt.

Auch wenn es zu diesem Zeitpunkt noch vier Jahre dauern sollte, bevor es losgehen konnte. Erst musste ich ja noch das Alter erreichen, mit dem ich mich in den Ruhestand verabschieden konnte. Aber hätte es zu dieser Zeit den Obama-Slogan 'Yes, we can' schon gegeben, er wäre unserer geworden. Wir wussten, dass wir uns mit allen Mitteln den Traum erfüllen wollten, mit dem eigenen Wohnmobil die USA zu bereisen.

Was sind da schon vier Jahre?

Santa Barbara, allein der Name dieser Stadt weckt bei vielen Menschen Sehnsüchte nach Kalifornien, Strand, Palmen und mondänem Leben.

Kalifornien stimmt, sehr schöner Strand stimmt auch, und natürlich gibt es auch Palmen. Ebenso vielleicht das mondäne Leben, aber hier ist alles irgendwie lässig und entspannt.

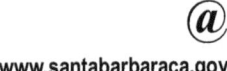
Etwa 100.000 Menschen leben in der Hauptstadt der *American Riviera*. Ihre Missionskirche gilt als die *Queen of Missions*. Aber bis auf wenige Ausnahmen sind alle dieser steinernen Zeitzeugen für die besondere historische Entwicklung Kaliforniens im 18. Jahrhundert in einem hervorragenden, restaurierten Zustand. Santa Barbara gilt als die teuerste Wohngegend der USA. Der durchschnittliche Hauspreis beträgt 1,13 Millionen Dollar. Wohnmobilreisenden kann das, wie manches andere, egal sein.

Es macht uns großen Spaß, durch diese sehr gepflegte Stadt zu schlendern. Der kulturgeschichtliche Einfluss Spaniens und Mexikos ist überall zu spüren. Es fällt uns schwer, uns schon nach zwei Tagen wieder zu trennen. Lange überlegen wir, ob wir nicht doch noch einen Abstecher nach Los Angeles machen sollen. Aber zu viele haben uns davon abgeraten. Die Stadt sei ein Moloch, der nur Stress mache. Und da wir auf keinen Fall Stress haben wollen, entscheiden wir uns, auf dem viel befahrenen Interstate Highway 5 wieder gen Norden zu fahren.

Botanische Raritäten

Über Bakersfield, eine große, aber eher uninteressante Stadt, geht es zum Sequoia Nationalpark. Die Landschaft dieses Nationalparks und die des direkt angrenzenden Kings Canyon Nationalparks ist tief beeindruckend. Beide liegen in der Kalifornischen Sierra Nevada in Höhenlagen von 450 bis 4.000 Metern. Die Hauptattraktion sind die den Redwood-Bäumen verwandten Mammutbäume, die zum Teil eine Höhe von 80 Metern und einen Durchmesser bis zu 13 Meter haben und die es nur hier gibt.

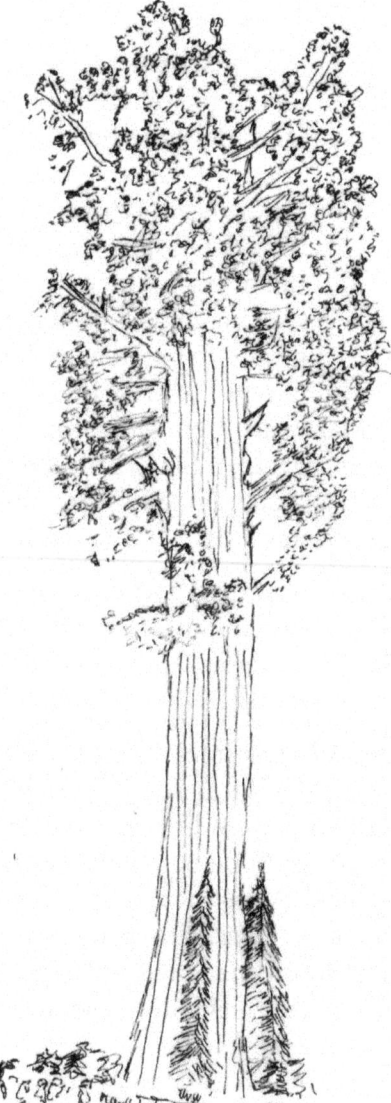

Mammutbaum in der kalifornischen Sierra Nevada

Die Gebirgskette der Sierra Nevada bildet die Ostgrenze der beiden Parks. Unter den zahlreichen hier vorzufindenden Viertausendern befindet sich auch der höchste Berg der USA außerhalb Alaskas, der 4.418 Meter hohe Mt. Whitney. Wir haben großes Glück, denn für einen kurzen Moment können wir seinen Gipfel sehen, der meist von Wolken umhüllt ist.

Doch noch mehr faszinieren uns die riesigen Bäume. Ein gewaltiger Anblick. Der größte von ihnen, der General Sherman Tree ist natürlich der Hauptanziehungspunkt des Parks. Er gilt als das größte „Lebewesen" der Erde. Und wie immer, wenn ein Rekord bestaunt werden kann, strömen dorthin die Massen. Auch wir tun das natürlich, halten uns aber schon bald etwas abseits. Hier sind wir plötzlich wieder fast allein.

Unten im Tal übernachten wir auf einem privaten Campingplatz, der ausnahmsweise mal wieder

Sherman Tree **!**

Der General Sherman Tree ist ein etwa 1.900 bis 2.500 Jahre alter Berg- oder Riesenmammut baum Er wurde 1879 von James Wolverton erstmals erwähnt und nach dem Bürgerkriegsgeneral William T. Sherman benannt. 1931 wurden verschiedene Riesenmammutbäume genauer vermessen, und es wurde festgestellt, dass der General Sherman Tree das größte Volumen besitzt.

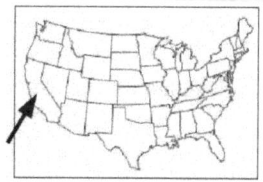

Sequoia, Kalifornien

Ein Baum gilt als das größte „Lebewesen" der Erde

49

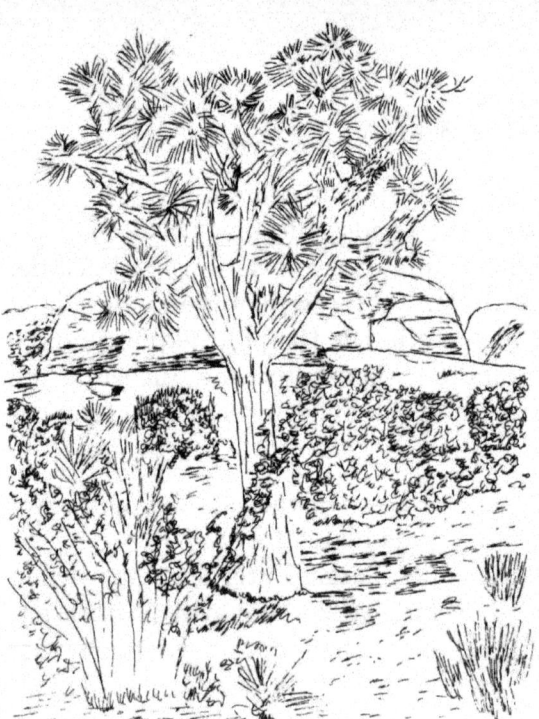

Joshua Tree Palme

Joshua Tree !

Eine Wüstenland-
schaft im Südosten
Kaliforniens, die den
Übergang zwischen der
Mojave-Wüste und der
Colorado-Wüste bildet.
Der Park ist nach der
auffälligen, im Engli-
schen „Joshua Tree"
genannten Josua-
Palmlilie benannt.

Joshua Tree wurde
1936 zum National
Monument und 1994
zum Nationalpark er-
klärt. Er wird jährlich
von über einer Million
Menschen – darunter
Tausende von
Felskletterern aus aller
Welt – besucht.

@
www.joshuatreenational
park.net

ziemlich vergammelt wirkt. Oft liegt das an mangelnder Konkurrenz. Hier sind wir jedenfalls froh, unsere eigene Toilette zu haben, denn die sanitären Anlagen sind ohne Gefahr für Leib und Leben kaum zu benutzen.

Als nächstes wollen wir uns eine weitere botanische Besonderheit ansehen und fahren dazu in die Mojave Wüste. Dort liegt der Joshua Tree National Park, in dem die gleichnamige, baumgroße Palmlilienart heimisch ist, die wiederum nur hier wächst. Bis 18 Meter können die Stämme hoch werden, und bis zu 900 Jahre alt. Den Namen haben ihr die hier durchziehenden Mormonen gegeben. Sie erkannten in den Bäumen die Gestalt des Propheten Joshua, der seine Arme gen Himmel hebt und ihnen den Weg nach Westen zeigt.

Uns weisen sie den Weg nach Las Vegas. Auf der Fahrt dorthin sehen wir ein Hinweisschild. Calico steht darauf, und uns fällt ein, dass uns jemand mal den Tipp gegeben hat, uns diesen Abstecher nicht entgehen zu lassen.

Plötzlich sind wir mitten in einem Westernfilm. 'Geisterstädte' nennt man diese verlassenen Siedlungen, und in dieser Gegend gibt es etliche davon, wobei nur wenige den pittoresken Charme von Calico haben. Die Stadt wurde einst im Zuge des Silberbergbaus 1881 gegründet. Hier lebten in der Boomzeit 1.200 Menschen. Aber bereits 1898 wurde die Stadt wieder aufgegeben, weil der Silberpreis in den Keller ging und der Betrieb der bis zu 500 Minen sich nicht mehr lohnte. Die Gebäude sind inzwischen wieder sehr gut restauriert, und wir versuchen, uns in das Leben der damaligen Zeit hineinzuversetzen. Dabei hilft uns auch die Westernshow, die geboten wird.

Eine alte Dame, die den Andenkenladen betreibt, erzählt uns, dass ihr Großvater der letzte Lehrer der örtlichen Schule war. Fast sehen wir es vor uns, wie die Schulkinder nach Unterrichtsschluss aus dem kleinen Schulhaus gestürmt kommen.

Außerhalb Calicos finden wir einen einfachen, aber sehr sauberen Campingplatz, den wir bereits bezogen hatten, bevor wir uns zu unserer ausführlichen Geisterstadt-Visite aufgemacht haben. Wir hatten uns häuslich eingerichtet und, da es sehr heiß war, auch unsere Markise ausgefahren.

Als wir zurückkommen, trauen wir unseren Augen nicht: Die Markise liegt auf dem Dach des Flairy. Während unseres etwa dreistündigen Spaziergangs hatte es einige recht starke Windböen gegeben, und eine davon muss uns die Markise hochgerissen und das Gestänge völlig verbogen haben. Selbst die Halterung an der Autowand war zerstört worden. Gott sei Dank ist kein Schaden am Auto selbst zu entdecken, und auch nicht an unserem Solarpanel auf dem Dach. Ausgerechnet darauf ist nämlich die Markise gelandet. Ich fluche und baue alles ab. Nichts davon ist mehr zu verwenden. Nach Rücksprache mit dem Ranger können wir wenigstens die Überreste dort auf einem Müllplatz zurücklassen. Unser erster größerer Schaden, aber man kann ja auch ohne Markise leben. Wenn auch nicht so gut. Also besorgen wir in den nächsten Tagen ein Schattenzelt mit leichtem Alugestänge. Die Welt ist wieder in Ordnung, obgleich die Sonne immer noch ganz schön brennt. Mittags haben wir selten weniger als 40 Grad Celsius. Später hat sich das Schattenzelt übrigens oft als praktischer erwiesen als eine Markise, da man es dort aufbauen kann, wo man es braucht, und das muss nicht immer der Standort des Wohnmobils sein.

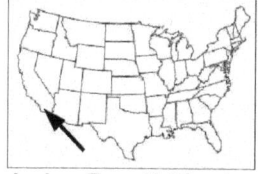

Joshua Tree, Kalifornien

45 cm langer Zapfen der Sugar Pine

Parallelwelten

Viel Sand, viel Geröll und jede menge Dornensträucher

Las Vegas – das heißt übersetzt d*ie Wiesen, die Auen.* Es muss lange her sein, dass jemand darauf kommen konnte, diesem Flecken Erde einen solchen Namen zu geben. Hier sind jedenfalls weit und breit keine Wiesen zu sehen, und Gras gibt es höchstens auf den unzähligen Golfplätzen. Um Las Vegas herum sieht man nur rote Felsen, viel Sand, viel Geröll und jede Menge Dornensträucher. Auch das hat seinen großen Reiz. Dessentwegen wir aber nicht hergekommen sind.

Wir sind neugierig auf das, was uns in der Stadt erwartet, über die uns von so vielen bereits so viel Widersprüchliches erzählt worden ist.

Nach unserem Abstecher nach Reno überlegen wir: Spielen wir oder spielen wir nicht? Müssen wir wohl immer im feinen Zwirn herumlaufen, wenn wir in ein Kasino wollen, so wie in Deutschland?

Das erste Mal Las Vegas ist Staunen pur. Alles ist wie in einer Traumwelt. Es ist Ende August, und die Stadt ist glühend heiß. Das ist um diese Jahreszeit normal. Das Thermometer zeigt 45 Grad Celsius. Die Stadt und ihre Metropolregion gehören zu den am dichtesten bevölkerten Gebieten Amerikas. Schon zur Zeit unserer Reise ist das so, inzwischen jedoch hat sich die Zahl der Köpfe von knapp einer Million zu jener Zeit bis auf über zwei Millionen verdoppelt. Doch schon, als wir unsere Premieren-Einfahrt in die Spielerstadt genießen, brauchen wir lange, um vom einen Ende zum anderen zu gelangen.

Die Stadt lebt vom Tourismus. Alles dreht sich um die Hotels und vor allem um die Kasinos. Eigentlich spielt sich das ganze Leben auf dem Las Vegas Boulevard ab, dem *Strip.*

Hier befinden sich 80 Prozent der Kasinos, in denen das Geld verdient wird. Deshalb sind die angeschlossenen Hotels im Verhältnis zu den sehr hohen Ausstattungsstandards sehr preiswert. Wie in Reno betritt man vom Strip aus nie zuerst das Hotel, sondern landet immer erst im Kasino.

Vier Tage verbringen wir hier und erleben, dass es in dieser Stadt wirklich alles gibt, was ein Tourist braucht. Wenngleich auch vieles, was er eigentlich nicht braucht. Wir entscheiden uns für einen der größten Wohnmobil-Stellplätze der Stadt, der direkt neben dem berühmten Varieté-Kasino-Hotel Circus Circus liegt. Grün und erholsam ist es hier ebenso wenig wie in der übrigen Stadt, aber es gibt

Coupon Books **!**

Gutscheinhefte – sogenannte *Coupon Books* - sollen die Touristen veranlassen, sich möglichst lange ausschließlich in einem Kasino aufzuhalten und natürlich möglichst viele Münzen in die *Einarmigen Banditen* zu werfen. Wer dem Spiel nicht verfällt, kann mit den Gutscheinen, die in Zeitintervallen eingelöst werden können, eine Menge sparen: Mal ein Getränk, mal ein kleiner Imbiss und ab und zu auch ein paar Dollars in Cash, um den Spieltrieb zu fördern.

einen Pool, Waschküchen und einen Supermarkt. Schnell gelingt es uns, uns mit den Gepflogenheiten hier vertraut zu machen.

Wie in Reno gehören auch hier zu jedem Kasino ein oder mehrere Restaurants, die rund um die Uhr Buffets zu meist sehr niedrigen Preisen anbieten. Die Qualität allerdings schwankt sehr. Aber niemand hält einen davon ab, vor dem Hinsetzen erst einmal einen Blick auf die gebotenen Speisen und die Mienen der Esser zu werfen. Insofern hat man gute Chancen, Fehler zu vermeiden.

Das Herumschlendern innerhalb der Kasinos und der angrenzenden Bereiche ist ein tolles Erlebnis. Jedes Hotel, und damit auch jedes Kasino, scheint vom Thema her sein eigenes Publikum anzuziehen. Vor allem in den zu den Hotelanlagen gehörenden Einkaufszentren wird keine Gelegenheit ausgelassen, dem Gast das Geld aus der Tasche zu locken.

Nach reiflicher Überlegung haben wir uns auch für Las Vegas wieder vorgenommen, nicht zu spielen. Nicht zuletzt deshalb, weil im Ergebnis und unterm Strich immer das Kasino gewinnt, wenn andere spielen. Und wir haben es durchgehalten.

Wir haben genug damit zu tun, das Publikum zu beobachten. Die Gewinner und vor allem die Verlierer. Wenn Spielsüchtige eine andauernde Pechsträhne haben, spielen sich oft traurige Szenen ab. Mehr als einmal bekommen wir Schmuck oder Uhren zum Kauf angeboten. Für einen Bruchteil ihres Wertes.

Obwohl wir selbst nicht spielen, haben wir oft Mühe, uns wieder zurechtzufinden, wenn wir länger in einem Kasino sind. Wo ist der Ausgang? Ist es draußen hell oder dunkel? So ist es beabsichtigt. Im Kasino soll man in eine völlig andere Welt eintauchen. Was auch wir tun. Frühstück, Mittag und Abendessen nehmen wir in den unterschiedlichsten Buffetrestaurants ein. Das meiste ist Mittelmaß. Nur im Hotel Mirage bedauern wir, dass wir nicht alles probieren können, weil wir beizeiten satt sind. Es ist so umwerfend gut, dass wir am nächsten Tag zum Frühstück noch einmal dort sind.

Wer nach Las Vegas kommt und nicht befürchten muss, der Versuchung zum eigenen Schaden zu erliegen, sollte sich ruhig einfach mal treiben lassen. Von den Menschen und der Faszination der Illusionen. Für einige Tage macht das großen Spaß. Vor allem die zahlreichen Shows. Einige sind kostenlos, wie die Varieté-Darbietungen

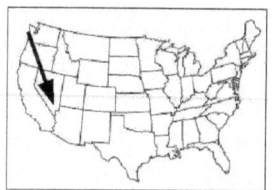

Las Vegas, Nevada

Morgens, mittags und abends gibt es riesige Buffets

im Circus Circus, das Freiluft-Spektakel von Treasure Island oder manche kleinere Musikshows. Bei den großen Shows wird dann allerdings richtig zugelangt.

Eine Menge meines Hintergrundwissens über Las Vegas verdanke ich Herrn Müller, einer Zufallsbekanntschaft aus dem Kasino Mirage. Zwanglos schlendern wir dort herum und unterhalten uns. Einer der Angestellten, der für Ordnung sorgen soll, spricht uns auf Deutsch an. Schnell fragt auch er uns, wo wir in Deutschland herkommen, und keine fünf Minuten dauert es, bis wir feststellen, dass er bis vor drei Jahren nur einen Katzensprung von uns entfernt in Berlin Buckow gelebt hat. Gemeinsam mit seiner Frau hat er sich an der Greencard Lottery beteiligt, und nun arbeiten sie beide hier im Mirage. Er zeigt mit seiner Hand in Richtung der Roulette-Tische, wo eine Frau mit kurzen schwarzen Haaren als Croupier arbeitet.

Bei soviel altnachbarschaftlicher Nähe nutzen wir natürlich die Gelegenheit und stellen Herrn Müller ein paar kleine Fragen, die sich uns in den letzten Tagen aufgedrängt haben. Und bereitwillig gibt er Auskunft:

Wie bleibt ein Kasino sauber? Die Kasinos haben an 7 Tagen in der Woche 24 Stunden lang geöffnet. Damit alles immer so super sauber ist, wie wir es meist erleben, wird nachts zwischen 1 Uhr und 3 Uhr abschnittsweise geputzt. So kann immer ein Teil der Spielautomaten und Spieltische in Benutzung bleiben.

Da man auf dem Strip nie LKWs sieht: Wann werden eigentlich die vielen Waren angeliefert, die ein Hotel- und Kasinobetrieb braucht? Alles wird zur Rückseite der Hotel- und Kasinoanlagen geliefert, meist zwischen 1 Uhr und 5 Uhr morgens, oft auch am Tage. Von alledem bekommen die Touristen nichts mit, weil es dafür besondere Straßen gibt. Auf demselben Weg passiert auch die Entsorgung. Die Müllproduktion der Stadt ist so gigantisch, dass wir uns das erst gar nicht vorstellen können. Herr Müller nennt uns Zahlen, von denen wir hoffen, dass gesteigertes ökologisches Bewusstsein auch in den USA und bessere Entsorgungsmethoden sie zum Besseren gewandelt haben. Insbesondere, dass Las Vegas doppelt so viel Müll abwirft wie die Stadt Berlin, stimmt hoffentlich nicht mehr. Und nicht bloß deshalb, weil die Zahlen aus der Zeit vor der Wiedervereinigung gestammt haben mögen.

So, nun sind wir auf dem Weg nach Norden. Jetzt erst einmal etwas entspannen in der Natur und etwas Ruhe, bevor es in die Nationalparks geht, die für uns beide zu den wunderbarsten Naturerlebnissen gehören, die wir je hatten. Nach etwa einer Stunde Fahrtzeit kommen wir durch Mesquite, direkt vor der Grenze nach Arizona, durch das man ein kurzes Stückchen fährt, bevor man nach Utah kommt.

Mesquite ist eigentlich kein richtiger Ort, sondern eine große Ansammlung von Rentnersiedlungen und Hotel-Kasinos. Wer spielen will und es etwas ruhiger haben möchte, als im glitzernden, schnelllebigen Las Vegas, der kommt nach Mesquite. Wir fahren nur dran vorbei, denn uns locken die roten Berge aus Sandstein, die so typisch sind für diese ganze Gegend, und die uns in den nächsten Wochen begleiten und begeistern werden. Nach etwa drei Stunden Fahrt haben wir St. George in Utah erreicht und für heute genug vom Fahren. Noch ahnen wir nicht, wie wichtig dieser Ort noch für uns werden wird.

Wer nur in Ruhe spielen will, kommt nach Mesquite

Wir landen auf dem wunderbaren Campingplatz, der auf dem Gelände einer ehemaligen Maulbeerbaumplantage angelegt wurde und den ich im Zusammenhang mit den Mormonen bereits erwähnt habe. Selten einmal verschlägt es deutsche Touristen hierher. Die wenigsten Touristen machen schon so kurz hinter Las Vegas Zwischenstopp, sondern fahren gleich weiter in die National Parks. Deshalb treffen wir hier fast nur amerikanische Rentner. Im Gegensatz zu denen, die im Berufsleben stehen und höchstens zwei Wochen Urlaub haben, die sie meist für mehrere Kurzurlaube verwenden, haben die Pensionäre Zeit. Viele Paare treffen wir, die etliche Monate oder sogar das ganze Jahr über in ihren Wohnmobilen unterwegs sind.

Oft sind unsere Gesprächspartner auf den Campingplätzen deshalb ähnlich alt wie wir, mit ähnlichen Problemen und Freuden. Es ist schon manchmal sehr lustig, wenn wir, bei allen Unterschieden, feststellen, wie sehr sich die Verhältnisse und Lebenssituationen doch gleichen. Für die amerikanischen Senioren ist es immer besonders interessant, mehr über unser Sozialsystem zu erfahren. Dabei kommen sie häufig ins Staunen. Von sozialer Grundsicherung und Arbeitsschutz über Krankenversicherung bis hin zur Altersvorsorge ist hier vieles nicht so selbstverständlich wie bei uns.

In der Kommunikation müssen wir uns noch immer an einige Merkwürdigkeiten gewöhnen. Wenn man zum ersten Mal zusammensitzt, kommen nach etwa einer halben Stunde oft die gleichen Fragen. Meist sind es die Männer, die fragen, und zwar mich: Was ich vor meiner Pensionierung gearbeitet habe, wieviel ich verdient habe, und die wievielte Ehefrau Ursula für mich sei. Gerade diese Frage hat

Social Security !

Das US-amerikanische öffentliche Rentensystem - bekannt als *Social Security* - ist das bedeutendste System sozialer Absicherung in den USA. Abgesehen von sehr wenigen Ausnahmen ist jeder Arbeitnehmer sowie Selbstständige beitragspflichtig.

Die Einführung von *Social Security durch Präsident Franklin D. Roosevelt im Jahr 1935 war damals ebenso sensationell und umstritten wie die Etablierung eines neuen Gesundheitssystems durch Barack Obama.*

mich am Anfang sehr verblüfft. Aber: ein so altes Ehepaar wie uns trifft man in den USA tatsächlich sehr selten. Heiraten, aber auch das Sich-scheiden-Lassen ist hierzulande einfacher, und das zeigen die Lebensgeschichten der meisten, die wir treffen. Auch aus diesem Grunde sind wir also eine kleine Besonderheit.

St. George !

Von 1990 bis 2009 hat sich die Bevölkerungszahl verdreifacht. Einen besonderen Aufschwung erlebte die Stadt als Ruhestandsdomizil für Menschen aus den Metropolen Utahs und als Ausgangspunkt für Touristen zu den umliegenden Sehenswürdigkeiten.

Zu den beiden Pächtern des Platzes in St. George, Vicky und Don, bekommen wir gleich guten Kontakt. Wir bemerken, eigentlich zum ersten Mal, dass wir doch schon etwas älter sind und nach den Anstrengungen in Las Vegas dringend ein paar Tage für unsere Erholung brauchen. Da kam uns die familiäre Atmosphäre auf diesem Platz gerade recht.

Das Städtchen St. George, übrigens, ist neben Salt Lake City der wichtigste Ort in der Geschichte der Mormonen. Nicht nur, dass deren legendäres Oberhaupt Brigham Young hier sein Winterquartier hatte, vor allem aber wurden hier mit Seidenproduktion und Baumwollanbau zwei Wirtschaftszweige betrieben, die für die Versorgung der immer größer werdenden Siedlerschar extrem wichtig waren.

@

www.utah.com/stgeorge

So gibt es auch im Zentrum von St. George einen großen Tempel, und die meisten Bewohner der Stadt sind Mormonen. So auch unser wunderbares Managerpaar. Trotzdem sie ganz anders sind als die meisten Mormonen, mit denen wir in Kontakt kommen. Vicky, eine sehr attraktive Frau von etwa 45 Jahren, ist immer sehr modisch gekleidet und stets geschminkt. Sie scheut sich keineswegs, ihrem geliebten Mann auch in der Öffentlichkeit einen Kuss zu geben. Und Don, ein gutaussehender Mann, trinkt gern mal ein Bier oder auch ein Glas Wein. Für strenggläubige Mormonen undenkbar. Aber als ich ihn frage, wann er das letzte Mal im Tempel war, antwortet er ohne Scham, dass dies zur Taufe seiner Tochter war. Ich schaue ihn ungläubig an, da ich weiß, dass die Tochter etwa 16 oder 17 Jahre alt sein muss. Um ein anständiger Mensch zu sein, meint Don, müsse er nicht in den Tempel gehen. Das würde Vicky für ihn mit erledigen. Immerhin etwa viermal im Jahr lässt sie sich dort sehen. Trotzdem scheinen die beiden ein sehr angesehenes Paar in der Mormonen-Community zu sein. Warum? Sie sind fleißig, ihre zwei Kinder haben eine gute Ausbildung bekommen, und die ganze Familie engagiert sich sehr bei wohltätigen Projekten. Auch heute noch haben wir Kontakt zueinander.

Nicht alle Mormonen leben heute strikt nach den Regeln des Glaubens

Als wir zum ersten Mal in St. George sind, beginnt es sich zu einem beliebten Ort für Senioren zu entwickeln. Neue Siedlungen entstehen, deren Bau wir neugierig verfolgen, nicht zuletzt, weil mich das beruflich interessiert. Wir fahren also mit unserem Roller ein bisschen in der Gegend herum und kommen zu einem großen Areal, das demnächst eine Senioren-Wohnsiedlung sein soll. Sämtliche Straßen sind schon komplett fertig, die einzelnen Grundstücke sind abgesteckt und einige Musterhäuser stehen dort. Wir können unsere Neugierde nicht zügeln, halten an und spielen Hauskaufen.

Eine Senioren-siedlung mit allen erdenklichen Vor-zügen

Also rein in das Verkaufsbüro, wo uns ein smarter junger Mann empfängt. Wir erklären ihm, dass wir deutsche Senioren sind und eventuell nach St. George ziehen möchten. Als erstes bekommen wir einen Kaffee und dann einen kleinen Vortrag über die Vorzüge dieser so wunderbaren Stadt St. George. Vor allem dank des Wetters sei hier der ideale Platz für uns als Senioren. Er gratuliert uns zu unserem Gespür, gerade hier unseren Ruhesitz zu suchen. Etwas Besseres könnten wir kaum finden.

Nach dieser Einleitung bekommen wir für jeden verfügbaren Haustyp eine wunderbare Hochglanzbroschüre in die Hand gedrückt. Natürlich sind schon 50 Prozent der Häuser verkauft. Denn es sind *immer* mindestens 50 Prozent der Häuser verkauft, egal bei welchem Neubauprojekt man sich umsieht. Unser smarter Verkäufer begleitet uns zu den Musterhäusern, die zwischen 150 und 250 Quadratmetern Wohnfläche haben. An alles hat man hier gedacht: komplette Küche, Wirtschaftsraum mit Waschmaschine und Trockner, überall riesige Einbauschränke, Klimaanlage natürlich, die Gärten den Wetterbedingungen entsprechend angelegt, einschließlich Whirlpool und Gasgrill.

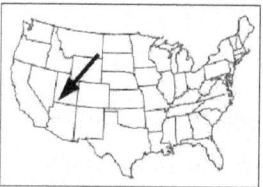

St. George, Utah

Die gesamte Konstruktion basiert auf der hierzulande überall üblichen Holzbauweise. Viele Deutsche rümpfen über solche Lauben-Konstruktionen die Nase. Warum eigentlich? Die Philosophie der Amerikaner ist diesbezüglich eine völlig andere. Ein Haus muss nicht länger leben als maximal 30 Jahre. Dann zieht man ja sowieso wieder um. Und das Haus ist meist nur für die gedacht, die es gekauft haben, und nicht für die nachfolgenden Generationen.

Ein Haus muss nicht länger leben als maximal 30 Jahre

In Deutschland werden die Häuser so gebaut, dass man sie auch noch vererben kann. Aber meist wollen die Erben die Häuser doch sowieso nicht. Weil sie entweder schon eines haben, oder es gefällt ihnen nicht. Also wird es ohnehin verkauft. Davon abgesehen ist jedoch auch eine Holzkonstruktion in der Art der Amerikaner eigentlich nicht wirklich instabil oder minderwertig, sondern einfach anders und weniger massiv. Wenn man bedenkt, dass auch ein gemauertes Haus meist einen hölzernen Dachstuhl hat, der lange hält, wird einem klar, dass da sehr viele Vorurteile im Spiel sind.

Eine Überraschung erwartet uns, nachdem unser smarter Verkäufer uns fragt, wie wir das Haus bezahlen wollen und ich ihm antworte, wir würden quasi bar zahlen, da wir dafür unsere Berliner Eigentumswohnung aufzugeben gedächten. Meine Antwort scheint ihn total zu verblüffen. Auf dem Absatz dreht er sich um und verlässt uns. Wir sehen uns erstaunt an, schauen uns noch weiter um und gehen zum Verkaufsbüro zurück. Auf meine Frage, warum er uns so schnell verlassen habe, bekomme ich eine spontane Antwort. Am Hausverkauf verdient unser Verkäufer kaum etwas, umso mehr an der Finanz–Vermittlung. Deshalb schlägt er uns alternativ vor, noch nicht einmal eine Anzahlung zu leisten, sondern einfach nur die monatlichen Raten zu zahlen, die er uns ausrechnet, und uns von unserem Geld ein schönes Leben zu machen. Das gelte aber nur, wenn wir dauerhaft unseren ständigen Wohnsitz hierher verlegen würden. Sonst würde es komplizierter.

Hauskauf ohne Sicherheit und ohne Anzahlung

Der Haken daran: der überwiegende Teil der Raten sind die Zinsen und Gebühren. Die Tilgung beträgt nur 1 Prozent. Dafür will er allerdings noch nicht einmal Sicherheiten. Die Finanzierungsgesellschaft habe ja das Haus, wenn wir nicht bezahlen könnten, und das ließe sich jederzeit wieder verkaufen.

Wir reiben uns die Augen. Und offenbaren unserem smarten Verkäufer, dass wir eigentlich gar nicht wirklich an einem Kauf interessiert sind und uns vielmehr die beruflich bedingte Neugier hierher gebracht hat. Zuerst ist er etwas sauer, fragt uns aber schließlich aus, wie dieser Markt in Deutschland funktioniert. Unter diesen Voraussetzungen, sagt er und meint damit vor allem die in Deutschland üblichen Sicherheiten, könnte er in den USA nicht ein einziges Haus verkaufen.

Wie in Deutschland lassen sich hier keine Häuser verkaufen

Wozu der Verkauf von hundertprozentig finanzierten Immobilien führt, haben wir inzwischen im Zuge der amerikanischen Wirtschafts- und Bankenkrise gesehen.

Fantastische Wunderwelten

Gut erholt, wie es für Senioren erforderlich ist, geht es jetzt auf 'Nationalparktour'. In Utah und im angrenzenden Arizona liegen einige der berühmtesten Nationalparks sehr nahe beieinander. Wobei das in Amerika auch mal 200 oder 300 Meilen sein können.

Mit dem Bryce Canyon wollen wir beginnen und stellen uns dabei einen Fluss vor, der sich so in den Boden eingefressen hat, dass er nun sehr tief unten fließt. So, wie man es von den Bildern des Grand Canyon kennt. Doch was wir sehen, als wir nach einer Wanderung am Canyonrand ankommen, überrascht uns und verschlägt uns den Atem. Von etwa 2.500 Metern über dem Meeresspiegel schauen wir hinab in ein riesiges Amphitheater. Durch Wind, Wasser und Eis sind hier die Kanten des Colorado-Plateaus zu bizarren Felsnadeln erodiert, die bis zu 60 Meter hoch sind. Felsnadel steht an Felsnadel. Das Ganze erstreckt sich auf einer Länge von 19 Kilometern und einer Breite von fast fünf Kilometern. Die Felsnadeln haben die unterschiedlichsten Formen. Wir beide sind so überwältigt, dass uns die Tränen kommen.

Vor allem Ursula kann sich kaum beruhigen. Immer wieder sagt sie, dass allein dieses Erlebnis es wert sei, unseren Traum von der USA-Reise in die Tat umgesetzt zu haben. Die Sohle des 'Amphitheaters' liegt etwa 300 Meter unterhalb der Kante. Wunderbare Wanderwege sind hier angelegt. Der Weg, der oben an der Kante entlang führt, ist der beliebteste, denn erstens ist er fast eben, also nicht anstrengend, und zweitens hat man natürlich von hier oben überwältigende Aussichtspunkte. Wir gehen dennoch lieber weiter runter und sind dafür fast allein. Weit entfernt von allem Irdischen fühlen wir uns, und die Eindrücke von dieser durch die Kräfte der Natur geschaffenen Wunderwelt beflügeln unsere Fantasie. In jeder rot und weiß leuchtenden Sandsteinsäule entdecken wir eine Burg, ein Schloss, Menschen, Tiere und Fabelwesen. Wir können uns gar nicht satt sehen und müssen uns beeilen, um noch bei Tageslicht zurückzufinden. Abends liegen wir uns vor Freude und Glück in den Armen, dass es uns vergönnt ist, das alles zu erleben.

Nach drei Tagen Bryce Canyon brauchen wir seelische Erholung, die wir hoffen, im nahen Zion Nationalpark zu finden. Ich bin noch nie so zögerlich und bewusst langsam gefahren, wie auf der Strecke zwischen Bryce Canyon und Zion N.P. Eine traumhaft schöne Landschaft, roter Sandstein, weißer Sandstein, dazwischen grüne Wiesen,

Bryce Canyon !

Der Bryce Canyon wurde nicht durch einen Fluss gebildet. Er ist damit kein Canyon im eigentlichen Sinne wie zum Beispiel der Grand Canyon. Wind, Wasser und Eis erodierten die Kante des Plateaus zu großen Amphitheatern mit bizarren Felsnadeln, so genannte Hoodoos. Diese Felsnadeln erreichen eine Höhe bis zu 60 Meter. Die so entstandenen Amphitheater erstrecken sich über eine Länge von über 30 km. Das größte Amphitheater trägt den Namen Bryce Canyon, ist nahezu 5 km breit, 19 km lang und fällt über 240 Meter gegenüber dem Plateau ab.

www.bryce-canyon.de

grüne Kiefernwälder, und immer irgendein kleiner oder größerer Gebirgsbach. Die Strecke immer auf einer Höhe von 1.500 bis 2.500 Metern.

Wir haben das Gefühl, mitten im Paradies gelandet zu sein. Ich habe Ursula noch nie zuvor so schön singen gehört wie auf dieser Strecke. Das Glück scheint große Kräfte frei gesetzt zu haben. Wir kommen uns vor wie auf unserer Hochzeitsreise. Und das mit 60 und nach 37 Ehejahren.

Wunderbar. Das Leben kann so schön sein.

Nach etwa fünf Stunden, einer für 120 Meilen sehr langen Zeit, kommen wir im Zion Nationalpark an. Wir sind ja nicht nur gefahren. Wir haben viele Pausen gemacht. Schließlich muss man ja das Glücklichsein auch entsprechend genießen. Egal, wie alt man ist.

Trotz der relativ kurzen Entfernung zwischen dem Bryce Canyon und dem Zion Nationalpark erleben wir nun ein völlig anderes Naturschauspiel. Es gibt roten, gelben und weißen Sandstein wie im Bryce Canyon. Aber hier bildet er tiefe Schluchten, in denen wunderbar klare Gebirgsbäche fließen. Der Virgin River ist die Hauptwasserader. Er fließt später in den Colorado River.

Die Berge sind nicht so steil und schroff hier. Das ganze Gebiet erinnert an eine märchenhaft einsame Gebirgswelt. Wobei letzteres Attribut nicht wörtlich zu nehmen ist. Denn außer uns finden natürlich noch tausende anderer Menschen den Zion Nationalpark wunderschön. Etwa 2,5 Millionen Besucher kommen pro Jahr hier her. Auf der recht schmalen Straße herrscht dann schon ein ziemlicher Verkehr. Vor allem Wohnmobile sieht man viel und bekommt einen guten Überblick über sämtliche größeren Verleihfirmen. Touristen aus allen Ländern dieser Erde trifft man hier, aber hauptsächlich aus Europa. Unser 'Exotenfahrzeug' erzeugt dann natürlich immer großes Interesse. Ein deutsches Fabrikat und dann noch mit Berliner Nummer.

An Gesprächspartnern mangelt es gerade in solchen Gebieten nie. Dabei geht es natürlich fast immer um die gleichen Fragen. Wie lange seid ihr schon in den USA, wo wart ihr schon überall, und wie lange wollt ihr noch bleiben? Dass unsere Antwort auf die letzte dieser Fragen nicht der Wahrheit entspricht, davon haben wir im Moment noch keine Ahnung.

Wir glauben zwar nicht, dass sich unsere Eindrücke noch toppen lassen werden, machen uns aber, so oder so, auf zum Grand Canyon. Wir glauben, den Touristenströmen ein bisschen entgehen zu kön-

Zion !

Zion ist ein altes hebräisches Wort und bedeutet so viel wie *Zufluchtsort.* Innerhalb des Parks befindet sich eine schluchtenreiche Landschaft mit zahlreichen Canyons, in denen – nachdem sie über Jahrzehnte dort nicht mehr anzutreffen waren – Wanderfalken Zuflucht gefunden haben. Heute stehen dort 15 Paare unter strengstem Naturschutz.

www.zion-nationalpark.de

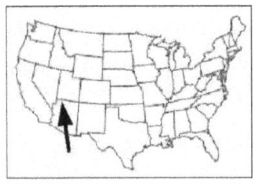

Grand Canyon, Arizona

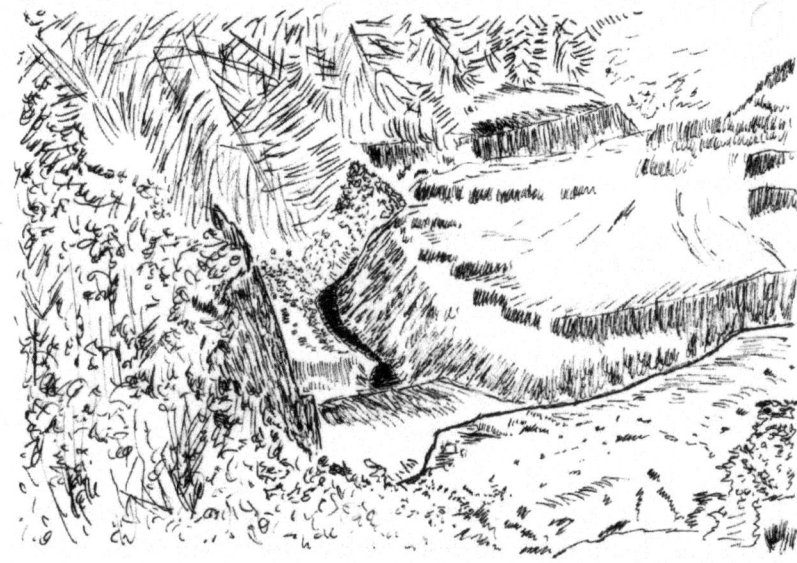

Blick in den
Grand Canyon
von der
Nordseite

nen, indem wir zur Nordseite fahren. Aber auf diese Idee sind außer uns noch viele gekommen. Zwar ist es bei Weitem nicht so voll wie auf der Südseite, die auch mit Bussen von Las Vegas und von überallher angefahren wird, aber allein sind wir hier fast nie. Wir wandern viel, mit grandiosen Ausblicken in den Canyon und hinüber zur Südseite.

Leider verursachen wir auch einen kleinen Crash mit unserem Motorroller und einem Auto aus Kanada. Ursula hat keine Schramme abbekommen, ich bin nur leicht verletzt, aber beide haben wir einen ziemlichen Schock. Gut, dass wenigstens die kleine Beule in der Tür des Autos unkompliziert übernommen wird. Unsere Vorsicht, vor der Reise eine gute Autoversicherung abzuschließen, die auch solche Schäden einschließt, hat sich also gelohnt.

Wir verabschieden uns vom Trubel am Grand Canyon, überqueren bei Page den Colorado River und sind schon bald im Monument Valley. Sicher eines der meistfotografierten Naturspektakel der USA, denn kaum eine Marlboro-Reklame und kaum ein Western, die ohne Bilder der spektakulären Felsformationen auskommen. Aus roter Erde scheinen rote, schroffe Felsformationen zu wachsen. Aber so sind die Gebilde natürlich nicht entstanden. Vielmehr war die Hochebene etwa 300 Meter höher als heute, bevor Wind, Temperaturunterschiede von bis zu 30 Grad und Regen im Verlauf von vielen Millionen Jahren diese Landschaft so gestaltet haben, wie wir sie heute erleben.

Das gesamte Gebiet ist ein Reservat der Navajo-Indianer und kein Nationalpark. Es wird vieles touristisch vermarktet, aber immerhin sehr behutsam. Es gibt einen kleinen State Park und dort einen wun-

Weniger Touristentrubel an der Nordseite des Grand Canyon

Die Landschaft von Western und Marlboro

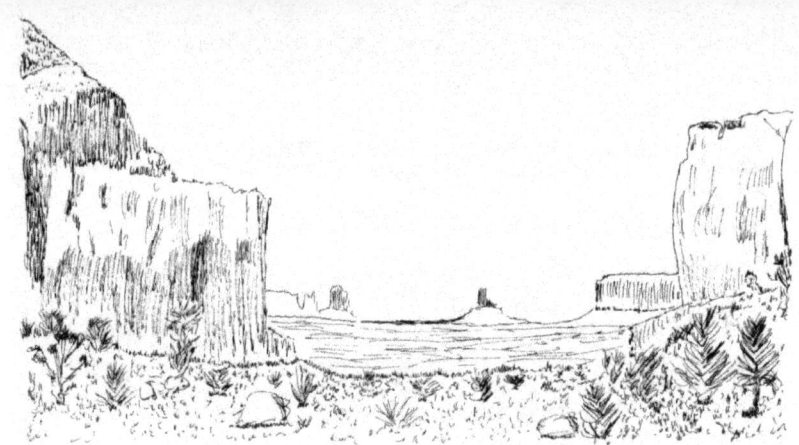

**Felsformationen
im Monument Valley**

derschönen Campingplatz. Warum dieser Gooseneck State Park nicht besser angenommen wird oder einfach nicht sehr bekannt zu sein scheint, ist uns ein Rätsel. Dort zu stehen und dann den Sonnenuntergang gegen die spektakulären Felsformationen zu erleben, kann einem Glückstränen in die Augen treiben.

Den atmosphärischen Gegensatz zu diesem wunderbaren Naturerlebnis finden wir ein Stück westlich. Es ist der sogenannte Four Corners Point, an dem sich die Staaten Utah, Arizona, Colorado und New Mexico auf den Punkt genau treffen. Auch hier haben die Navajos das Sagen. Aber bereits, um die große runde Four-Corners-Tafel besichtigen zu können, die in den Boden eingelassen ist, muss man Eintritt zahlen. Bei unserem Besuch immerhin schon fünf Dollar pro Nase. Und rund um diese Tafel erstreckt sich großer 'Indianermarkt', der alles anbietet, was die Touristen als Indianerandenken zu kaufen bereit sind. Ein Teil davon, vor allem der Silberschmuck, wird mittlerweile für die Indianer nach deren Vorgaben in China hergestellt. Das erfahren wir erst einige Jahre später, wobei es uns nicht sonderlich verblüfft. Kann man es ihnen verübeln?

Indianerschmuck für Touristen aus chinesischer Produktion

Noch ein Stück weiter westlich finden wir mit dem Mesa Verde Nationalpark das nächste Highlight. Dessen Attraktion macht nicht nur die Landschaft aus, die sehr schön ist, aber nicht herausragend, sondern es sind die teils mehrgeschossigen Lehm-Wohnhäuser, die bereits im 12. und 13. Jahrhundert in die riesigen Felsenhöhlen gebaut wurden. Auch an vielen anderen Stellen dieses National Parks finden sich Reste von Siedlungen, die aus sogar noch früheren Zeiten stammen. Ab 1276 herrschte in diesem Gebiet eine große Dürre. Sie zwang die Bewohner, ihre Siedlungen zu verlassen. Sie kehrten nie wieder zurück.

Mesa Verde !

Mesa Verde ist der einzige Nationalpark in den Vereinigten Staaten, der zum Schutz eines archäologischen Ortes eingerichtet wurde.

Auf dem Campingplatz des National Parks sind zwei der *Volunteers*, die den Sommer über als Hosts die Gäste betreuen, auf unser Berliner Autokennzeichen aufmerksam geworden. Daran sind wir zwar gewöhnt, aber nicht immer ergeben sich daraus so unglaubliche Begegnungen wie in diesem Fall. Die beiden heißen nämlich Horst und Margot. Sie leben schon sehr lange in den USA. Und zwar seit 1945. Staunend hören wir uns die Geschichte ihrer Übersiedlung an, die wir bisher nur aus dem Geschichtsbuch kennen.

Viele Amerikaner berichten von ihrer deutschen Abstammung

Sie beginnt in Peenemünde, wo das junge Ehepaar, 22 und 23 Jahre alt, bei Kriegsende lebte. Als Konstrukteur und technische Zeichnerin arbeiten sie im Umfeld des Wissenschaftlers Wernher v. Braun. Mit einer Gruppe von insgesamt 126 Personen schlug sich Wernher v. Braun im Mai 1945 mit einer abenteuerlichen Aktion vom russisch besetzten Vorpommern bis zu den Amerikanern in Nordbayern durch, von wo aus alle mit ihren Familien sofort in die USA gebracht wurden. Die Russen waren aufgebracht, denn schließlich war ihnen mit v. Braun ein schon damals renommierter Wissenschaftler durchgebrannt. Es gab danach große Probleme mit den Russen. Die Amerikaner wurden tatsächlich des Diebstahls von Kriegsgefangenen bezichtigt. Dies war auch Thema bei der großen 'Potsdamer Konferenz'.

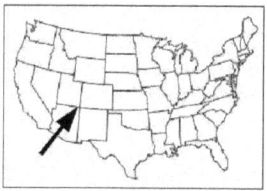

Monument Valley, Utah

Als sei das alles nicht schon aufregend genug, findet Ursula auch noch heraus, dass ein ehemaliger Nachbar ihrer Großeltern, der ebenfalls für Wernher v. Braun arbeitete, wie sie sich gut erinnert, doch tatsächlich Horsts Chef in der Konstruktionsabteilung war.

Indianerland

Eine richtig gewachsene Stadt mit Altstadt- kern und schma- len Straßen

Wenn man so unterwegs ist wie wir, dann bekommt man viele Tipps. Meistens lohnt es sich, auf sie zu hören. Und deshalb besuchen wir den Ort Durango in Colorado. Eine richtige gewachsene Stadt. Ein Altstadtkern mit schmalen Straßen und alten Häusern, kleinen Läden. Hier denkt man an manchen Ecken, es müsste einem gleich eine Dame in langen Röcken und mit Schutenhaube begegnen.

Wobei natürlich der Begriff 'Altstadt' relativ ist und in diesem Fall eine Entstehung in den Jahren 1890 bis 1895 bezeichnet. Alles ist sehr gut restauriert und wird keineswegs nur als Museum genutzt. In dieser Stadt wird gelebt.

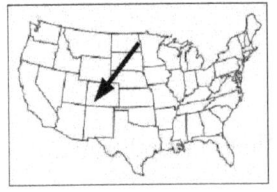

Durango, Colorado

Wir merken, dass wir glücklich sind, auch wieder mal in einer Stadt zu sein. Wochenlang haben wir uns in der Natur herumgetrieben. Und das in den spektakulärsten Gebieten der USA. Wir brauchen jetzt wieder mal etwas Normales. Ein bisschen fühlt es sich so an, als hätten wir wochenlang nur in edlen Restaurants gegessen und könnten uns jetzt auf ganz normale Hausmannskost freuen.

Nur, was ist hier schon normal? Eine Fahrt durch die Berge von New Mexico nach Santa Fe ganz bestimmt nicht. Rechts und links Dreitausender, eine sehr kurvenreiche Straße, und überall Ruinen von alten Indianersiedlungen. Hier sind wir in einem der geschichtsträchtigsten Gebiete der USA. Und für unseren Flairy sind die Steigungen eine ziemliche Anstrengung, die er aber ohne Probleme meistert. Und dann liegt Santa Fe vor uns.

Zwei deutsche Senioren in der legendären Stadt Santa Fe

Was wurde nicht alles über diese Stadt geschrieben? In wievielen Filmen war sie Mittelpunkt des Geschehens? Wie viele Lieder und Balladen mag es geben, die sie besingen.

Und nun sind wir tatsächlich selbst hier. Zwei deutsche Senioren in dieser legendären Stadt. Wieder mal ist es ist kein Traum, es ist Wirklichkeit. Wir leben unseren Traum, statt immer nur *in* einem Traum zu leben. Abends sitzen wir in unserem kleinen, fahrbaren Haus, halten uns bei den Händen und sind nur glücklich.

Wir erobern Santa Fe zu Fuß, fahren vom Campingplatz mit dem Bus in die Altstadt. Diese verdient den Namen nun wirklich. Bereits 1610 wurde Santa Fe Sitz des Gouverneurs von Neu Mexiko im Königreich Neu Spanien. Es ist damit die älteste Hauptstadt der USA. Etliche Gebäude aus dieser Zeit sind in sehr gut restauriertem Zustand zu besichtigen. Vor allem der wunderbare Gouverneurspalast aus dieser Zeit. Ein Teil davon beherbergt heute ein Museum, doch der wesentliche Teil gehört zu einem sehr guten Restaurant. Etwas aufpoliert wollen wir hier vornehm dinieren. Da auch der Innenhof des Palastes zum Restaurant gehört, hat das Ganze natürlich eine unglaubliche Atmosphäre. Wir genießen unser Leben bei einem erstklassigen mexikanischen Essen. Auch das muss mal sein.

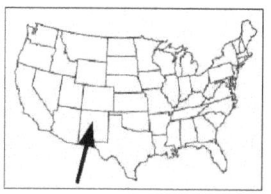

Santa Fe, New Mexico

Als wir noch überlegen, ob wir das indianisch-amerikanische Kunstmuseum besuchen wollen, fängt es heftig an zu regnen. Als wenn es eine Fügung von oben wäre. Wir flüchten uns regelrecht ins Museum. Uns wäre etwas entgangen, was wir sicherlich in dieser Form nie mehr erlebt hätten. Es beginnt bereits am Tresen, wo wir unsere Tickets kaufen. Der junge Mann, der uns bedient, gehört offenbar zu dem Indianerstamm, der das Museum betreibt. Er ist so schön, dass Ursula nicht anders kann, als es ihm zu sagen. Er wird sogar ein bisschen rot. Und er bietet sich an, uns durch das Museum zu führen. Dabei erfahren wir, dass er tatsächlich zum Stamm der Apachen gehört, und, bei einer schönen Tasse Kaffee und einem Muffin, noch viel mehr.

Fast alle Indianergebiete sind vereinigt zu den sogenannten Indianerrepubliken. Diese haben einen 'Rat der Alten', wie früher, nur dass die Alten heute meist nicht mehr alt sind, sondern oft jung und sehr gebildet. Aus diesem Rat der Alten werden fünf Personen gewählt, die, unabhängig von der Zugehörigkeit zu einer Partei, als Abgeordnete im Kongress der Vereinigten Staaten sitzen.

Derzeit, erzählt uns unser Führer, gehörten alle fünf Kongress-Abgeordneten dem Stamm der Apachen an. Weil es sich eben so ergeben habe, wie er auf Nachfrage ergänzt. Schon früher seien die Apachen das führende und kämpferischste Volk unter den Indianerstämmen gewesen, und das hat sich scheinbar bis heute weiter durchgesetzt. Er meinte, dass sie wohl am schnellsten und am besten verstanden hätten, sich mit der neuen Zeit auseinanderzusetzen.

In Santa Fe ist von der US-Regierung für sehr viel Geld ein großes Internat gebaut worden, in dem die Kinder aus den Indianerrepubliken ihre schulische Ausbildung nach amerikanischem Muster bekommen können, aber weiterhin auch die indianischen Traditionen einschließlich deren Sprachen vermittelt bekommen. Das ganze Internat wird von der US Regierung in sehr guter Zusammenarbeit mit den Indianerrepubliken geführt.

Santa Fe **!**

Santa Fe ist mit rund 200 Galerien einer der bedeutendsten Orte der amerikanischen Kunstszene. Darüber hinaus wird das Stadtbild systematisch bewahrt. Jeder Neubau muss im traditionellen Pueblo-Baustil errichtet werden. Erhaltene Gebäude und Anlagen werden geschützt und restauriert. So hat die Stadt eine unvergleichliche Anziehungskraft auf Künstler und Urlauber.

www.santafenm.gov

Fast 50 Prozent der Jugendlichen, die dort zur Schule gehen, sind Apachen. Und auch der Alkoholkonsum bei den Apachen ist erheblich geringer als bei vielen der anderen Indianerstämme.

Da Santa Fe ein Zentrum der Kunst in den USA ist, gibt es natürlich hier sehr viele Galerien. Einige der Galeristen sind ebenfalls Indianer. Natürlich Apachen. Bis auf einen. Den lernen wir später bei unserem Bummel durch die Altstadt kennen. Er ist Teppichhändler und gehört dem Stamm der Irokesen an. Dass er nur mit türkischen Teppichen handelt, verblüfft uns zunächst. Aber, ganz einfach, seine Frau ist Türkin. Und die beiden kennen sich aus Frankfurt am Main, wo er einige Zeit gelebt hat. Auch sie und ihre Familie lebten dort, bis die beiden sich verliebten und in seine Heimat ziehen wollten. Ihre Eltern haben einer Heirat nur zugestimmt, sofern er einen 'anständigen, türkischen Beruf' ausübt, egal wo.

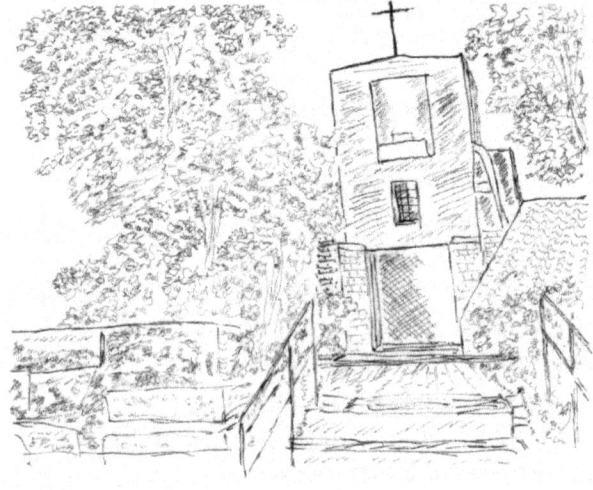

San Miguel Mission in Santa Fe

Und so ist er Teppichhändler geworden, denn da der Großvater in der Türkei auch Teppichhändler ist und für den Nachschub sorgen kann, lag es nahe, dem zuzustimmen. Und so haben die beiden seit vielen Jahren einen türkischen Teppichhandel in Santa Fe, New Mexico. Das sind die Geschichten, die das Leben schreibt.

Weiter geht es nach Lubbock / Texas. Was wir da wollen? Kaum ein Mensch in Deutschland kennt diese Stadt, aber wir beiden 'Alten' wollen nun unbedingt dort hin. Denn hier lebt inzwischen Paul, der amerikanische Student, bei dem wir in Berlin unser Englisch aufpoliert hatten. Sein Studium in Deutschland war abgeschlossen, nun war er wieder zu Hause, bei Mama.

Amarillo kennt man durch den Schlager von Tony Christie

Bis nach Lubbock ist es ein langer Weg, der uns auch an Amarillo vorbeiführt. Der alte Schlager von Tony Christie kommt uns wieder ins Gedächtnis. Warum man diesen langweiligen Ort in einem Schlager verewigt hatte, können wir nicht begreifen. Sicherlich nur, weil der Name so schön mexikanisch klingt. Wir haben uns mit Paul auf einem Campingplatz in Lubbock verabredet. Die deutsche Tugend der Pünktlichkeit hat Paul offenbar übernommen. Als wir ankommen, fast auf die Minute pünktlich, ist Paul schon da.

Es gibt eine herzliche Begrüßung, und Paul erzählt uns stolz, dass er eine Anstellung bei der Texas Technik-Universität hat, wo er seit drei Monaten als Lehrer und Trainer für das Fach Kommunikation und freies Reden arbeitet. Kurze Zeit später lernen wir auch seine Mama kennen. Es ist das erste Mal, dass wir in einem amerikanischen Haushalt eingeladen sind. Viele Unterschiede können wir nicht feststellen. Nur mehr Maschinen werden eingesetzt.

Aber zum Dinner (Abendessen) gehen wir in ein Restaurant. Natürlich ist auch hier, wie häufig in den USA, die Klimaanlage so eingestellt, dass wir warme Pullover anziehen müssen, um nicht zu frieren. Aber wir haben ja nun schon Erfahrung!

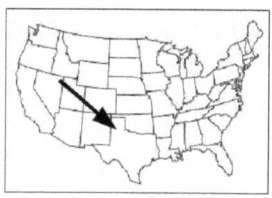

Lubbock, Texas

Das Essen ist sehr gut und typisch texanisch. Viel Fleisch, viel Bohnen und viel Gewürze. Es ist ein netter Abend in einer sehr entspannten Atmosphäre. Viele hier kennen entweder Mutter oder Sohn, und selbst wir werden begrüßt wie alte Bekannte.

Und als Paul erzählt, wo wir herkommen und was für eine große Tour wir schon hinter uns haben, kommt sofort als Reaktion: dann habt ihr mit Sicherheit schon jetzt mehr gesehen, als 90 Prozent der Amerikaner jemals sehen werden.

Am nächsten Tag zeigt uns Paul stolz sein eigenes kleines Büro in der Universität. Einen eigenen Büroraum zu haben, ist in der Anstellungsrangordnung ein besonderes Privileg. Dann ist man schon wer.

Und dann werden wir noch einem Teil seiner Studenten vorgestellt. Es kommt zu anregenden Gesprächen, und wir sind erstaunt, wie sehr diese Studenten an der neuen Situation im ehemalig geteilten Berlin interessiert und zum Teil auch schon gut informiert sind.

Gemeinsam mit Paul stellen sie uns das Projekt vor, das sie gemeinsam erarbeiten. In den gesamten USA wird jedes Jahr eine Debatten-Olympiade zwischen den Universitäten und den Colleges durchgeführt. In drei Wochen soll dieser Wettbewerb jeweils erst einmal in den einzelnen Staaten starten. Das Thema ist überall gleich: Pro oder Contra Todesstrafe. Paul trainiert die Debattenmannschaft, zusammengesetzt aus je fünf jungen Damen und Herren. Die ersten drei Mannschaften eines Staates treten dann etwa acht Wochen später in einem Mammutprogramm zu einem anderen Thema gegeneinander an. Das Ganze ist ein Riesenspektakel und wird dementsprechend von den lokalen Medien begleitet.

„Debatten-Olympiade": Pro oder Contra Todesstrafe

Für uns ist es natürlich hochinteressant, einmal in diese für normale Touristen unzugänglichen fremden Welten eintauchen zu können.

Unsere recht lockere Routenplanung haben wir bisher eingehalten. Nur einen ganz festen Termin haben wir, und das ist der 4. Oktober, an dem unser Sohn mit Familie in Miami ankommen soll. Wir haben sie für einen dreiwöchigen Urlaub dorthin eingeladen.

Jetzt schreiben wir den 16. September und stehen auf einem Campingplatz bei Greenville / Mississippi, direkt am Fluss Mississippi, der in so vielen Liedern besungen und in so vielen Geschichten beschrieben wird. Und nun stehen wir beide an diesem gewaltigen Strom, als wäre es das Normalste von der Welt. Glücksmomente, an die man sich auch nach vielen Jahren noch erinnert. Die gewaltigen Ausmaße dieses Stromes sind sehr beeindruckend, dabei sind es bis zum Flussdelta bei New Orleans noch immer etwa 500 Kilometer.

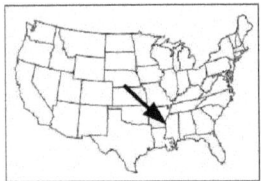

Greenville, Mississippi

Auf unserem Weg Richtung Osten begegnen wir nicht nur beeindruckenden Landschaften in Alabama und Nordflorida, sondern vor allem auch beeindruckenden Insektengebieten. Unvorstellbar. Und das sind keine normalen Mücken, sondern, wie Ursula sie bezeichnet, regelrechte Doppelmücken. Sie wird so zerstochen, dass sie fast durchdreht. Wir werden zur fahrenden Apotheke, Spezialgebiet: Antimückenmittel. Alles, was es zu kaufen gibt, wird ausprobiert. Mit sehr unterschiedlichem Erfolg. Einmal muss ich Ursula sogar ein starkes Beruhigungsmittel geben, das ich für Notfälle eingepackt habe. Eine gut ausgestattete Hausapotheke ist wichtig auf einer solchen Reise!

Nicht nur beeindruckende Landschaften, sondern auch beeindruckende Insektengebiete

Unser einziger Gedanke ist jetzt nur noch: weg von den Mücken. Am Strand von Florida ist dieses Problem nur sehr klein. Deshalb machen wir uns auf eine Gewalttour und sind tatsächlich schnell in St. Augustine, wo wir einen Super-Platz etwas außerhalb der Stadt beziehen, der alle Annehmlichkeiten bietet. Nur 100 Meter vom Strand entfernt und ohne Mücken. Ein wunderbares Gefühl! Die zerstochenen Arme und Beine, und auch die anderen Körperteile, die von Mückenstichen übersät sind, erholen sich schnell in den kühlen Fluten des Atlantik.

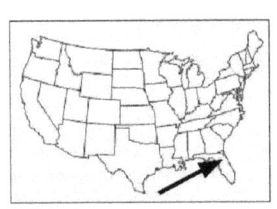

St. Augustine, Florida

Ich muss gestehen, vor unserem Eintreffen dort noch nie etwas von St. Augustine in Florida gehört zu haben. Nun sind wir hier und lernen: es handelt sich um die älteste noch bestehende Stadt der gesamten USA und wurde von den Spaniern im Jahre 1555 gegründet .

Aus dieser Gründungszeit ist heute noch die alte Festung von 1565 zu besichtigen. Die Altstadt ist sehr gut restauriert, natürlich touristisch vermarktet, und stammt in einigen Teilen noch aus dem frühen

17. Jahrhundert. Das ist für amerikanische Verhältnisse ja wirklich ur-alt.

Unser wunderschöner Campingplatz liegt etwa zehn Meilen außerhalb der Altstadt. Aber mit unserem Motorroller ist das ja überhaupt kein Problem. Nach einem schönen Spaziergang durch die Straßen der Stadt kommen wir zu unserem Gefährt zurück und finden an der Windschutzscheibe einen großen Zettel. Doch schon stürzt ein älteres deutsches Ehepaar auf uns zu, von dem diese Botschaft offenbar stammt. Sie wollen alles wissen über unsere Reise, und wie wir das alles organisiert haben. Mehr als eine Stunde reden wir und merken, wie gern die beiden etwas Ähnliches unternehmen würden. Nur auf die Frage, was sie in dieser Zeit mit ihrem Kater machen sollten, wissen auch wir keine Antwort.

Auf dem Campingplatz haben wir noch eine Begegnung, die ich nicht vergessen werde. In dem zum Platz gehörenden kleinen Restaurant treffen wir ein junges Paar aus Hamburg. Das Besondere an ihnen ist, dass die Frau Rollstuhlfahrerin ist und er unter spastischen Lähmungen leidet. Sie haben sich ein für Körperbehinderte ausgebautes Wohnmobil geliehen und sind schon seit vier Wochen an der Ostküste unterwegs. Wir haben selten so viel gelacht, wie an diesem gemeinsamen Abend. Beide haben einen Beruf, in dem man offenbar ausreichend Geld für derartige Unternehmungen verdient, aber vor allem meistern sie ihr bestimmt nicht einfaches Leben mit viel Lebensfreude und noch mehr Humor.

In diesem Zusammenhang wird uns auch noch einmal durch die Berichte dieser beiden bewusst, wie viel in den USA im täglichen Leben für körperlich und geistig behinderte Menschen getan wird. Schon allein die Tatsache, dass man ein für Behinderte eingerichtetes Wohnmobil mieten kann, und das nicht nur bei einer Spezialfirma, sondern bei mehreren Firmen, zeigt, dass dieser Markt nicht nur erkannt, sondern auch adäquat bedient wird. In dieser Hinsicht müssen wir in Deutschland noch viel lernen.

St. Augustine !

St. Augustine ist die älteste durchgehend besiedelte, von Europäern gegründete Stadt der USA.

www.
ci.st-augustine.fl.us

Behinderte !

Unter dem enormen Druck der unzähligen behinderten Veteranen des Zweiten Weltkrieges und speziell des Korea- und des Vietnam-Krieges wurden öffentliche Einrichtungen und Verkehrsmittel überall in den USA behindertengerecht ausgestattet.

In keinem Land der Welt können körperlich behinderte Touristen deshalb so komfortabel reisen wie dort.

Familienzuwachs

Wir haben ein großes Ziel, und das heißt Orlando. Viele wollen dorthin, um den größten Disney Park der USA zu erleben, für uns geht es vor allem um etwas anderes: wir wollen zu Tupperware.

Von 1973 bis 1990 ist Ursula eine sehr begeisterte und auch sehr erfolgreiche Tupperware-Beraterin gewesen. Was also könnte da näherliegen, als sich die Zentrale dieses Weltunternehmens aus der Nähe anzusehen. Ihre Erlebnisse aus dieser Zeit könnten ein zweites Buch füllen.

In Orlando Disney-World und Tupperware besuchen

Wir finden einen wunderbaren privaten Campingplatz etwas am Rande der sehr ausgedehnten Stadt. Starten, als wir am nächsten Morgen früh aus unserem gemütlichen Bett geklettert sind, zunächst mal, um den etwa 100 Meilen entfernten Weltraumbahnhof Cape Canaveral zu besichtigen. Vielmehr: wir *versuchen* zu starten, aber dieses Mistauto springt nicht an. Wieder und wieder versuche ich es, nichts.

Über uns in einer Baumkrone sitzt ein riesiger Uhu, schaut mit verdrehtem Kopf zu, was sich unter ihm abspielt. Und kommentiert jeden vergeblichen Versuch erneut mit einem klagenden Uhuuu, Uhuuu, Uhuuu. Ich könnte dieses Vieh abschießen!

Nun kommt unsere Mitgliedschaft beim AAA, oder kurz: TripleA, dem 'ADAC' der USA ins Spiel. Denn gerade bei einem Wohnmobil kann Abschleppen ja sonst ziemlich ins Geld gehen. So rufe ich einfach die nächstgelegene vom AAA autorisierte Werkstatt an, erzähle, was los ist, und nach einer halben Stunde kommt ein Abschleppfahrzeug. Der Fahrer lässt sich zunächst einmal den Schlüssel geben und setzt sich mit 'Jetzt-werd-ich-Euch-Touristen-mal-zeigen-wie- man-das-macht'-Blick hinters Steuer. Natürlich ohne Erfolg. Also Abschleppen. Natürlich hatte ich am Telefon genau beschrieben, wie groß und wie schwer das Auto ist. Aber Ausländer haben ja sowieso keine Ahnung, und so ist das Fahrzeug, das er mitgebracht hat, viel zu klein. Er verschwindet wieder, und erst im zweiten Anlauf kann unser Flairy an den Haken genommen werden.

„Jetzt werde ich euch Touristen mal zeigen wie das geht"

In der Werkstatt kriecht ein kleiner mexikanischer Monteur sofort vorn in den Motorraum und findet schon nach fünf Minuten den Fehler. Der Fiat Ducato ist in Mexiko sehr verbreitet, deshalb kennt er sich gut aus. Im Gegensatz zu fast allen Monteuren, die ihre Ausbildung und Erfahrung nur in den USA erworben und so ein Auto noch nie gesehen haben.

Der Hauptschalter der Wegfahrsperre ist verschmort. Und darum geht vorn im Motor gar nichts mehr. Ich gebe ihm den Auftrag, die gesamte Wegfahrsperre auszubauen und die einzelnen Kabel und Leitungen direkt zu verbinden.

Okay, Sir, aber nicht mehr heute, heißt es. Doch gleich morgen früh soll es losgehen. Wir bleiben ganz allein in der Werkstatt, denn hier steht ja jetzt unser Bett. Alles ist still, denn auch die umliegenden Autowerkstätten haben Feierabend, und alle Monteure sitzen zuhause vor dem Fernseher. Plötzlich, gegen 21 Uhr, ein Höllenlärm. Auf der gegenüberliegenden Straßenseite steht ein kleines Industriegebäude, in dem offenbar eine Maschine in Gang gesetzt worden war. Jetzt geht es pausenlos sst sst wumm, sst sst wumm. Tausende Kunststoffblumentöpfe werden, wie wir das Gefühl haben, direkt neben unserem Kopfkissen geformt. Es wird eine wunderbare Nacht. Selbst mit Ohrstöpsel schlafen wir kaum. Pünktlich um 7 Uhr beginnt der kleine Mexikaner mit der Reparatur. Etwa vier Stunden später und um 490 Dollar ärmer können wir weiterfahren. Nach dieser Erfahrung ist uns einmal mehr klar, wie wichtig es ist, für solche unerwarteten Fälle Geld zur Verfügung zu haben.

Für Cape Canaveral ist es für heute nun schon zu spät, also machen wir uns auf zu Tupperware.

Ursula meldet uns an, und schon nach zehn Minuten kommt eine ehemals Deutsche und begrüßt uns.

Wir werden herumgeführt, auch in die 'Ehrenhalle'. Und siehe da, wir finden eine Gravur mit dem Namen Ursula Ulmer. 1985 war sie Berlins beste Beraterin. Na, da ist Ursula richtig stolz auf sich, und zu recht. Wir werden zum Lunch eingeladen und dürfen uns in dem Hausladen sogar noch Tupperware aussuchen. Aufgrund unserer doch irgendwie eingeschränkten Platzverhältnisse sind das nur einige Kleinigkeiten.

Natürlich haben wir das Gefühl, diesen Ort nicht verlassen zu können, ohne Disney World gesehen zu haben. Wenn wir gewusst hätten, was uns dort erwartet, hätten wir es uns vielleicht anders überlegt. Nicht nur des Eintritts wegen, der für uns beide einschließlich Parkgebühr glatte 100 Dollar beträgt. Klar, die Mischung von Rummel, Souvenirläden, Freizeitpark und unterschiedlichsten Aktivitäten ist sehr gut gemacht, aber die allgegenwärtige laute Musik und die sehr, sehr vielen Menschen sorgen dafür, dass wir nach etwa fünf Stunden genug haben. Wir sind neugierig, wie unsere 'junge Familie', also unser Sohn mit Frau und Kindern, die wir demnächst erwarteten, und die natürlich auch hierher wollen, das empfinden werden.

Jedenfalls können wir ihnen schon mal von unseren Eindrücken berichten.

Raumfahrt hautnah in Cape Canaveral erleben

Cape Canaveral ist für uns das weitaus spannendere Erlebnis. Die riesigen Startrampen aus unmittelbarer Nähe zu sehen, an denen die Space Shuttle für ihre nächsten Flüge vorbereitet werden, begeistert uns. Der Rundfahrtbus fährt so dicht an diesen Rampen vorbei, dass wir die Leute bei ihren Tätigkeiten beobachten können. Unglaublich. Ich bin so beeindruckt, dass ich vor Aufregung zittere.

Anfang Oktober kommt schließlich unsere junge Familie in Miami an. Nun sind wir vorübergehend wieder mal so richtig Eltern und Großeltern, keine reisenden Abenteurer. Das Hotel, das wir für André und seine Familie gebucht haben, liegt direkt am Strand von Fort Lauderdale, ein kleiner Mietwagen steht vor der Tür. Die gemeinsamen vier Wochen können beginnen. Wir wohnen in dieser Zeit auf einem sehr schönen Campingplatz in Fort Lauderdale, etwa 20 Minuten vom Hotel entfernt.

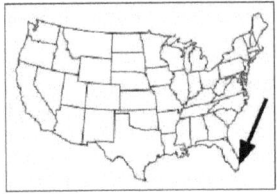

Miami, Florida

Die Kinder, Vincent und Pauline, sind mit dreieinhalb und eineinhalb Jahren noch recht klein. Wir verbringen also viel Zeit am Strand oder im Pool. Einige kleine Ausflüge zu den Delphinshows in Key Biscayne und zum Safaripark etwas außerhalb von Fort Lauderdale unternehmen wir aber auch, ein Tag wird als Papa-Sohn-Tag in Cape Canaveral verbracht, und natürlich kümmern wir als Großeltern uns auch mal allein um die Enkel, damit André und Agnes allein etwas unternehmen können.

Die Wochen vergehen schnell, und der Abschied ist tränenreich. Aber wir werden uns ja schon in einigen Wochen in Berlin wiedersehen. Meinen wir. Und wissen noch nicht, dass alles ganz anders kommen wird.

Kühner Plan

Als wir wieder allein sind, beginnen wir uns vorzustellen, wie es sein wird, nach dem halben Jahr plötzlich wieder in Deutschland zu sein. Und quasi im gleichen Moment platzt es aus uns heraus: lass uns nochmal sechs Monate dranhängen.

Wir wissen bereits, dass Rentner ihre Aufenthaltsgenehmigung relativ leicht um ein halbes Jahr verlängern können. Dafür müssen wir zum Immigration Office nach Miami. Am Empfangsschalter werden wir sehr höflich gefragt, weshalb wir hier sind, werden aufgefordert, eine Nummer zu ziehen und Platz zu nehmen. 55 Minuten beträgte unsere Wartezeit, steht auf dem Zettel. Und nach exakt 55 Minuten werden wir aufgerufen. Keine Ahnung, wie die das machen.

Eine Überschreitung der Aufenthaltsgenehmigung muss mit der US-Immigration abgestimmt sein

Auch die nächste Dame ist sehr freundlich, schockiert uns aber nach Schilderung unseres Anliegens mit der Äußerung, dass ein solcher Antrag hier nicht gestellt werden könne. Wir müssen so verstört aussehen, dass sie uns gleich wieder beruhigt. Gemäß unserer 'Heimatadresse' bei Ursulas Cousin in Steilacoom im Staat Washington sei die für uns zuständige Stelle das Immigration Office in Cheyenne/Wyoming. Die USA sind für solche Immigration-Anliegen in vier Teile aufgeteilt, und das nordwestliche Viertel hat sein Office eben in Wyoming.

Aber wir bekommen schon mal einen ganzen Stapel Formulare und werden mit einem freundlichen 'Have a nice day!' verabschiedet. Beim genauen Studium der Papiere stellen wir fest, dass wir zwar eine Menge Arbeit mit den Formalitäten haben werden, jedoch keine ernsthaften Probleme zu erwarten haben.

Nun folgen diverse Telefonate und Faxe, und nach etwa einer Woche haben wir alles zusammen: Finanznachweise aus Deutschland, Rentenausweise, eine Bürgschaft von Achim, dass er im Notfall dafür Sorge trägt, dass wir außer Landes kommen und dem Staat nicht zur Last fallen, und, als Wichtigstes, einen Scheck über 90 Dollar. Per Einschreiben schicken wir alles nach Cheyenne. Nun, Schicksal, nimm deinen Lauf.

Finanz- und Rentennachweise sowie eine Bürgschaft können notwendig sein

Die Tatsache, dass wir uns zur Verlängerung entschieden haben, verändert natürlich per sofort die Perspektive unserer Reiseplanung. Unser Sohn André ist von dieser Wendung regelrecht begeistert. „Ihr seid ein tolles Paar", ist sein Kommentar. Wir sind fast ein bisschen stolz auf uns, aber die ganze Sache hat uns auch ganz schön aufgeregt.

Nach einer kleinen Verschnaufpause wollen wir unbedingt auf die Keys, die der Südspitze von Florida vorgelagerten Inseln. Alle sind durch Brücken miteinander verbunden. Meist sind es zwei, die nebeneinander liegen. Eine davon ist eine alte Trasse, die aber nicht mehr benutzt wird, aber auch nicht abgerissen, denn das kostet ja Geld. So haben die Pelikane, die Möwen und die Kormorane so langsam davon Besitz ergriffen.

Florida Keys !

Eine Inselkette mit einer Länge von über 290 km (180 Meilen), die sich von der Südspitze der Halbinsel Florida bis nach Key West erstreckt. Die Inseln liegen zwischen dem Golf von Mexiko und dem Atlantischen Ozean. Bis zu einem Hurrikan im Jahre 1935 waren die Inseln durch eine Eisenbahnlinie verbunden. Heutzutage erreicht man die Inseln über die 42 Brücken des Overseas Highway, der anstelle der Eisenbahnlinie errichtet wurde.

Zunächst möchten wir mindestens eine Woche im State Park auf der Insel Bahia Honda bleiben. Eine traumhaft schöne Landschaft. Viel Vegetation, sehr zahlreiche Vogelwelt, aber eine noch viel zahlreichere Insektenwelt. Nach einer Nacht verlassen wir diese Stätte fluchtartig. Auf Key Largo wird das sicherlich besser sein. Doch wir wundern uns schon, als wir gleich beim Einchecken im State Park-Büro Mückensalbe überreicht bekommen. Hier ist es, wie sich herausstellt, sogar noch schlimmer! Ursula wird fast wahnsinnig. Bloß wieder weg. Das war's mit dem Besuch auf den Keys. Später erfahren wir,

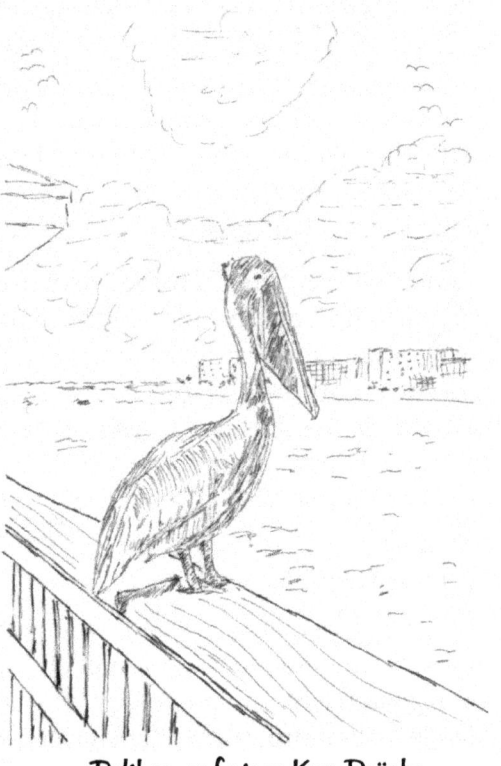

Pelikan auf einer Key-Brücke

dass man hier nur im Sommer herfahren kann, wenn man empfindlich auf Mücken reagiert. Dann ist es zwar sehr heiß, aber die Insekten sind weniger zahlreich. Wieder was gelernt.

Überall liegen Alligatoren in der Sonne

Also zurück, durch die Everglades. Allein die Fahrt entschädigt uns für die Strapazen der letzten Tage. Neben dem Highway 41, der quer durch den Südteil Floridas von West nach Ost verläuft, liegt der Tamiami Canal, ein Tummelplatz für Tiere. Überall liegen Alligatoren in der Sonne, große und kleine Wasserschildkröten. Auf den Bäumen große Kolonien von Kormoranen und jede Menge Pelikane. Eine tolle Strecke, die nur einen Nachteil hat: Man kommt nicht schnell vorwärts, weil man immer wieder anhalten muss, um die Tiere zu beobachten.

Aber irgendwann sind wir dann doch in Ft. Myers. Auf einem sehr großen, privat geführten Campingplatz bleiben wir eine Woche, denn wir haben ja jetzt alle Zeit der Welt. Auch hier haben wir wieder mal so ein Erlebnis der Sorte 'wie klein die Welt doch ist'. Als wir am Empfang einchecken, kommt ein deutsches Ehepaar herein, das wir tatsächlich bereits kennen. Wir haben uns vor vier Monaten im Sequoia National Park in den Bergen der Sierra Nevada getroffen und bei uns zusammen Kaffee getrunken. Bei der Verabschiedung haben wir nicht gedacht, dass wir uns so zufällig noch einmal begegnen würden.

Heute ist 'Wiegetag'. Das machen wir auch unterwegs alle drei Monate. Bei Ursula sind es 53,4 Kilo, bei mir 74,6 Kilo (heute leider um einiges mehr). Es ist jetzt Anfang November, und hier herrschen immer noch fast sommerliche Temperaturen. Um diese Jahreszeit kommt es uns hier vor wie im Paradies. Nicht so viele Menschen, das Wasser wunderbar warm, keine Hektik, und dann diese wunderschöne vorgelagerte Insel: Sanibel Island. Durch eine Brücke mit dem Festland verbunden, kleine Villen und sonst nur Strand, Palmen, ganz feiner weißer Sand und unzählige Muscheln, die hauptsächlich nachts auf den Strand gespült werden. Von winzig klein bis zu etwa 25 Zentimetern groß. Und im Wasser viele Delphine, die sich erstaunlich dicht an die Menschen, die im Wasser sind, heranwagen. Sie wollen tatsächlich spielen, sich streicheln lassen und ihre Kunststücke zeigen.

Bevor wir weiterziehen, besuchen wir die Winterresidenzen von Thomas A. Edison und Henry Ford. Die Grundstücke liegen nebeneinander, und beide waren sehr eng befreundet. Da Mr. Edison ein leidenschaftlicher Botaniker war, bekam er aus der ganzen Welt junge Pflanzen geschickt, die nun im Verlauf von 90 Jahren zu stattlichen Exemplaren herangewachsen sind. Außer den vielen technischen Geräten, die in diesen 'Erfinderhaushalten' zu besichtigen sind, wird uns etwas gezeigt, das uns zutiefst erstaunt. Ein Swimmingpool, Baujahr 1911, aus Bambus-Beton. Statt der heute üblichen Stahleinlagen wurden auf Anregung von Herrn Edison Bambusstäbe verwendet. Noch heute ist der Pool ohne zusätzliche Dichtungsmaßnahmen in einwandfreiem Zustand.

Hier bekommen wir auch Post. Achim schickt uns die Antwort des Immigration Office aus Cheyenne. Uns wird mitgeteilt, dass unser Antrag eingegangen und der zugesandte Scheck gedeckt sei. Nun brauchen sie noch 100 Tage zur Bearbeitung. Das begeistert uns zwar nicht, aber immerhin haben wir erstmal Nachricht. Dass wir während dieser 100 Tage nicht etwa 'illegal' in den USA sein werden, auch

Sanibel **!**

**Die Insel ist berühmt für ihre schönen Strände, an denen es die größten Muschelvorkommen der USA gibt.
Bekannt ist sie kurioserweise auch dafür, dass hier besonders viele ehemalige CIA-Mitarbeiter leben.**

www.sanibelisland.com

Die Winterresidenzen von Henry Ford und Thomas A. Edison liegen direkt nebeneinander wenn unsere Aufenthaltserlaubnis zwischenzeitlich ausgelaufen ist, erfahren wir erst später. Hauptsache ist, man hat sich um eine Verlängerung gekümmert.

Es wird nun langsam aber stetig von Tag zu Tag kühler. Die Wettervorhersagen, die wir meist der Zeitung entnehmen, sind auch nicht gerade ermutigend. Also ab, Richtung Westen.

Auch bei dieser Tour müssen wir wieder feststellen, dass seit dem Bau der Interstates unter Präsident Eisenhower nicht mehr viel an diesen Straßen passiert zu sein scheint. Erst wenn eine Spedition den Staat auf Schadenersatz verklagt, heißt es, wird etwas unternommen. Dann aber mit vollem Einsatz. Je ärmer der Staat, haben wir den Eindruck, umso schlimmer ist der Zustand seiner Straßen. Doch der Verkehr läuft meist sehr flüssig. Gibt es dann doch mal einen Stau, wo sonst immer freie Fahrt herrscht, werden manche der sonst so gelassen fahrenden Autofahrer fast verrückt. So, als ob sie sich ganz persönlich in ihrer Bewegungsfreiheit beeinträchtigt fühlen. Für die Ballungszentren, Los Angeles beispielsweise oder Miami, gilt das nicht so sehr. Da sind alle ruhig, weil dort eigentlich immer Stau ist. Für einige Leute ist das sogar ein Geschäft: mit kleinen Motorrollern, auf die Kühlboxen geschnallt sind, fahren sie zwischen den Schlangen hindurch und verkaufen kalte Getränke.

Interstates !

Interstate Highways sind das US-amerikanische Gegenstück zu den europäischen Autobahnen. Sie umfassen ein Streckennetz mit einer Länge von rund 75.000 Kilometern. Die ersten Interstates wurden in den 50er Jahren auf Initiative des damaligen U.S. Präsidenten Eisenhower gebaut. Auf allen Interstate Highways gibt es Geschwindigkeitsbegrenzungen, die von den jeweiligen Bundesstaaten festgelegt werden.

Wir erreichen Alabama, dann schließlich Mississippi. Von Biloxi hat uns auf unserer Reise schon mal jemand vorgeschwärmt und uns einen Besuch dort empfohlen. Wunderschöne, gepflegte Villen aus der Kolonialzeit, große, schön angelegte Grundstücke. Wieder einmal fühlen wir uns wie im Film.

Der Campingplatz, auf dem wir nur mit Mühe noch einen Platz bekommen, liegt direkt am Strand. Es ist schon recht spät, und alles wirkt fried-

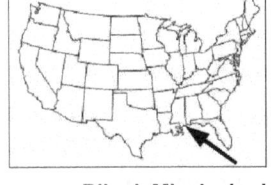

Biloxi, Mississippi

Biloxi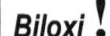

**Auch Biloxi steht für die Tragödie des Hurrikans Katrina. Am 29. August 2005 zerstörte er 90 Prozent der 22.115 Gebäude der Stadt, 53 Einwohner starben. Durch die Zerstörung der Hotels, Motels und der Spielkasinos gingen tausende Arbeitsplätze verloren. Als Mississippis Gouverneur Haley Barbour in das Katastrophengebiet kam, sagte er: *„Biloxi ist nicht zerstört, Biloxi existiert nicht mehr."*
Aber trotzdem geht der Wiederaufbau auch von Biloxi voran und der Tourismus kehrt zurück.**

lich. Die Sterne sind schon zu sehen, und selbst hier wird es jetzt kühl. Wie gut, dass unser Flairy eine hervorragende Heizung hat. Wir machen es uns so richtig kuschelig und genießen den Blick aufs Meer und das leise Rauschen der Wellen. Was wollen wir mehr.

Umso mehr erstaunt uns, dass wir am nächsten Morgen von Höllenlärm geweckt werden. Wir haben gestern einfach nicht realisiert, dass wir direkt an einer Marina, einem Bootshafen, stehen. Überall sind Menschen in verschiedenfarbigen, bedruckten Overalls dabei, erstaunlich laute Motorboote zu testen.

Nicht irgendwelche Boote, wie wir schnell herausfinden, sondern sogenannte Offshore-Boote, riesige Rennboote mit je zwei Mann Besatzung. Um 11 Uhr soll der erste Weltmeisterschaftslauf beginnen.

Wir verstehen jetzt auch, warum der Campingplatz so voll ist. Wir können das ganze riesige Spektakel hautnah miterleben, obgleich die eigentlichen Läufe weit draußen vor der Küste stattfinden. Zu jedem Boot gehört immer ein Hubschrauber, der über dem Boot mitfliegt, um dem Bootsführer über Funk Kommandos zu geben. Der Bootsführer selbst kann durch die Gischt kaum etwas sehen. Jedes Team hat zwei Boote und einen Hubschrauber, gleichfarbig lackiert, und dazu noch eine passende, riesige Yacht. Das Ganze kostet natürlich unglaublich viel Geld. Entsprechend sind auch die Teams zusammengesetzt. Wir vermuten, dass sich 80 Prozent aller Rotlichtmilieu-Typen von New Orleans auf dem Platz tummeln. Es ist spannend, das mal für zwei Tage mitzuerleben. Aber jetzt wollen wir selbst nach New Orleans.

Eine Weltmeisterschaft mit Rennbooten an der Küste von Mississippi

Lädierte Legende

Schon beim Aussprechen des Namens hört man Dixieland Jazz und Cajun Music: New Orleans. Nun sind wir also in dieser legendären Stadt am Mississippi-Delta.

Unser Campingplatz liegt etwas außerhalb der City, und wir erfahren hier einen Service, den wir bisher noch nirgendwo in den USA erlebt haben: beim Einchecken erhalten wir eine kleine Plastikmappe mit allen Fahrplänen der öffentlichen Verkehrsmittel und die Fahrpläne sämtlicher Mississippidampfer, die von den Landungsstegen am French Quarter starten und anlegen. Außerdem enthält die Mappe einen Stadtplan und einen kleinen Reiseführer. Das ist ein Service!

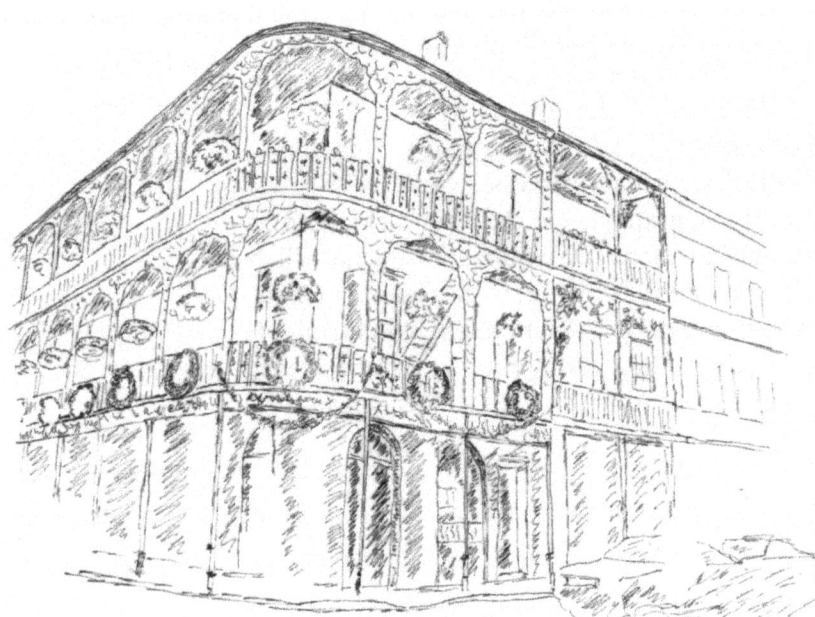

Hausecke im French Quarter von New Orleans

Das erste öffentliche Verkehrsmittel, das wir am nächsten Tag benutzen, ist eine elektrische Straßenbahn, gebaut von Siemens & Halske im Jahre 1924. Dies steht aber nur auf einem kleinen Schild im Inneren der Bahnwagen. Als offizieller Hersteller wird außen Perley-Thomas genannt. So werden wir durch die sehr vornehmen Villenviertel geschaukelt. Hier scheint die Zeit stehengeblieben zu sein.

www.neworleans.de
www.nola.gov

Die Gärten werden von meist dunkelhäutigen Gärtnern gepflegt, und wir sehen auch die beleibten Nannys, die Kinderwagen vor sich herschieben. Dazu die alte Straßenbahn. Ursula, kneif mich mal. Ist das hier Traum oder Wirklichkeit? Erst als ein offenes Cabriolet an der Straßenbahn vorbeifährt und ich die Musik aus dem Autoradio höre, bin ich wieder in der Gegenwart.

Einmal umsteigen und wir sind in der alten Innenstadt, im French Quarter. Wir schlendern los, und von Straße zu Straße steigt etwas mehr Enttäuschung in uns hoch. Das muss mal ein toller Bezirk gewesen sein, aber so, wie er sich uns jetzt darstellt, lebt dieser Teil der Stadt, das touristische Zentrum, ausschließlich von seiner Vergangenheit.

Die Häuser wirken zum größten Teil sehr ungepflegt. Die ehemaligen Jazzlokale sind, bis auf einige Ausnahmen, entweder Discotheken, Puffs, oder, vornehmer ausgedrückt, Herrenclubs, was auch überall an den Türen steht.

Überfälle, Einbrüche und Schlägereien sind hier an der Tagesordnung

Sogar der Drogenhandel blüht ziemlich offen. Selbst wir beide, als Senioren, werden angesprochen. Die meisten Geschäfte in der Innenstadt schließen bereits um 18 Uhr und werden zusätzlich mit stabilen Stahl-Scherengittern verschlossen. Überfälle und Einbrüche sind hier an der Tagesordnung. Einige wenige Straßenmusikanten spielen den alten Jazz. Das allerdings sehr gut. Wir fahren wieder zu unserem Platz. Auch in jedem Straßenbahnwagen fährt ab 18 Uhr ein schwer bewaffneter Wachmann mit. Wir sind enttäuscht. Wobei uns auffällt, dass wir gar nicht so recht wissen, mit welchen konkreten Vorstellungen wir überhaupt hergekommen sind.

Aber so schnell lassen wir uns nicht entmutigen. Am nächsten Morgen fahren wir wieder in die City. Um Punkt zwölf Uhr mittags legt der Mississippidampfer zu einer vierstündigen Tour ab. Dieses Erlebnis entschädigt uns vollends für unsere gestrige Enttäuschung. Eine sehr gute Dixieland-Band spielt, das kreolische Essen, bei dem man sowohl die afrikanischen Ursprünge der ehemaligen Sklaven, aber auch Einschläge der französischen und spanischen Küche aus verschiedenen Zeiten der Besatzung spürt, ist wunderbar. Und auch der Blick vom Schiff auf die Uferregion ist traumhaft.

Creole & Cajun !

Um die Kreolische Küche und Cajun, die verschiedenen Kulturen zuzuordnen sind, unterscheiden zu können, lautet der örtliche Merkspruch: "Creole is hot, Cajun is not" (Kreolisch ist scharf, Cajun nicht).

In Europas Restaurants wird Cajun-Food meist fälschlich nach Creole-Art stets scharf gewürzt. In New Orleans werden die authentischen Gerichte serviert.

Sogar die Passagiere scheinen uns davon überzeugen zu wollen, dass unser erster Eindruck nicht die ganze Wahrheit über New Orleans ist. Die Zusammensetzung unserer Bordgenossen gibt uns das Gefühl, so richtig in das normale Leben einzutauchen. Touristen sind nicht dabei, dafür Oma und Opa mit den Enkelkindern, ein Rentnerclub, eine Gruppe älterer Herren, die die ganze Zeit Karten spielen, und mit einem von ihnen kommen wir ins Gespräch. Er ist 83 Jahre alt und war bis zu seinem 70. Lebensjahr als Steward auf einem Mississippi-Passagierdampfer tätig. Er erzählt uns viel aus seinem Leben. Und zu unserem Erstaunen kommt uns auf unserer Fahrt sogar eines dieser nostalgisch anmutenden Passagierschiffe entgegen. Noch heute fahren sie einmal in der Woche den Mississippi stromaufwärts bis nach Vicksburg und wieder zurück, was insgesamt 5 Tage dauert.

Natürlich sind das heute keine Dampfer mehr. Die Schiffe haben moderne Dieselmotoren, und das hintere Schaufelrad dreht sich nur noch, weil es so schön aussieht.

Am Nachmittag finden wir noch Zeit auf den Hauptfriedhof zu gehen. Viele der berühmten Musikergrößen sind hier in Mausoleen beigesetzt. Sie werden immer sehr gut gepflegt, und das hauptsächlich von Schulklassen, die Patenschaften für die Grabstellen der Berühmtheiten ihrer Stadt übernommen haben. Eine gute Idee, finden wir. Ein Teil dieser Stadt liegt bis zu 1 Meter 60 unter dem Meeresspiegel. Und zu diesem Teil zählt auch das Gelände des Friedhofs. Deshalb gibt es hier keine Gräber, sondern ausschließlich Mausoleen. Der Boden ist etwas sumpfig und wird zeitweise sogar überflutet.

Schüler übernehmen Patenschaften für die Grabstellen von Berühmtheiten

Der Hurrikan Katrina, übrigens, der im Jahr 2005 die Stadt New Orleans durch Überflutungen schwer geschädigt hat, konnte dem French Quarter, der Altstadt, relativ wenig anhaben, da sie im höher gelegenen Teil der Stadt liegt. Trotzdem soll auch das French Quarter von der Wiederaufbaustimmung profitieren, indem es umfassend renoviert und dann neu belebt wird. Eine Initiative, der man nur Erfolg wünschen kann.

Das ganze Gebiet rund um New Orleans und das Mississippi-Delta ist voller Geschichten, wozu sicherlich auch der häufige Wechsel der Besatzungsnationen beigetragen hat. Engländer, Spanier, Franzosen – alle haben in dieser Stadt ihre Spuren hinterlassen, bis sie schließlich im Jahre 1803 von Napoleon für 100.000 Dollar an die USA verkauft wurde.

Viele Geschichten und Legenden ranken sich um New Orleans und das Mississippi-Delta

Aus der Zeit nach dieser Übernahme gibt es abenteuerliche Geschichten besonders über einen Mann und sein Wirken: Jean Lafitte. Er war ein Pirat, der mit seiner eigenen, recht großen Flotte die Handelsschiffe der unterschiedlichsten Nationen ausplünderte und die Waren in seinem Hauptquartier verkaufte. Nach einem Embargo im Jahr 1807 verlegte er dieses von der Stadt New Orleans auf die Insel Grand Terre in der Barataria Bay, etwa 80 Kilometer vor New Orleans im Bereich des Mississippi Deltas gelegen. Der englische, französische und spanische Adel, sowie das Großbürgertum, das in New Orleans lebte, kaufte dort die illegalen Waren ein. Jeder wusste, woher die Dinge stammten, aber niemand traute sich, etwas gegen ihn zu sagen oder zu unternehmen. Mit Jean Lafitte und seinen Piraten war nicht zu spaßen. Als der englische Gouverneur von New Orleans auf den Kopf von Jean Lafitte eine beträchtliche Summe aussetzte, setzte Jean Lafitte die doppelte Summe auf den Kopf des Gouverneurs aus. So wurden solche Dinge damals geregelt.

Auf dem letzten Zipfel des Festlandes in der Barataria Bay, unmittelbar vor der Insel Grand Terre, gibt es einen State Park mit einem traumhaft gelegenen, allerdings etwas vergammelten Campingplatz. Dort fahren wir zum Abschluss unseres Besuches von New Orleans hin und bleiben drei Tage. Hier sind heute noch die Reste der Handelshäuser der Piraten zu sehen, deren Ausmaße an ein mittleres Shoppingcenter erinnern. So mussten die Kunden nicht erst auf Boote steigen, um auf die Insel überzusetzen, sondern konnten mit ihren Kutschen und Pferdewagen direkt vorfahren. Das Zentrum des Unternehmens und auch der Hafen für die Piratenschiffe lagen drüben auf der Insel.

Handelshäuser der Piraten erinnern an ein modernes Shoppingcenter

Snow Birds

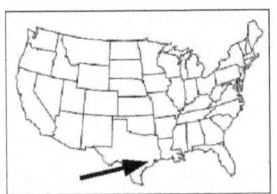

Houston, Texas

Um noch länger hier in dieser Gegend zu bleiben, ist es uns etwas zu kühl geworden. Also los Richtung Arizona. Wir wollen es machen wie viele amerikanische Pensionäre, denen der Winter in den nördlichen Staaten zu kalt ist und die deshalb mit ihren Wohnmobilen gen Süden ziehen. Snow Birds nennt man sie, und der Wüstenstaat Arizona ist eines ihrer beliebtesten Ziele. Aber bis dahin ist es ja noch ein weiter Weg. Im Verlauf dieser Tour gewöhnen wir uns wieder an lange Strecken. Nur nicht so viel an einem Tag. Warum auch, wir haben ja jetzt viel Zeit.

Viele Stunden fahren wir auf dem Interstate Highway 10, der über weite Strecken auf Brückenpfeilern ruht, durch Sumpfgebiete. Möglichst nicht anhalten und aussteigen in diesem Gebiet. Die Mücken kommen in Wolkenformationen.

Vor uns liegt nun die riesige Stadt Houston. Wollen wir hier bleiben? Was gibt es hier zu sehen? Sehr viele Hochhäuser, sehr viele Autos und sonst eigentlich nichts, denken wir. Aber zum Fahren haben wir auch keine Lust mehr und suchen uns einen Campingplatz, den wir am nördlichen Stadtrand finden.

Kaum stehen wir, kommen auch schon unsere Platznachbarn angerannt. Wir denken schon, es ist etwas passiert. Doch nein, die beiden haben nur unser Berliner Nummernschild gesehen. Sie sind ursprünglich aus Stuttgart und leben erst seit vier Jahren in den USA. Einen Handel mit Pistolen haben sie und ziehen damit von einer der hierzulande äußerst beliebten Gun Shows zur nächsten. Er selbst hat zweimal für Deutschland an der Olympiade teilgenommen, im Pistolenschießen natürlich.

Wir haben viel zu erzählen und Tipps auszutauschen.

Auf Anraten unserer Nachbarn besuchen wir am nächsten Tag den Ort Spring, etwa 20 Meilen nördlich des Campingplatzes. Wir wissen nur, dass wir uns den Ort unbedingt ansehen sollen. Wir wissen noch nicht, warum.

Als wir ankommen, denken wir zunächst einmal, hier werde gerade ein Disney-Film gedreht. Die ganze Old Town ist ein riesiger Weihnachtsmarkt. Gut, es ist schließlich der 22.November, auch wenn es 22 Grad warm ist, haben wir immerhin bald Weihnachten.

Wir erfahren, dass in diesem Dorf immer Weihnachten ist, das ganze Jahr über. Bei Besuchern aus Houston und bei auswärtigen

Touristen ist der Ort deshalb sehr beliebt. Wieder einmal staunen wir, wie unterschiedlich der Umgang mit solchen Traditionen sein kann - und auch der Geschmack von Menschen.

Nach einem Abschiedsfrühstück mit unseren Nachbarn bei uns im Flairy fahren wir am nächsten Morgen weiter nach San Antonio.

Diese Stadt ist wieder mal eher untypisch für amerikanische Städte. Es gibt eine richtige kleine Altstadt, in der sich nicht nur Touristen gern aufhalten, sondern offenbar auch die Einheimischen. Der San Antonio River fließt durch diesen Stadtteil und ist hier kanalisiert. Das heißt, zu beiden Seiten des Flusses gibt es breite Flanierwege mit unzähligen Restaurants und Geschäften. Dies ist der River Walk. Die Atmosphäre mutet irgendwie eher europäisch an. Ende November sind es abends immer noch etwa 20 Grad, sodass wir wunderbar auf einer Restaurant-Terrasse sitzen und ein hervorragendes Abendessen genießen können.

In San Antonio ist es im November abends noch 20 Grad warm

Der Kellner fragt uns, ob wir diesen Tisch auch für den nächsten Tag reserviert haben wollen, für die große Show. Wir schauen etwas verständnislos, bis er uns erklärt, dass morgen die alljährliche Lighting and Holiday Parade stattfinde, bei der mindestens 100 geschmückte Boote auf dem Fluss durch die Stadt ziehen.

Gibt es da noch etwas zu überlegen? Von unserem Tisch hier oben auf der Terrasse sehen wir wie aus einer Loge direkt auf den Fluss. Natürlich sitzen wir am nächsten Abend wieder hier! Alle Vereine und öffentlichen Einrichtungen präsentieren sich mit aufwändig geschmückten und weihnachtlich beleuchteten Booten. Auf den *floats* der Sportvereine wird geturnt, die Tanzvereine haben Tanzflächen eingebaut und wiegen sich im Walzerschritt. Besonders beeindruckt uns die Inszenierung des Opernballetts. Auf einer kleinen Bühne werden immer wieder andere Ballettszenen getanzt. Eine Art künstlerischer Karnevalsumzug zu Weihnachten, das alles bereits Ende November, aber dafür bei 20 Grad.

Die älteste Stadt Texas' ist einen Aufenthalt von mehreren Tagen wert

San Antonio ist unbedingt einen Aufenthalt von mehreren Tagen wert. Nicht nur die Missionskirche und das historisch bedeutsame Fort Alamo, sondern auch die Altstadt La Vilita machen die älteste Stadt des Staates Texas zu einem lohnenden Ziel, bei dessen Besuch einem sofort der berühmte Film 'Alamo' mit John Wayne in Erinnerung kommt.

Unser Campingplatz liegt etwas außerhalb der Stadt. Mit dem Bus gibt es eine einfache Verbindung in die City, zumal die Haltestelle direkt am Eingang des Platzes liegt. Gegründet hat ihn bereits der

Großvater des jetzigen Betreibers, dessen Wohnmobil aus dem Baujahr 1936 noch jetzt als Ausstellungsstück auf dem Platz steht. Wir staunen, dass es so etwas in den USA zu jener Zeit überhaupt schon gab.

Begeistert nutzen wir einen Service, den wir auf unserer Tour nur ganz selten finden: zum Platz gehört eine kleine spezialisierte Kfz-Werkstatt, die viele Reparaturen direkt am Stellplatz macht. So haben wir die Gelegenheit, einen Schaden an unserer Wasserleitung beseitigen zu lassen, ohne dass unsere Reiseplanung darunter leidet.

Fahrzeug-Defekte !

Bei Fahrzeugproblemen mit Miet-Mobilen immer sofort die Verleihfirma anrufen, die sich dann darum kümmern muss, dass der Schaden beseitigt wird und ggf. ein Ersatzfahrzeug schickt.
Bei Defekten am eigenen Mobil lohnt es sich, bei der Suche nach einer Werkstatt das Campingplatz-Management zu Rate zu ziehen. Oft gibt es einen empfehlenswerten örtlichen Mechaniker, der auf Anfrage oder regelmäßig auf den Platz kommt.

Von San Antonio bis zum Golf von Mexiko sind es nur 150 Meilen. Warum nicht kurz vor Weihnachten noch mal im Meer baden? Dann aber gleich bis zu der, neben Key West auf den Florida Keys, südlichsten Ecke der USA, nach Brownsville. Direkt an der Grenze zu Mexiko gelegen, ist hier auf dem riesigen Campingplatz noch ein sehr schöner Platz für uns frei. Erst kurz vor Weihnachten wird es voll. Dann kommen die bereits erwähnten Snow Birds aus dem Norden. Ab etwa Mitte Dezember zieht eine endlose Karawane von meist großen Wohnmobilen südwärts und bevölkert sämtliche guten Campingplätze in der Nähe des Golfes von Mexiko. Wer nicht rechtzeitig gebucht hat oder weniger anspruchsvoll ist, findet andernorts ein warmes Plätzchen. Aber davon später mehr.

Vor der Südwestküste von Texas liegt auf einer Länge von etwa 360 Meilen oder 580 Kilometern eine vorgelagerte Inselkette. Zu ihnen gehört Padre Island mit 210 Kilometern Länge. Die größte Sandbankinsel der Welt ist ein Nationalpark und deshalb nicht besiedelt. Entsprechend vielfältig ist hier die Tierwelt. Abgesehen von unzähligen Wasservögeln tummeln sich hier natürlich Delphine in riesigen 'Schulen'. Da es an einigen Stellen Landverbindungen durch Brücken gibt, haben sich auch Waschbären in diesem Naturreservat angesiedelt, denn die Eier der Wasservögel schmecken offenbar sehr gut. Daneben gibt es auch noch Opossums in recht großer Zahl. Damit diese beiden Tierarten die Insel nicht zu dominieren beginnen, fangen die Parkranger regelmäßig viele davon ein und setzen sie auf dem Festland wieder aus.

Padre Island ist die weltweit längste Sandbank

Wenn das Wetter es zulässt, pendeln wir zwischen unserem schönen Campingplatz und dem Nationalpark hin und her. Wenn es hier Regen gibt, ist er meist mit sehr heftigem Sturm verbunden.

Überall werden hier Shrimps gefangen. So frisch bekommt man sie nirgends. Also essen wir abends wieder einmal reichlich davon und sammeln die Schalen in einer Plastiktüte. Damit es über Nacht im Flairy nicht nach Shrimps riecht, hänge ich die große Tüte mit den Schalen außen an unsere Dachleiter. Als ich sie am nächsten Morgen zum Müll bringen will, ist sie weg. Schnell haben wir Waschbären und Opossums im Verdacht. Aber wie sollen sie an die Tüte in 1 Meter 20 Höhe herangekommen sein? Zumal wir den ganzen Platz abgesucht haben, aber nirgendwo auch nur den kleinsten Rest von Schalen oder auch nur der Tüte gefunden haben. Inzwischen habe ich die erstaunlichsten Geschichten von Waschbären und deren Geschick gehört, wobei ich mir immer noch nicht vorstellen kann, dass sie die Plastiktüte nach dem Verzehr der Schalen in den Mülleimer geworfen haben. Die sind auf Campgrounds nämlich meistens, und zwar zum Schutz vor den *raccoons* und ihresgleichen, mit einem Schließmechanismus versehen.

Im Laufe der Tage bekommen wir natürlich viele Kontakte mit anderen Campingfreunden und auch mit den Mitarbeitern des Büros. Wir sind ja wieder mal 'Exoten' mit unserem Flairy. An einem Nachmittag werden wir eingeladen, an einer Linedance-Veranstaltung teilzunehmen. Warum nicht ? Schließlich haben wir als junge Leute in Berlin einer recht bekannten Volkstanzgruppe angehört. Also los. Anfänglich haben wir ein bisschen Schwierigkeiten die Schrittfolgen zu behalten. Als wir es zwei oder drei Tage später noch einmal probieren, geht es schon recht gut. Es macht sogar so viel Spaß, dass wir uns vornehmen, in Berlin weiter zu machen. Aber was ist daraus geworden, wie aus manchem, was man aus der Euphorie der Reiseerfahrung in den Alltag mitnehmen will? Nichts. Leider.

In unmittelbarer Nähe unseres Campingplatzes liegt die Grenzstadt Brownsville. Hier ist man fast schon in Mexiko. Ein irres Gewusel, wie in vielen Grenzstädten. Wir überlegen natürlich, ob wir rüberfahren sollen, entscheiden uns jedoch, auch wegen des nicht so schönen Wetters, dagegen. Lieber ziehen wir weiter, immer am Rio Grande entlang.

Rio Grande, was für ein Name. In Mexiko heißt er Rio Bravo. Über viele hundert Meilen bildet er die Grenze zwischen beiden Staaten, wird, trotz erheblicher Gefahren, noch immer von tausenden von Mexikanern zum illegalen Grenzübertritt genutzt. Und wieder gibt es einen Film gleichen Namens, der mir dabei in den Sinn kommt, mit Dean Martin in der Hauptrolle.

Es ist kalt, nur minus ein Grad Celsius. Wir entschließen uns zu einer schönen Bergtour im Big Bend National Park. Die Berge sind bis zu 2.300 Meter hoch, weisen aber weitgehend tropische Vegetation

Waschbären !

Waschbären leben auf dem gesamten amerikanischen Kontinent, und der Nordamerikanische Waschbär ist mittlerweile auch in Europa eingebürgert. Sie sind Allesfresser, die sowohl pflanzliche Nahrung als auch Wirbellose und kleine Wirbeltiere zu sich nehmen.

An vielen Orten haben sie sich mit großem Geschick und erstaunlichem Einfallsreichtum auf menschliche Nahrung spezialisiert. Gerne durchsuchen sie Abfalltonnen nach Essensresten, aber auch vor Vorräten in Rucksäcken oder in Kühlboxen machen sie nicht halt.

Also immer alles Essbare raccoon-sicher aufbewahren..

Über viele hundert Meilen ist der Rio Grande die Grenze zwischen den USA und Mexiko

85

auf. Es soll in der Gegend Kojoten, Pekaris, eine kleine Wildschwein-Art, Braunbären und Pumas geben. Bis auf letztere haben wir auf unserer fünfstündigen Tour tatsächlich mindestens ein Exemplar jeder Gattung gesehen.

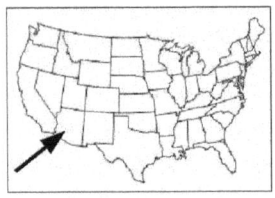

Phönix, Arizona

Phönix ❗

In *Phoenix* gibt es durchschnittlich 312 Tage Sonnenschein im Jahr. Ein Drittel des Jahres (von Mitte Mai bis Mitte September) liegen die Temperaturen über 38°C (100°F). An den heißesten Tagen des Jahres können die Temperaturen sogar gegen 50°C ansteigen.

Die trockene Wüstenluft in Arizona macht die hohen Temperaturen allerdings ebenso wie im Death Valley erträglich.

Wir haben Sehnsucht nach Wärme, und die Wetternachrichten der Zeitung US-Today treiben uns weiter Richtung Westen. Außerdem haben wir uns ja zu Weihnachten bei Achim und Doris angemeldet, die jetzt in ihrem Winterquartier bei Phönix/Arizona sind. Auf dem Weg zu Ursulas Cousin und seiner Frau kommen wir noch an dem berühmten McDonald Observatorium vorbei, das wir wegen Renovierungsarbeiten leider nicht besuchen können. In Anbetracht der Tatsache, dass außer uns so kurz vor Weihnachten annähernd keine Touristen hier in der Gegend sind, sicherlich eine gute Zeit für ein solches Projekt.

Nach zwei Tagen strammer Fahrt landen wir in Phönix, wo wir uns bereits vor längerer Zeit einen Stellplatz reserviert haben. Dass der Campground derart groß ist, haben wir nicht geahnt. Es gibt 2.300 Stellplätze, die meisten davon fest und langfristig verpachtet an regelmäßig wiederkehrende Snow Birds, die sich hier häuslich eingerichtet haben. Wer also meint, 'Dauercamper', über deren Spießigkeit man sich in Deutschland gelegentlich lustig macht, gebe es in den USA nicht, kann sich hier eines Besseren belehren lassen.

Der RV Park ist wie eine kleine Stadt für sich. Straßen, Plätze, Verwaltungs- gebäude, Schwimmbäder, Shoppingcenter, Tennisplätze und mehrere Gebäude für Freizeitaktivitäten, wie Musik-und Tanzveranstaltungen, Linedance-, Squaredance- und Theatergruppen. Nicht zu vergessen die große Bingohalle. Die Straßen und 'Grundstücke' in dieser Anlage sind so schön weihnachtlich beleuchtet, dass täglich Sightseeing-Busse mit Touristen im Konvoi zwischen den teils beeindruckend ausgestatteten Wohnmobilen hindurchfahren.

Fast 90 Prozent der Platzbewohner sind Amerikaner. Deutsche Touristen haben wir während der ganzen vier Wochen, die wir hier verbracht haben, nie gesehen. Natürlich vergeht kein Tag, an dem wir nicht mindestens zehn Besucher haben. Spaßhaft erwägen wir für die Besichtigung unseres Flairy Eintritt zu nehmen.

Am vierten Advent entschließen wir uns am großen Gottesdienst teilzunehmen. Denn natürlich gibt es hier auch eine Kirche. Obgleich wir beide nicht religiös sind, ist dieser Gottesdienst schon ein Erlebnis für uns. Die Musik wird von einer Live-Band gespielt, es singt ein sehr guter Chor, der nur aus Platzbewohnern besteht. Die Predigt hält ein ökumenischer Prediger, der auf beeindruckende Weise tatsächlich auch alle christlichen Religionen anspricht.

Außerhalb der Campinganlage können wir mit einem Spazierweg von etwa einer halben Stunden auch die örtliche Tempelanlage der Mormonen erreichen. Hier wird für das Weihnachtsfest eine große Bühne in dem zum Tempel gehörenden Park aufgebaut. Hier singen jeden Abend verschiedene Chöre Weihnachtslieder aus der ganzen christlichen Welt. Der Chor einer benachbarten Highschool singt deutsche Weihnachtslieder, in deutscher Sprache mit amerikanischem Akzent. Als einige Zuhörer mitbekommen, dass Ursula und ich auf Deutsch mitsingen, werden wir gebeten, mit auf die Bühne zu kommen. Was sollen wir machen? Mitsingen! Sehr textsicher sind wir nicht, und sooo schön klingen auch unsere Stimmen nicht. Aber das scheint niemand bemerkt zu haben, denn wir bekommen Sonderbeifall.

Als uns der Weihnachtstrubel irgendwann mal ein bisschen auf die Nerven geht, fahren wir nach Arcosanti. Trotzdem ich vor langer Zeit Bauingenieurwesen und Architektur studiert habe, kann ich mit dem Namen nichts anfangen, bis wir von Nachbarn darauf angesprochen werden, uns schlau machen und hinfahren.

Etwa 110 Kilometer von Phönix entfernt besichtigen wir den Versuch, eine Zukunftsstadt für etwa 5.000 Einwohner zu errichten. Die Idee ist, Wohnen und Arbeiten in unmittelbarer Nachbarschaft zu verbinden. Die Architektur der Gebäude geht in die Höhe, nicht in die Breite, ohne Hochhauscharakter zu haben. Neben besonderen Designideen sollen insbesondere ökologische Aspekte umgesetzt und erneuerbare Energien voll berücksichtigt werden. Der Standort liegt nördlich von Phönix, mitten in der Wüste von Arizona.

Begründer und heute noch Hauptinitiator ist der italienische Architekt Paolo Soleri, der 1970 mit der Umsetzung begonnen hat. Von Anbeginn leidet dieses Projekt unter finanziellen Problemen, sodass bis heute nur etwa fünf Prozent der geplanten Anlage fertiggestellt sind. Eine hochinteressante Geschichte, und wieder einmal bestätigt sich unsere These, dass man wirklich immer und möglichst viel mit den Leuten reden muss, und dann erfährt man mehr über das Land als selbst der allerbeste Reiseführer einem vermitteln kann.

Kurz vor Weihnachten verlassen wir diese riesige Campingplatz-Anlage, um ... in eine andere riesige Wohnanlage zu ziehen.

Arcosanti - Experimental-siedlung auf der Basis einer Stadt-utopie

@
www.arcosanti.org

Besonders ökolo-gische Aspekte und der Einsatz erneuerbarer Energien werden berücksichtigt

Wir sind nun Gäste bei Achim und Doris in ihrem Winterquartier. In der Wohnanlage *Leisure World* in Mesa, Arizona, kann man nur dann ein Haus kaufen, oder dauerhaft mieten, wenn man über 55 Jahre alt ist, wenn man also *55 plus* ist, wie es hier und mittlerweile wohl fast überall auf der Welt heißt, wo Senioren als Zielgruppe definiert werden. Insgesamt sind es über 2.000 Grundstücke, die hier in unmittelbarer Nähe der Großstadt Phönix eine *gated community* bilden. Das bedeutet, es gibt Sicherheitsschranken an den Eingängen. An denen wird von freundlichen Torwächtern dafür gesorgt, dass nur Bewohner, eingeladene Gäste, Personal und Handwerker ins Gelände kommen. So zu wohnen hat für manchen schon viele Vorteile. Es ist fast alles vorhanden, was der Mensch so braucht. Mehrere Schwimmbäder, ein 18-Loch-Golfplatz, ohne den in den USA gar nichts geht, zwei große Gebäude mit Freizeiteinrichtungen, zwei Kirchen und, auch hier wieder, eine große Bingohalle. In unmittelbarer Nähe gibt es auch gleich ein großes Shoppingcenter, denn die hier Wohnenden müssen das Geld, das sie haben, ja auch ausgeben können.

Das Haus von Achim und Doris liegt direkt am Golfplatz. So hat man immer einen sehr gepflegten Rasen vor der Terrasse, um den man sich nicht kümmern muss. Durch die enorme Hitze bis zu 45 Grad Celsius im Schatten, die hier im Sommer herrscht, wächst normalerweise in dieser Gegend wenig Gras, aber Golfplätze werden ja mindestens sechs Stunden am Tag bewässert. Das Haus ist ein typisch amerikanisches Einfamilienhaus des mittleren Standards. 165 Quadratmeter Wohnfläche, Doppelgarage, große Küche, offen zum Ess- und Wohnbereich, ein zusätzlicher Frühstücksbereich, großes Schlafzimmer mit separatem Bad, ein Gästezimmer mit eigenem Bad, sowie ein Arbeitszimmer. Zwischen Garage und Küchenbereich ein Vorratsraum mit Waschmaschine und Wäschetrockner. Über die gesamte Länge des Hauses erstreckt sich die Terrasse mit Gasgrill und Whirlpool. Hier, bei durchschnittlich 25 Grad Celsius tagsüber, verbringen die beiden jedes Jahr mehrere Wintermonate, wenn es in Seattle zu kalt ist. Die Bewohner dieser Anlage sind eine zusammengewürfelte Gemeinschaft mit Ursprüngen in der ganzen Welt.

Wir verleben eine schöne Weihnachtszeit bei geräuchertem heißen Puterbraten und vielen Gesprächen, in denen wir so manches über die amerikanische Mentalität lernen. Denn gerade Achim und Doris, die ja beide aus Deutschland stammen, können uns darüber mehr vermitteln als die meisten Amerikaner, die hier geboren sind. Wir lernen natürlich auch eine Menge Nachbarn kennen, zu denen Gerd und Hilde gehören, ebenfalls ehemalige Deutsche, die in Kana-

da beheimatet sind. Die beiden Paare sind sehr typisch für die Aus-
wanderergeneration der fünfziger Jahre.

Achim hat sich 1956 aus Berlin aufgemacht. Von Beruf war er Her-
renschneider und erst 19 Jahre alt. Sein Auswanderungsziel war Kanada, wo er auch zunächst gelebt hat. Über sämtliche Höhen und
Tiefen seines Lebens auf diesem Kontinent zu berichten würde ein
Buch für sich füllen. Auf jeden Fall hat er es, ohne eine umfangreiche
weitere Ausbildung zu genießen, geschafft, Vice President eines legendären, weltweit agierenden Jeans-Produzenten zu werden. So etwas ist hier in den USA möglich gewesen. Da ging es 'nur' darum,
dass einem jemand einen bestimmten Job zutraute. Und danach
zählte ausschließlich der Erfolg.

Vom Herren-
schneider zum
Vice President ei-
nes weltberühm-
ten Jeans-Produ-
zenten

Heute ist das etwas anders. Eine gute Ausbildung ist inzwischen
fast unabdingbar. Am Rest, dem wirtschaftlichen Erfolg, besser: dem
maximalen Profit als Maß aller Dinge, hat sich nichts geändert. Aber
das ist ja auch in Deutschland kaum anders.

Achim und Doris bekommen von uns zu Weihnachten Karten für
eine große Eisshow. Dort laufen die Stars der Welt, unter anderem
auch Kati Witt.

Phoenix hat sich in den letzten Jahrzehnten zu einer immer noch
rasant wachsenden Wüstenrand-Metropole mit erstaunlichen wirtschaftlichen und kulturellen Potentialen entwickelt. Wir bekommen
auch die sehr vornehmen Wohnviertel der Stadt und die des angrenzenden Scottsdale zu sehen. Hier gibt es Hotels, die aus separaten ex-
klusiven Bungalows bestehen und in denen man zu Preisen ab 2.000
Dollar pro Tag ebenfalls überwintern kann.

Exklusiv überwin-
tern zu Preisen
ab 2.000 Dollar
pro Tag

In unserer Wohnanlage gibt es auch eine eigene Bigband, deren
Proben wir einmal gemeinsam miterleben. Eine tolle Show! Fast alle
Mitglieder sind ehemalige Berufsmusiker, die in großen, bekannten
Bands gespielt haben. Entsprechend ist die musikalische Qualität.
Ob und wann die Band überhaupt reguläre Konzerte gegeben hat
oder gibt, können wir nicht herausfinden. Aber die Proben in der
Musikhalle von Leisure World sind immer öffentlich.

Die Wohnanlage
hat eine
eigene Bigband

Nach fast drei Wochen in Phönix und Mesa zieht es uns weiter in
Richtung Tucson. Auf dem Weg dorthin kommen wir an der Anlage
'Biosphere 2' vorbei Davon haben wir zwar schon mal gehört, können
uns aber nicht vorstellen, was genau das sein soll. Schon von Weitem

sehen wir die riesige Halle aus Stahl und Glas, ähnlich der Palmenhalle im Botanischen Garten in Berlin, nur viel, viel größer.

Ein von der Außenwelt unabhängiges, sich selbst erhaltendes Ökosystem

@

www.b2science.org

Die ganze Anlage wurde ab 1987 gebaut und 1991 bezogen. Es sollte ein von der Außenwelt unabhängiges, sich selbst erhaltendes Ökosystem werden. Mit dem Experiment sollte bewiesen werden, dass in einem geschlossenen ökologischen System Leben langfristig möglich ist. Auch die NASA war sehr interessiert an dem Projekt und unterstützte es, um Erkenntnisse über mögliche Raumfahrtstationen auf fremden Planeten zu gewinnen. Ein faszinierender Gedanke, jedoch ist das maßgeblich von dem Geschäftsmann Ed Bass finanzierte Unterfangen, nach zwei Anläufen zur Etablierung eines Öko-Systems, endgültig im Jahr 2007 für gescheitert erklärt worden. Neben Problemen zwischen den dort lebenden Menschen und Tieren sowie den immensen Kosten, die immer wieder für Kompetenzgerangel innerhalb der beteiligten Institutionen sorgten, lag der Grund dafür wohl vor allem in den zu kurzen Zeiträumen der Erprobung. Heute nutzt die University of Arizona das Gelände für Forschung und Lehre.

In Tucson ist die gesamte Hauptdurchgangsstraße durch die Polizei gesperrt. Der Grund dafür ist ein Trauerzug. Nicht Menschen folgen dem weißen Leichenwagen, sondern mindestens 80 bis 100 Fahrzeuge. Alle Autos fahren auf den Friedhof, bis unmittelbar vor die Grabstelle, wo bereits eine Mariachi-Kapelle Aufstellung genommen hat. Bei dem Verstorbenen handelt es sich offenbar um einen wohlhabenden Mexikaner. Hier in Tucson, ganz im Süden Arizonas, vermischen sich das amerikanische und das mexikanische Lebensgefühl schon sehr.

Riesengroße Kandelaberkakteen und nachts heulen die Kojoten

Ein Stück westlich von Tucson liegt der Saguaro National Park. Ursula kann sich gar nicht sattsehen, da sie Kakteen doch so sehr liebt. Denn neben einer Vielzahl interessanter Pflanzen gibt es hier vor allem riesengroße Kandelaber-Kakteen. Und nachts heulen die Kojoten. Das hat schon etwas Gespenstisches, obgleich die wolfsähnlich aussehenden Tiere, denen man gelegentlich begegnet, uns Menschen nun wirklich nicht gefährlich werden können und außerdem von sich aus Distanz halten.

Die Strecke nach San Diego ist schrecklich langweilig. Deshalb wollen wir lieber kleinere Straßen fahren, denn meistens gibt es dort ein bisschen mehr zu sehen. Aber viel mehr als Steppe, Sanddünen und Graswüste können wir auch auf unseren Schleichwegen, immer parallel zur mexikanischen Grenze, nicht entdecken. Doch ganz plötzlich ist es mit der Eintönigkeit vorbei. Ein großer grüner Bus

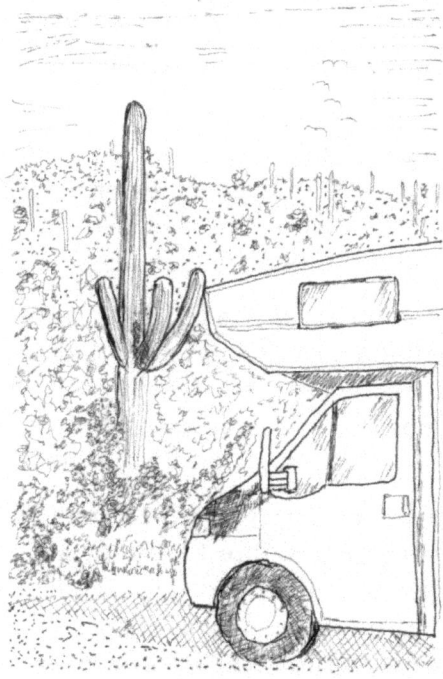

*Kandelaberkaktus
im Saguaro Nationalpark*

taucht vor uns auf. Passkontrolle der Grenzpolizei. Wir werden angehalten.

Uns ist alles andere als wohl in unserer Haut. Unsere Aufenthaltsgenehmigung ist ja bereits seit längerer Zeit abgelaufen, und die neue ist immer noch nicht da. Das einzige, was wir haben, ist das Schreiben des *Immigration Office*, dass sie unseren Antrag bearbeiten werden. Also geben wir ihnen unsere Pässe und dieses Schreiben. Und ungläubig verfolgen wir, wie sie auf beides nur einen kurzen Blick werfen, zufrieden nicken und uns die Papiere wieder aushändigen. Doch dann geht's erst richtig los: die gesamte Besatzung des Busses, vier Männer und eine Frau umschleichen unseren Flairy. Ob sie wohl Drogen bei uns vermuten? Geschmuggelte Mexikaner? Wir sind alles andere als relaxt, obwohl alle sehr höflich sind.

Und so stellt sich heraus, dass es ihnen tatsächlich nur um den Flairy geht. So ein Auto haben sie noch nie gesehen. Wieder einmal erzählen wir unsere Geschichte, und schon bald sitzen alle um unseren Tisch. Wir trinken gemeinsam Kaffee. Es ist etwas eng, aber sehr gemütlich. Vor allem die Qualität der Ausstattung wird ausführlich kommentiert, und wir haben den Eindruck, die Ordnung bei uns wundert die Grenzer, vor allem, da wir ja nicht auf Besuch vorbereitet waren. Einer sitzt auf dem Beifahrersitz und beobachtet nebenbei die Straße. Während der gesamten Stunde, die sie im Flairy verbringen, kommt kein einziges Auto vorbei.

Ich stelle viele Fragen zu den Grenzanlagen, und bereitwillig geben sie mir Auskunft über den Zaun, der stellenweise auch eine Mauer ist. Dabei kommen wir auch auf die Berliner Mauer zu sprechen. Erst sehen mich die Grenzer ungläubig an, dann fällt einem von ihnen ein, dass er darüber mal im Fernsehen etwas gesehen zu haben meint. Trotz unseres holprigen Englisch scheinen sie sehr interessiert daran zu sein, mehr über die Zeit des geteilten Deutschland zu erfahren. Schließlich verabschieden sie sich mit der Entschuldigung, dass sie

US-Grenzen ❗

Die internationale Grenze zwischen den USA und Mexiko verläuft zwischen San Diego (Kalifornien) und Tijuana (Baja California) im Westen sowie zwischen Matamoros (Tamaulipas) und Browsville (Texas) im Osten. Mit rund 3.144 Kilometer Länge ist sie eine der weltweit am häufigsten illegal überquerten Grenzen.

Die Überwachung dieser und anderer Grenzen mit den USA erfolgt durch *die United States Border Patrol*.

www.usborderpatrol.com

Die Grenzanlagen zu Mexiko sind teilweise Zaun und auch Mauern nun wieder arbeiten müssten. Was auch immer sie mit 'Arbeit' meinen.

Etwas unruhig bin ich übrigens die ganze Zeit über geblieben, weil wir ja immer noch mit unserem Berliner Kennzeichen fahren und die Vorschriften besagen, dass man ein Auto nach einem halben Jahr entweder wieder ausführen oder aber in den USA anmelden muss.

KFZ-Schutz !

Während das Fahren mit einem nicht ganz korrekt umgemeldeten Fahrzeug im Ernstfall vielleicht noch als Kavaliersdelikt behandelt wird, ist das unversicherte Fahren in den USA ein Straftatbestand, den man insbesondere als Ausländer vermeiden sollte.

Peinlich genau sollte man deshalb immer darauf achten, den Versicherungsschutz mehr als den Mindestanforderungen entsprechend aufrecht zu erhalten und jederzeit nachweisen zu können.

Preußisch, wie ich in solchen Sachen meist bin, hatte ich in Mesa bei der entsprechenden Behörde zusammen mit Achim mein Anliegen vorgetragen. Den Dialog mit der Dame bei der zuständigen Behörde könnte man in keinen Film einbauen, ohne sich dem Vorwurf der Unglaubwürdigkeit auszusetzen.

Noch nie, meint die Sachbearbeiterin, habe sie von dieser Anmeldepflicht gehört, könne aber gern noch einmal ihre Chefin fragen. Als sie nach einer Weile zurückkommt, berichtet sie, dass die Vorgesetzte zwar glaubt, mal von einer solchen Anmelderegelung gehört zu haben, aber einig sind sich die beiden darin, dass niemand wisse, wie das geht. Und darüber hinaus habe man auch keine Formulare gefunden. Sie ist sehr betrübt, uns nicht weiterhelfen zu können. Wir sind entlassen und müssen draußen erstmal laut loslachen. Achim kann sich überhaupt nicht wieder beruhigen.

Also fahren wir weiter mit unserem Berliner Kennzeichen. Die Frage ist bloß, wie wir möglichen anderen Kontrollorganen diesen Vorgang vermitteln sollen, wenn es mal dazu kommen sollte? Tatsache ist, dass dies nie passiert ist. Wer sich für unser Auto interessiert, schaut eigentlich fast ausschließlich auf die Karte, die wir hinten an der großen Heckklappe haben und auf der unsere bisher gefahrene Route gezeichnet ist.

Hochzeitstag

In San Diego, der südlichsten Stadt Kaliforniens, haben wir etwas zu feiern. Auf einem sehr schönen, aber deshalb auch recht vollen Campingplatz direkt an der Bay begehen wir unseren 37. Hochzeitstag. Spätestens jetzt genießen wir, über den notwendigen Gebrauch hinaus, unsere Telefonanlage. Denn nicht nur André, unser Sohn, ruft an, sondern auch einige Freunde aus Berlin.

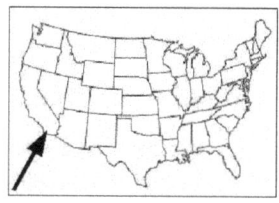

San Diego, Kalifornien

Aber wo soll ich hier bloß Blumen herbekommen? Einen Blumenladen kann ich jedenfalls weit und breit nicht finden. Aber Hochzeitstag ohne Blumen? So streife ich ein wenig durch die Gegend und sehe auf einem Nachbargrundstück neben dem Campingplatz einen etwas ungepflegten, aber üppigen Hibiskusstrauch. Ich krieche durch den Zaun, stibitze einige der wunderschönen Blüten für meine liebe Frau und habe mein Problem gelöst. Es ist das erste Mal in meinem Leben, dass ich Blumen geklaut habe.

Unseren Ehrentag verleben wir auf der Halbinsel Cabrillo, südlich von San Diego. Auf dem Aussichtspunkt mit dem Denkmal des Juan Rodriguez Cabrillo, des ersten Europäers, der 1542 an der Westküste der USA gelandet war, verbringen wir mehrere Stunden. Denn wir haben ja alles dabei. Essen, Trinken, ein Bett, Musik vom CD-Player. Kann man sich einen schöneren Ort zum Feiern vorstellen, als 100 Meter über der Bucht von San Diego?

Als hätten sich jemand für uns noch eine besondere Überraschung ausgedacht, läuft in den Hafen von San Diego das Kreuzfahrtschiff Queen Elisabeth II. ein und wird mit allen Ehren begrüßt. Von unserem Aussichtspunkt aus, bequem auf unseren Campingstühlen sitzend, können wir beobachten, wie Feuerwehrboote den Luxusdampfer mit Wasserfontänen begrüßen. Wir genießen unser Leben in vollen Zügen und beschließen den Tag mit einem mexikanischen Abendessen in Old San Diego.

Auf der Halbinsel Cabrillo landet 1542 der erste Europäer an der Westküste der heutigen USA

Im Hafen von San Diego liegen einige historische Schiffe, die besichtigt werden können. Das größte davon ist die Star of India, das älteste noch fahrtüchtige Segelschiff der Welt mit Stahlkörper. Es wurde 1863 gebaut und hat eine sehr wechselvolle Nutzungsgeschichte. Daneben liegen noch eine alte Fähre aus der Bucht von San Francisco, eine private Yacht mit Dampfmaschine aus dem Jahre 1903 und noch einige andere Raritäten.

Diesen Teil der Stadt sollte man am besten zur Mittagszeit besuchen, denn direkt neben den historischen Schiffen findet man das berühmteste Fischrestaurant von San Diego. Es besteht dort seit den dreißiger Jahren und ist auch für die Angestellten der umliegenden Büros eine Institution. Es sind meist einfache, aber sehr schmackhafte Gerichte, die das auf einem Lastkahn gebaute Restaurant auftischt. Direkt am Pier gelegen, lässt es sich hier bei gutem Essen und mit Blick auf den Hafen wunderbar draußen sitzen.

Die Mittagspause wird hier offenbar auch gern für sportliche Betätigungen genutzt. Am Rand der Hauptstraße ist ein Laufweg angelegt worden, auf dem ganze Büroabteilungen joggen. Und auch da scheint der Boss immer vorn sein zu müssen. Da reicht es nicht, darauf zu pochen, dass vorn da sei, wo der Chef ist. Er muss tatsächlich der Schnellste, der Beste sein. Oder *die* Schnellste, *die* Beste. Was für ein Druck.

Der Zoo von San Diego gilt als einer der schönsten Zoos der Welt, und das mit vollem Recht. Die Umgebung der Stadt ist sehr bergig, und dieser Landschaft wurde der Zoo angepasst. Die einzelnen Freigehege sind so in die natürlichen Gegebenheiten integriert, dass die Zaunanlagen oft nicht sichtbar sind. Sehr viele Brückenwege sind so über die Freigehege gebaut, dass man Einblick von oben hat. Durch die sehr üppige Vegetation hat man den Eindruck, sich in einer Kombination von Botanischem Garten und Zoo zu bewegen. Wir verbringen einen ganzen Tag dort, gehören zu den ersten und den am Abend fast letzten Besuchern.

Ein Highlight in Sachen amerikanischer Lebenskultur bietet uns San Diego dank der Tatsache, dass in unsere Zeit hier der Tag des *Super Bowl* fällt, des Endspiels um die amerikanische Football-Meisterschaft. Und das findet in diesem Jahr in San Diego statt. Es ist die Hölle los. Aber keine Randalierer oder Hooligans, sondern einfach nur Massen von Menschen. In den Kneipen, und natürlich auch auf unserem Campingplatz, geht es hoch her. Wir mischen uns unters Volk, denn an Schlaf ist ja sowieso nicht zu denken. Mit sehr viel Geduld versucht ein älterer Mann, der mal in Berlin stationiert war, uns die Regeln des Spiels zu erklären. Ich habe sie bis heute nicht verstanden.

Wir brauchen wieder mal ein bisschen Ruhe. Richtung Norden fahren wir an der Pazifikküste entlang bis nach Carlsbad. Den Namen hat die Stadt deshalb bekommen, weil hier Ende des 19. Jahrhunderts eine Mineralquelle entdeckt wurde, deren chemische Zu-

San Diego Zoo !

Der San Diego Zoo im Balboa Park, San Diego, Kalifornien ist mit über 4.000 Tieren aus über 800 Arten auf einer Fläche von 40 Hektar einer der größten Zoos der Welt. Er wird von der Zoological Society of San Diego privat und gemeinnützig betrieben.

Der Zoo bietet Führungen mit Bussen an, mit denen man 75 Prozent des Zoos besichtigen kann. Des Weiteren gibt es eine *Skyfari* genannte Gondelbahn, die einen Überblick über das Gelände bietet und außerdem eine Möglichkeit darstellt, schnell von einem Ende des Zoos zum anderen zu kommen.

@

www.sandiegozoo.org
www.sandiego.gov

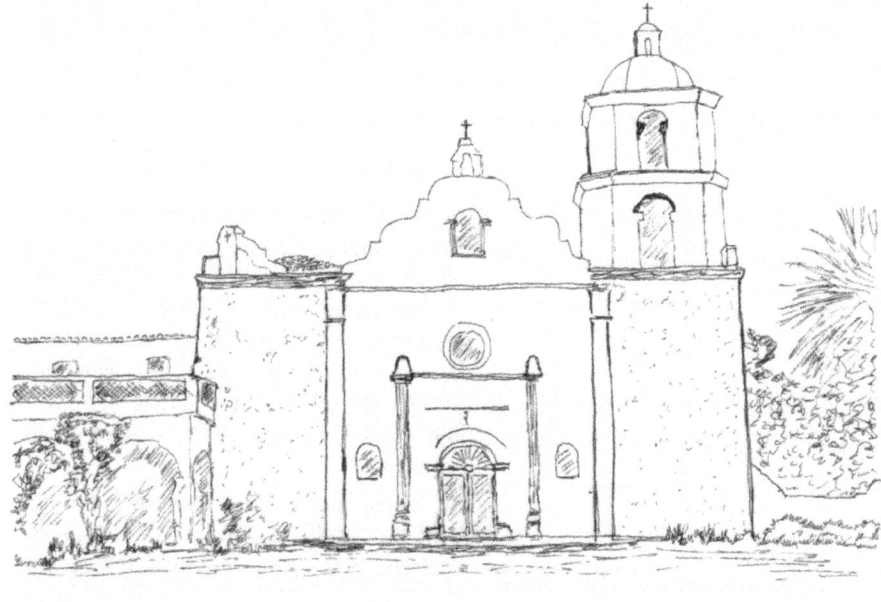

Missionkirche
San Luis Rey
bei Carlsbad,
Kalifornien

sammensetzung mit dem Wasser aus dem böhmischen Carlsbad fast identisch war. Heute ist es ein beliebter Ort für Surfer und andere Wassersportler mit einem traumhaften, oben auf der Steilküste gelegenen Campingplatz. Wenn man das Glück hat, einen Platz direkt oben an der Kante zu bekommen, ist es hier oben das Paradies. Und jetzt, Ende Januar, gelingt uns das, weil sonst nicht viel los ist.

Von etwa 50 Metern über dem Strand haben wir einen freien Blick auf den Pazifik. Weit draußen ziehen die Grauwale auf ihrer jährlichen Route nach Südkalifornien vorbei, die zahlreichen Delphine in unmittelbarer Nähe des Strandes sind mit vielen Tricks auf Fischfang und werden von Pelikanschwärmen begleitet.

Vorher haben wir gut eingekauft, um unsere Vorräte aufzustocken. Das tun wir, wenn möglich, bei Costco. So ähnlich wie in Deutschland bei der Metro, braucht man für diese meist von Wiederverkäufern frequentierten Läden einen Ausweis, den man gegen eine Jahresgebühr bekommt. Achim hat uns gleich zu Anfang unserer Tour einen besorgt, und wenn wir dort einkaufen, essen wir auch immer beim hauseigenen Imbiss-Restaurant Pizza. Drei Sorten gibt es, von denen uns die Pizza Mista am besten schmeckt. Ein großes Stück für jeden, dazu Coca zum endlosen Nachfüllen, wie hierzulande in vielen Restaurants. Für zusammen knapp 5 Dollar – da kann man nicht meckern.

Zweimal Pizza und Softdrink mit „Refill" für zusammen 5 Dollar

In einem der vielen Costcos habe ich beim Getränke-*Refill* mal ein nettes Erlebnis. Ich fülle die Becher mit Coca, während Ursula für uns einen Sitzplatz sucht. Wie immer nehme ich kein Eis, und ein kleines Mädchen spricht mich an, um mich darauf aufmerksam zu machen, dass ich etwas Wichtiges vergessen hätte. Als ich ihr erzäh-

Ein komisches Land, in dem Menschen leben, die Cola ohne Eis trinken

le, dass wir das immer so täten und das in Deutschland, wo wir herkommen, gar nicht so selten wäre, dreht sie sich um. Vollkommen überrascht, teilt sie ihre Verwunderung lauthals mit ihrer mindestens 20 Meter entfernten Mutter. Muss das ein komisches Land sein, in dem Menschen leben, die Cola ohne Eis trinken!

Das Wasser des Pazifik ist in dieser Gegend um diese Jahreszeit nur etwa 11-12 Grad warm. Doch trotz dieser Wassertemperaturen sind die Surfer voll Freude im Wasser. Natürlich haben sie Neopren-Anzüge an, aber einige davon nur mit kurzen Ärmeln und Beinen. Auf meine Frage an eine Gruppe Mädchen, ob das nicht schrecklich kalt sei, lachen alle und sagen nur 'It's wonderful!' Tja , so ist das mit den Gefühlen.

Death Valley !

Nicht nur eine der trockensten und heißesten Regionen der Erde, sondern einer der faszinierendsten Nationalparks Amerikas.

Das Gebiet ist so unglaublich vielfältig, dass man möglichst eine Woche Aufenthalt einräumen sollte.

Die große Wärme – bis zu 50 Grad - ist wegen der niedrigen Luftfeuchtigkeit relativ gut zu ertragen, allerdings sollte man beim bergab fahren stets darauf achten, dass das Bremssystem nicht überhitzt..

Deshalb bei Mietfahrzeugen sicherstellen, ob der Autovermieter überhaupt eine Fahrt durch das Death Valley gestattet.

Costco und Sam's Club !

Costco ist - ebenso wie Sam's Club – eine überregionale US-Großhandelskette, die mit deutschen Metro-Märkten vergleichbar ist. Hier gibt es alles von Elektronikartikeln bis hin zu Lebensmitteln. Um dort einkaufen zu können, benötigt man eine Mitgliedskarte, die auch Ausländer unter Vorlage einer amerikanischen Adresse erhalten können

Nicht alles ist hier günstiger als im normalen Supermarkt, und häufig gibt es unpraktisch große Mengen. Unbedingt Preise vergleichen! Für deutsche Touristen lohnt sich aber u.a. der Einkauf europäischer Käseprodukte oder auch Baguettes.

www.costco.com
www.samsclub.com

Eigentlich haben wir vor, von hier aus wieder nach Las Vegas zu fahren. Aber wir sind ja flexibel, und um diese Jahreszeit ist es im Death Valley einfach sehr schön. Es blüht einiges, und die Temperaturen sind sehr erträglich, so um die 25 Grad. Also ändern wir unsere Route und fahren ins 'Tal des Todes', das aufgrund seiner im Sommer lebensfeindlich hohen Temperaturen seinen Namen bekommen hat. Um diese Jahreszeit sind alle Campingplätze geöffnet, und kaum haben wir auf einem davon Quartier bezogen, kommt ein Paar aus Deutschland zu uns. Silvia und Ralf waren in Deutschland Lehrer gewesen, haben diesem Leben jedoch den Rücken gekehrt. Sie sind eigentlich mit dem Segelboot unterwegs, doch da im Pazifik im Moment mit Stürmen zu rechnen ist, haben sie ihr Segelboot in San Diego festgemacht, sich ein altes Wohnmobil gekauft und wollen für drei Monate durch die USA fahren. Ansonsten treiben sie sich meist in der Südsee herum. Wenn sie Geld brauchen, geben sie dort Unterricht in Englisch, Mathe oder anderen Fächern. Meist in Missionsschulen oder privat. Sie haben viel zu erzählen.

Kurz darauf steht Ursula gerade draußen vor dem Flairy und schreit mit einem Mal auf. Auch ich springe raus, und was bekomme ich zu sehen? Ein Schwein mit einem roten Hundegeschirr. Das Tier gehört zu einem Wohnmobil aus Colorado, dessen Besitzer es halten wie einen Hund. Was es nicht alles gibt.

In dieser Jahreszeit kann man im Death Valley sehr schöne Wanderungen in die Felsenregionen machen. Die Wege sind gut markiert, nicht schwierig begehbar und vom Naturerlebnis einfach fantastisch.

Umso stärker empfinden wir Las Vegas im Anschluss daran als Kontrastprogramm. Neu ist uns die Stadt nicht mehr, da wir vor einigen Monaten ja schon mal hier waren. Der Wohnmobilplatz am Hotel Circus Circus wird wieder für einige Tage unsere Heimat, und nach einigem Hin und Her entschließen wir uns doch, die unglaublich teure Show von Siegfried und Roy zu besuchen. Zwei Karten kosten uns, inklusive zweier Getränke, 178 Dollar.

Die Show ist so gigantisch, dass sie zwei Abende füllen würde

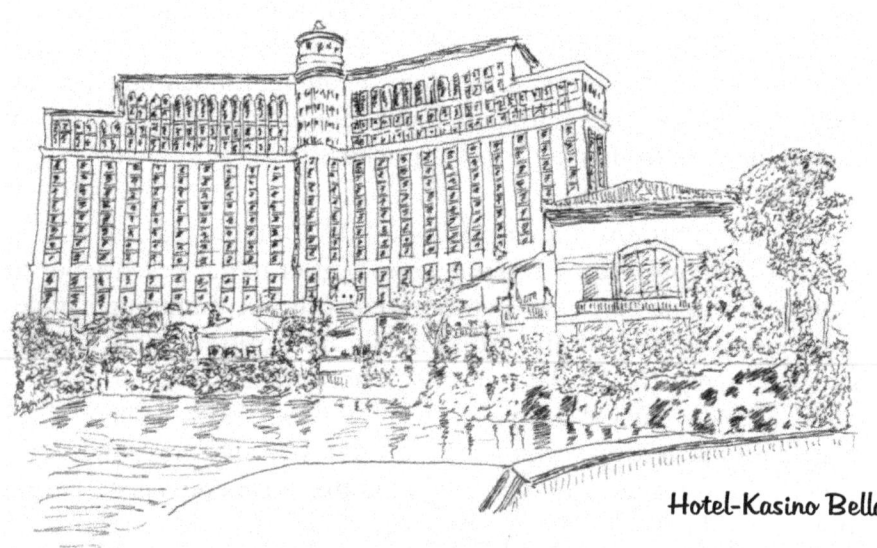

Hotel-Kasino Bellagio in Las Vegas

Die Show ist so gigantisch, dass man ohne Probleme zwei spektakuläre Abende daraus machen könnte. Bei einigen der kostenlosen Darbietungen stellen wir fest, dass man sie sich nicht noch ein zweites Mal ansehen muss, während es auch Orte gibt, die wir, auch bei unseren nächsten Besuchen, immer und immer wieder bestaunen. Das Shoppingcenter im Hotel Caesar's Palace, die Wasserspiele vor dem Hotel Bellagio, den Markusplatz im Hotel Venetian einschließlich Canale Grande mit Gondeln und singenden Gondoliere, den Vulkan am Hotel Mirage, um nur ein paar zu nennen.

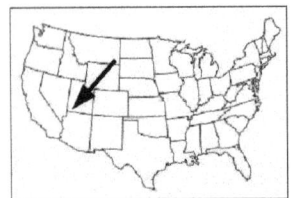

St. George, Utah

Aber nach einigen Tagen wird es uns 'älteren Leuten' auch diesmal wieder zu viel mit dem Rummel. Aus einem besonderen Grund wollen wir wieder nach St. George, dem Rentner-Eldorado im Süden von Utah. Zu Weihnachten bei Achim und Doris in Arizona hatten wir die Idee entwickelt, unseren Flairy in den USA zu lassen, wenn wir nach Ablauf eines Jahres wieder nach Deutschland zurückfliegen müssten, um dann im darauf folgenden Jahr wieder hierher zu kommen und unsere Tour fortzusetzen.

Doch dazu würden wir ja zunächst einen Lagerplatz für unser Haus auf Rädern brauchen, oder noch besser eine Lagerhalle. Vor einigen Wochen hatten wir unser Auto in der Werkstatt zum Belegen der Bremsen. Der Chef der Werkstatt war als Soldat einige Jahre in Deutschland gewesen, und so hatten wir einige Gesprächsthemen. So kommen wir auch darauf, wo denn der beste Standort zum Einlagern unseres Flairy wäre. Der Fachmann antwortet ohne Zögern, dass dieser Ort idealerweise etwa 100 bis 150 Meilen nördlich von Las Vegas liegen sollte. Dort sei es weder zu kalt, sodass nichts einfrieren könne, noch zu heiß, damit Lack oder Reifen während der Standzeit Schaden nehmen müssten. Außerdem sei die Luftfeuchtigkeit so gering, dass Polster und Vorhänge nicht schimmeln könnten. Und in Utah stehe er bestimmt auch mit am sichersten.

Weder zu kalt, noch zu heiß und auch keine hohe Luftfeuchtigkeit

Also gibt es für uns nur eine Adresse: Der Campingplatz in St. George bei Don und Vicky.. Denn erstens liegt er in der beschriebenen Region, zweitens gibt es neben dem eigentlichen Campingplatzgelände eine Lagerfläche für Wohnmobile und drittens sind uns die beiden so sympathisch, dass wir uns sicher sind, dass sie auf unseren Liebling bestimmt gut aufpassen werden. Aber noch wollen wir ja nicht die Einlagerung vornehmen, sondern nur alle Dinge dafür absprechen und regeln. Und per Telefon hatten wir bereits erste Vorgespräche geführt.

Als wir dort ankommen, werden wir wie alte Freunde begrüßt und zu unserer großen Freude kann uns Don einen Platz in einer seiner Hallen anbieten. Die Hallen sind an der Längsseite offen, sodass das Rein– und Rausfahren überhaupt kein Problem ist. Dazu kommt noch, dass direkt am Platz Stromanschluss ist, damit die Batterien geschont werden, aber trotzdem alles funktionsfähig bleibt.

Mit 30 Dollar pro Monat sind die Stellplatzkosten moderat

Mit 30 Dollar pro Monat finden wir den Preis moderat, machen gleich den Vertrag und vereinbaren auch schon lose den Termin, ab dem wir unseren Flairy einstellen wollen. Aber bis dahin haben wir ja noch so viel Zeit. Und überhaupt scheint Zeit für uns viel weniger Bedeutung zu haben, seit wir unsere Reise verlängert haben. So durch die Welt zu gondeln ist herrlich entspannend.

Bei Las Vegas liegt der größte Stausee der USA, der Lake Mead. Da wir sowieso wieder zurück in diese Richtung wollen, fahren wir also direkt zu diesem See. Er wird vom Colorado River gespeist und durch den Hoover-Damm gestaut. An den Ufern gibt es viele Hausboot-Vermietstationen. Die Idee, so ein Boot zu mieten, reizt uns. Da wir aber keinen Motorbootführerschein haben, verwerfen wir sie auch gleich wieder. Trotzdem fragen wir nach und erfahren, dass man diese Boote mieten kann, sofern man einen PKW-Führerschein hat. Nach einer Stunde Einführung könnten wir lostuckern. Zwei Tage lang überlegen wir, bevor wir uns dann doch dagegen entscheiden. Aus Angst? Aus Vernunft? Ich weiß es nicht.

Trotzdem haben wir eine schöne Zeit am Lake Mead. Es ist Anfang Februar und schon 20 Grad warm. Als wir Richtung Flagstaff weiterfahren, müssen wir natürlich den Hoover-Damm bestaunen, der lange das größte Bauwerk der USA war und eine unverzichtbare Rolle für die Wasserversorgung des bevölkerungsreichen Staates Kalifornien spielt.

Von hier aus wollen wir zu dem berühmten Meteor Crater (Barringer Krater), wo vor etwa 50.000 Jahren ein riesiger Meteorit eingeschlagen sein muss, der einen Krater von 2.300 Metern Durchmesser und 200 Metern Tiefe gebildet hat. Hier haben auch die Astronauten der Apollo 11 trainiert, bevor sie 1969 auf dem Mond gelandet sind. Wir sind fasziniert, aber leider beansprucht dann ein anderes Ereignis unsere Aufmerksamkeit.

Als wir vom Parkplatz losfahren wollen, kracht es fürchterlich laut am rechten Vorderrad, und das Auto bewegt sich keinen Zentimeter mehr.

Von Anfang an lautet meine Laiendiagnose: Bruch der rechten Antriebswelle. Dies bestätigt auch die Werkstatt, in die uns der über AAA organisierte Abschleppwagen nach etwa einer Stunde Wartezeit schleppt. So ein Ersatzteil ist in den ganzen USA nicht zu bekommen. Da ist es doch gut, wenn man in Deutschland eine vertrauenswürdige Werkstatt hat. Mehrere Telefonate, und das Ersatzteil wird per UPS auf den Weg gebracht.

Neben der Werkstatt können wir unser 'Haus' aufstellen, werden an den Strom angeschlossen, mit neuen Propangas-Flaschen versorgt und müssen nun nur noch warten.

Ein Hausboot ohne Motorbootführerschein mieten

Meteor Crater !

Beim Einschlag des Meteoriten vor 50.000 Jahren wurde in einem Umkreis von vier Kilometern alles Leben ausgelöscht, der entstandene Feuerball breitete sich 10 Kilometer aus, die Schockwelle verwüstete mit einer Geschwindigkeit von 2.000 km/h alles im Umkreis von über 20 Kilometern.

Trotz dieser gewaltigen Zerstörungen hatte der Einschlag keine globalen Auswirkungen und die Region wurde von der lokalen Flora und Fauna bereits innerhalb eines Jahrhunderts neu besiedelt.

www.barringercrater.com

Der Strom, übrigens, hat in den USA nur 110 Volt. Um ihn für ein deutsches Wohnmobil verwenden zu können, braucht man einen Umformer. Die gibt es in Campingläden, aber auch im Elektro-Zubehörhandel. Wir haben unseren auf einem Markt in Phönix/Arizona gekauft, für nur 75 Dollar. *Made in China*, aber von der Stromstärke völlig ausreichend für unsere Bedürfnisse. Sämtliche Stromanschlüsse können gleichzeitig laufen.

Wir mieten uns ein Auto und fahren zur Südseite des Grand Canyon. In der Winterzeit ist das ein besonderes Erlebnis. Da die Felskanten, von denen man in die tiefen Schluchten blicken kann, auf etwa 2.200 Metern über N.N. liegen, ist hier im Winter alles verschneit. Dadurch sind die Kontraste viel schärfer, vor allem, wenn die Sonne so schön scheint. Noch ein Vorteil ist es, um diese Jahreszeit diesen Nationalpark zu besuchen: es sind nur wenige Besucher hier.

Der Grand Canyon ist in der Winterzeit ein besonderes Erlebnis

Aber Japaner sind ja fast immer irgendwo anzutreffen, deshalb steigt aus einem Bus eine Gruppe junger Asiaten aus, gekleidet wie im schönsten Sommer. Die jungen Damen mit Highheels und dünnen Jäckchen. Raus aus dem Bus, zur Felskante gerannt, einige schnelle Fotos gemacht, und wieder rein in den Bus. Das war der Grand Canyon.

Später erfahren wir, dass diese Gruppen meist junge Leute aus den besseren Gesellschaftsschichten Japans sind, die ihr Abitur bestanden haben und von ihren Eltern eine zehntägige Bus-Rundreise durch die USA geschenkt bekommen.

Auch wenn der Erdball immer kleiner zu werden scheint, dauert eine Lieferung, wie die unserer neuen Antriebswelle, etwa drei bis vier Tage. Wir nutzen diese Zeit, um uns im Norden von Arizona umzusehen. Nur etwa 30 Kilometer östlich von Winslow, unserem Zwangsaufenthaltsort, liegt der Petrified Forest National Park, über den wir vorher noch nie etwas gehört haben. So hat unsere Autopanne auch noch eine gute Seite.

Ein 200 Millionen Jahre alter versteinerter Wald

Vor etwa 200 Millionen Jahren gab es hier auf dieser Hochebene viel Nadelwald. Durch Erosion versank dieser Wald, wurde von Schlammschichten eingeschlossen und konnte so nicht vermodern. Stattdessen sickerte kieselsäurehaltiges Wasser in das Zellgewebe der Bäume und versteinerte sie. Überall liegen umgestürzte Stämme, die vollkommen versteinert sind. Bestimmt käme so manchem die Idee, sich davon ein Stück als Souvenir abzubrechen. Da alles aber zum Nationalpark gehört, darf nichts mitgenommen werden.

Trotzdem gibt es am Ausgang des Nationalparks einen Andenken-laden, in dem man hunderte von Versteinerungen findet und kaufen kann. Wie das? Auch außerhalb des Parks gibt es Flächen, auf denen noch genügend versteinertes Holz herumliegt. Nur dort gibt es keine Straßen oder Wege.

Nur etwa 50 Kilometer westlich von Winslow liegt das Städtchen Sedona. Wunderschön gelegen zwischen roten und weißen Felsfor-mationen. Sedona gilt in den USA als eines der Zentren für Esoteri-ker. Entsprechend ist das Publikum, die Geschäfte, die Restaurants und die gesamte Atmosphäre. Hochinteressant und recht entspannt, selbst wenn wir mit diesen Dingen nicht so viel am Hut haben. Auch das muss man mal erlebt haben.

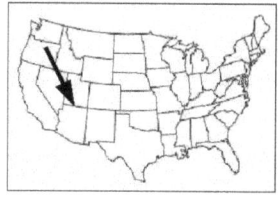

Sedona, Arizona

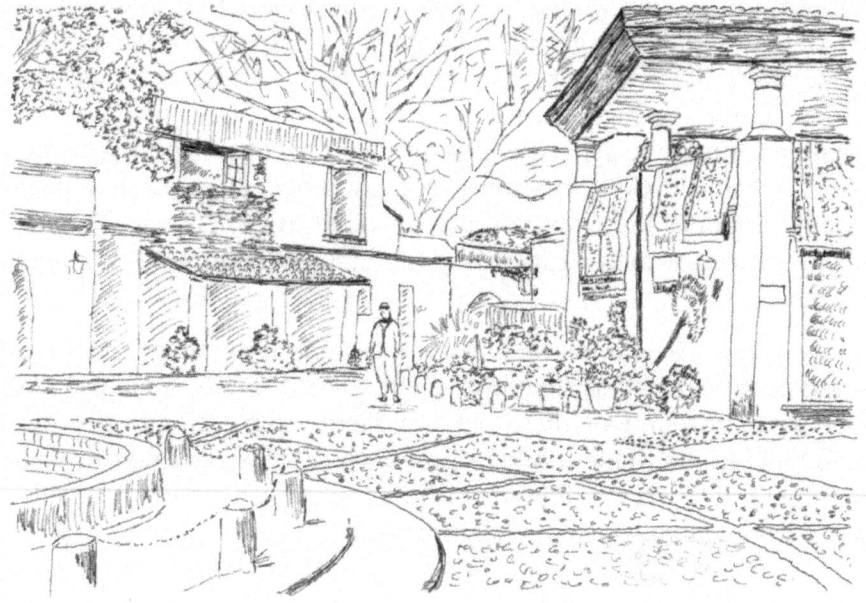

*Sedona –
ein Zentrum für
Esoteriker
und Künstler*

Nach exakt vier Tagen ist unser Ersatzteil da und wird sofort einge-baut. Für mich ist es absolut rätselhaft, dass die Monteure das Ding ohne Probleme einbauen können, obwohl sie diesen Autotyp vorher noch nie gesehen haben. Wir bekommen den Eindruck: auch ohne eine dreijährige Ausbildung, wie in Deutschland, kann man, wie hier, sehr gute Fachkräfte finden. Aber auch Pfeifen und Nichtskönner, wie in Deutschland ...

Mit dem Flairy ist nun alles wieder in Ordnung, und es geht weiter. Unser Ziel ist Albuquerque in New Mexico. Eine wunderschöne Alt-stadt aus dem Jahre 1770, in der man überall Spuren der indianischen und mexikanischen Ursprünge findet. Auf den Märkten für Souve-

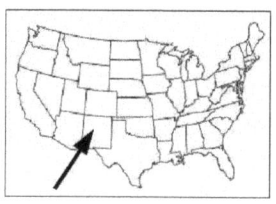

Albuquerque, New Mexico

nirs werden die Dinge meist direkt am Stand hergestellt und nicht in China.

Leider ist auch hier das Wetter nicht immer schön warm. Schließlich ist es ja erst Mitte Februar. Wo ist es um diese Jahreszeit am wärmsten? Natürlich in Florida. Warum also nicht noch mal dort hin? Aber nicht wieder über New Orleans, sondern etwas nördlich über Baton Rouge, die Hauptstadt des Staates Louisiana. Hier passiert es uns zum ersten Mal, dass alle Campingplätze tatsächlich vollkommen ausgebucht sind. Etwas frustriert wollen wir uns einfach zum Übernachten auf einen großen Parkplatz stellen, als uns eine sehr nette Frau anspricht und uns fragt, ob wir wirklich aus Berlin sind. Dass eine Amerikanerin das Berliner Autokennzeichen auf Anhieb erkennt, haben wir nicht so oft erlebt. Des Rätsels Lösung: Sie hat vier Jahre in Berlin gelebt, während sie bei der Army war, spricht recht gut Deutsch und fragt uns sofort, wo wir denn übernachten wollen. Spontan geht sie zum Auto und holt eine ihrer Visitenkarten, auf deren Rückseite sie etwas geschrieben hat. Mit dieser Karte haben wir nun die Genehmigung, so lange auf dem privaten Luxus-Campground des Reitclubs von Baton Rouge zu stehen, wie wir wollten. Denn sie ist die Präsidentin des Clubs. Wunder gibt es immer wieder.

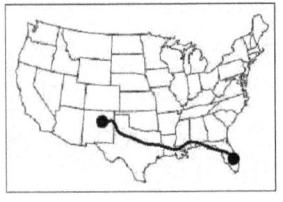

Geplante Tour: Albuquerque, New Mexico, nach Florida

Das Gelände liegt außerhalb der Stadt, direkt hinter dem Deich des Mississippi. Wir zählen die Pferde nicht, die auf den Koppeln weiden, aber bestimmt sind es mehr als 200 Tiere. Zum Gelände gehören auch mehrere Reithallen. Alles können wir besichtigen und uns vollkommen frei bewegen. Kein Mensch fragt uns nach einem Mitgliedsausweis oder einer sonstigen Legitimation.

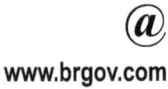

www.brgov.com

In der größten der Hallen findet ein Wochenendseminar zum Thema Rodeoreiten statt. Alle Teilnehmer sind Laien, aber natürlich sehr gute Reiter. Mehrere Reitlehrer wechseln sich mit Vorträgen und Demonstrationen ab. Einer von ihnen sitzt für kurze Zeit in unserer Nähe auf der Zuschauertribüne und spricht uns nach einigen Minuten in perfektem Deutsch an. Er hat gehört, wie wir uns unterhalten haben und erzählt uns auf die Schnelle seine Lebensgeschichte. Zwei Tage, bevor in Deutschland die Mauer gebaut wurde, sind seine Eltern mit ihm in den Westen abgehauen. Sein Vater war Reitlehrer und seine Mutter Reitlehrerin. Sowas gab es auch in der DDR. Doch in der Bundesrepublik konnten sie nicht Fuß fassen. Über Reitclubbeziehungen wanderte die Familie in die USA aus, wo er das Rodeoreiten lernt und eine sehr harte Ausbildung zum Rodeoreitlehrer macht. Und das ist seitdem sein Job. Seine Eltern haben in Virginia

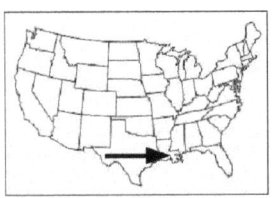

Baton Rouge, Louisiana

eine Pferdepension mit Reitschule, wo wir unbedingt einmal vorbeikommen sollen. Leider ist daraus nie etwas geworden.

Das Wochenende geht und der Regen kommt. Wir hätten uns bis zu diesem Tag nicht vorstellen können, dass je so viel Wasser in so kurzer Zeit vom Himmel kommen könnte. Nachts gehe ich raus, um zu sehen, ob wir schon abgesoffen sind. Der gesamte Campingplatz ist ein See. Das Wasser steht nur noch knapp 15 Zentimeter unter der Öffnung unseres Auspuffs. Ich gebe uns noch zwei Stunden. Und entschließe mich morgens um drei Uhr, den Motor zu starten. Ganz langsam fahre ich zur Ausfahrt des großen Campingplatzes. Ich kann keine Straße, keinen Weg erkennen, nur erahnen, bis wir nach etwa drei oder vier Kilometern einen Supermarkt auf einer Anhöhe entdecken. Auf dessen Parkplatz bleibe ich stehen, krieche wieder zu Ursula ins Bett, die der Einfachheit halber gleich liegengeblieben ist, aber vor Aufregung hellwach. Froh, dass wir aus dieser Situation heil herausgekommen sind, schlafen wir weiter.

Unwetter mit sintflutartigen Regenfällen und heftigem Sturm

Aber es gibt nicht nur sintflutartige Regenfälle, sondern dazu noch heftigen Sturm. Rings um den Parkplatz, auf dem wir nun stehen, biegen sich die Bäume. Doch sie halten. Im Gegensatz zu etlichen Stromleitungen in der Gegend. Das ganze Ausmaß des Unwetters können wir erst am Morgen erkennen, als es hell wird. Durch die beschädigten Stromleitungen hat auch der Supermarkt keinen Strom. Die Tiefkühltruhen laufen nicht, es gibt nur eine Notbeleuchtung, aber auch die Kassen können nicht bedient werden. Da auf den Waren keine Preise stehen, sondern nur Strichcodes, weiß keiner, was die einzelnen Dinge kosten. Die Einheimischen kennen diese Situation offenbar. In Scharen kommen sie zum Einkaufen, vor allem die etwas ärmere Bevölkerung. Da der Chef des Marktes interessiert daran ist, möglichst viel Ware aus seinen nicht mehr funktionierenden Tiefkühltruhen raus zu kriegen, steht er an der Ausgangstür und schätzt den Wert der Waren, die sich in den Einkaufswagen befinden. Es geht zu wie auf einem arabischen Basar. Es wird kräftig gehandelt, aber alles ohne Stress. Uns gibt er auf seinen Schätzpreis noch 10 Prozent Touristennachlass für die Unbequemlichkeiten, die wir hier in der Gegend haben. Wir fragen uns noch oft, wie eine derartige Situation in Deutschland abgelaufen wäre.

Nach dem Stromausfall müssen die Waren aus den Tiefkühltruhen des Supermarktes schnell ausverkauft werden

Es geht zu wie auf einem arabischen Basar

Das Wetter wird nicht viel besser. Regen, dann mal wieder kurze sonnige Abschnitte und wieder Regen. Wir wollen jetzt unbedingt nach Florida. Es muss ja nicht wieder Miami, Orlando oder Ft. Myers sein. So kommen wir nach Ft. Pierce. Der Ort selbst ist nicht weiter erwähnenswert, jedoch der wunderbare Campingplatz. In der Wildnis, ein wenig deutsche Marschlandschaft, ein wenig Sumpflandschaft und ein wenig Florida Everglades. Und alles unmittelbar an der Atlantikküste. Kleine Türme für Tierbeobachtungen. Wanderwege und kleine Seen, an denen man eine vielfältige Vogelwelt findet. Über eine Woche blieben wir in diesem Paradies, das mit dem Touristen-Florida in der Vorstellung vieler Europäer nicht viel zu tun hat. In diesem Gebiet gibt es auch sehr viele Alligatoren. In der Brunftzeit geben die Männchen tatsächlich ähnlich laute Geräusche von sich wie Hirsche.

Ein Paradies, das mit dem Touristen-Florida nichts zu tun hat

Aber wir wollen doch wieder nach Südflorida, in die Wärme, direkt nach Miami. Nur gut, dass es mir gelingt, noch vorher telefonisch einen Stellplatz zu reservieren, denn um diese Jahreszeit haben offenbar viele die Nase voll von der Kälte.

Wir genießen es, einfach so durch die Stadt zu schlendern. Miami bietet dafür viele Möglichkeiten. Gut gefällt uns vor allem *Little Havana*, wo man sich sofort fühlt wie auf Kuba. Fast nirgendwo wird Englisch gesprochen, sondern überall das Spanisch der Einwanderer. Kuba ist von hier nur etwa 350 Kilometer entfernt, insofern ist Miami die Heimat zahlreicher Exil-Kubaner.

Little Havana !

Little Havana steht für lebhafte Straßen, exzellente Restaurants, vielfältige kulturelle Aktivitäten, kleinen Familienunternehmen, politische Passion und engen Zusammenhalt zwischen den Bewohnern.

Dieser Ortsteil von Miami ist in Europa und Amerika bekannt für die sozialen, kulturellen und politischen Aktivitäten. Seine Festivitäten wie der *Miami-Karneval*, die *Kultur-Freitage* oder die *Drei-Königs-Parade* werden jährlich in alle Teile der Welt via TV übertragen.

Besonders sehenswert: Die Kunst- und Kulturmesse *Viernes Culturales*, die jeden letzten Freitag eines Monats stattfindet.

Als Kontrastprogramm suchen wir uns den Stadtteil Coral Gables aus, den Künstler- und Modebezirk von Miami. Und eine typisch amerikanische Verrücktheit ist auch die *Villa Vizcaya* im Süden der Stadt, direkt an der Küste. Hier findet man ein Renaissanceschloss mit dazu gehörigen Gärten, um das Jahr 1917 erbaut von einer Industriellenfamilie. Heute ist das gesamte Anwesen ein Museum.

Als wir uns aufgewärmt haben und das Wetter im ganzen Land wieder etwas frühlingshafter zu werden scheint, brechen wir auf gen Norden. Wir wissen, dass wir uns gern den Traum erfüllen würden, Ursulas sechzigsten Geburtstag in New York zu verbringen. Doch bis zum 20. April sind es noch einige Wochen hin, sodass wir uns entschließen, den Osten der USA etwas intensiver zu bereisen.

Der Osten ist völlig anders als der Westen. Wesentlich dichter besiedelt und landschaftlich in vielen Gegenden an Europa erinnernd. Da die Besiedelung hier etwa 100 Jahre früher als im Westen begann, sind auch die Städte in ihrem Kern älter.

Es ist jetzt Mitte März, vor uns liegen die Staaten Georgia, South Carolina, North Carolina, Virginia, Maryland und New Jersey.

Einige Städte, die wir besuchen, beispielsweise Savannah oder auch Atlanta, haben auch heute noch das Flair englischer Kolonialsiedlungen. Wunderschöne Viertel aus dem 18. und 19. Jahrhundert, Galerien, Geschäfte und unzählige Cafés. In Savannah haben wir das Glück, am 17. März den St. Patrick's Day mitzuerleben. Hier, wo ein großer Teil der Bevölkerung irische Wurzeln hat, wird der Nationalfeiertag Irlands entsprechend gefeiert. Und natürlich auch wieder mal mit einer Parade.

Teilnehmer sind, unter anderen Institutionen mit geschmückten Wagen, die High Schools mit ihren *Marching Bands* und Tanzgruppen. Immer wieder ungewohnt ist für uns die Teilnahme von Militärgruppen an solchen Ereignissen, so wie hier einer Abordnung der Marines. Aber das sehen wir wohl anders als die meisten Amerikaner.

Ohne dass wir es ahnen, finden wir durch Zufall einen der schönsten Campingplätze unserer gesamten USA-Tour. Und wir haben bestimmt einige hundert kennengelernt.

Der Platz ist nicht nur landschaftlich wunderbar an einem See am Waldrand gelegen, sondern bietet auch alle erdenklichen Annehmlichkeiten. Dazu kommt noch das Host-Paar, Jim und Anita. Jeden Morgen machen sie ihren Rundgang über den Platz, begrüßen alle Gäste und wünschen ihnen einen guten Tag. Für alle kleinen Sorgen und Nöte haben sie ein offenes Ohr. Seit 15 Jahren sind sie jetzt hier, und nach einigen Unterhaltungen stellt sich heraus, dass Jims Großeltern 1934 als Juden aus Deutschland geflohen sind. Auch seine Eltern waren noch beide jüdischen Glaubens, während er zwar als Jude getauft wurde, sich jedoch dann für eine Christin als Frau entschieden hat. Das gab wohl zu Anfang einige Spannungen in beiden elterlichen Familien, die aber schon seit vielen Jahren beigelegt sind. Mit dem, was er von seinen Großeltern gelernt hat, kann er noch ein bisschen Deutsch verstehen, aber kein Wort sprechen.

Offensichtlich hat Jim seinen Eltern, die nicht weit weg wohnen, von unserer Unterhaltung erzählt. Denn am nächsten Tag bittet er uns ganz feierlich am Nachmittag zum Kaffee. Im Wohnwagen sitzen die alten Herrschaften und begrüßen uns sehr herzlich in perfektem Deutsch. Es wird ein sehr bewegender Nachmittag und Abend. Wir bleiben auch hinterher noch eine Weile in Verbindung, und so erfahren wir, dass die Eltern etwa ein Jahr nach unserer Begegnung kurz hintereinander sterben, und auch Jim kommt drei Jahre später bei einem Autounfall ums Leben. In Gedanken sitze ich noch ab und zu bei ihnen am Tisch.

Auf unserem Weg nach Atlanta, auf dem wir uns von den großen Interstates fernhalten wollen, kommen wir durch die typischen kleineren Orte des amerikanische Ostens. Zahllose Filme, die man im

St. Patrick`s Day **!**

Die Iren bilden die größte Nationalitätengruppe innerhalb Amerikas. Zur Zeit leben circa 19 Millionen Iren in den USA, das sind fast 8 Prozent der Gesamtbevölkerung. Die meisten kamen während der großen Hungersnot in Irland, der Kartoffelpest, in den Jahren 1845-51 hierher. Am *St. Patricks's Day* ist Grün die vorherrschende Farbe der feiernden Iren. In einigen Städten wie zum Beispiel Chicago werden sogar die Flüsse grün eingefärbt. Und auch das Bier ist an diesem Tag grasfarben.

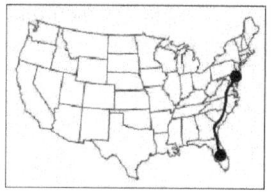

Geplante Tour:
An der Ostküste von Florida nach New York

105

Fernsehen oder im Kino zu sehen bekommt, könnten hier gedreht worden sein. Einfamilienhaussiedlungen entlang der Straße, irgendwo ein Shoppingcenter. Jeder Ort hat hier mindestens drei Kirchen, zwei Medical Center und mehr als fünf Kneipen.

In den *Medical Centers* sind die Wege für die Patienten kurz

In den Medical Centers, die hierzulande die wichtigste Rolle bei der ambulanten medizinischen Versorgung spielen, sind Ärzte verschiedener Fachrichtungen tätig. Sie haben meist eine gemeinsame Empfangszentrale, sowie Röntgenpraxis, Labor und oft auch eine Apotheke, sodass die Wege für die Patienten kurz sind. In etwas größeren Orten gibt es mehrere solcher Center, die dann meist jeweils für eine Fachrichtung zuständig sind.

In den Krankenhäusern läuft es ähnlich ab wie bei uns. Nur dass deren *Emergency Service*, die Notaufnahme also, Anlaufstelle auch für diejenigen ist, die keine Krankenversicherung haben. Und das sind zum Zeitpunkt unserer Reise sogar noch mehr als heute. Sie bekommen im Krankheitsfall eine Notbehandlung, werden im Falle einer lebensbedrohlichen Krankheit auch stationär aufgenommen. Aber auch nur so lange, wie es unbedingt erforderlich ist. Für uns eine der wichtigsten 'Baustellen' des amerikanischen Gesellschaftssystems, auf das ich später noch einmal zurückkommen werde.

Atlanta, die Hauptstadt des Staates Georgia, spielt in der amerikanischen Geschichte

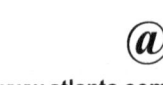

Atlanta, Georgia

@
www.atlanta.com

Martin Luther King, Jr. !

Martin Luther King, Jr. - geboren in Atlanta, Georgia - zählt zu den bedeutendsten Vertretern des Kampfes gegen soziale Unterdrückung und Rassismus. In den Vereinigten Staaten war er zwischen Mitte der 50er und Mitte der 60er Jahre der bekannteste Sprecher der Bürgerrechtsbewegung (*Civil Rights Movement*). In dieser Bewegung propagierte er den Zivilen Ungehorsam als Mittel gegen die politische Praxis der Rassentrennung in den Südstaaten der USA.

Wesentlich durch Kings Einsatz und Wirkkraft war das *Civil Rights Movement* zu einer Massenbewegung geworden und erwirkte letztlich die gesetzliche Aufhebung der *Rassentrennung* und die Durchsetzung des uneingeschränkten Wahlrechts für die schwarze Bevölkerung der US-Südstaaten. Kings Engagement für soziale Gerechtigkeit führte dazu, dass ihm 1964 der Friedensnobelpreis zuerkannt wurde.

King, der immer die Gewaltlosigkeit predigte, wurde dreimal tätlich angegriffen, überlebte mindestens ein Bombenattentat und wurde zwischen 1955 und 1968 mehr als 30 mal inhaftiert. Am 4. April 1968 wurde er in Memphis, Tennessee, ermordet.

Ein Feiertag zu seinen Ehren wird in allen 50 Bundesstaaten seit 1993 zelebriert. Straßen, Schulen und Kirchen im ganzen Land tragen seinen Namen. In Atlanta lohnt die Besichtigung seines Geburtshauses.

eine zentrale Rolle, hauptsächlich in Verbindung mit dem Sezessionskrieg. Atlanta war eines der Zentren der Südstaaten und damit auch der Sklaverei. Neben der sehenswerten Altstadt gibt es das *Cyclorama* zu bestaunen, ein Gebäude, in dem die große Schlacht von 1864 auf einem riesigen Rundgemälde dargestellt ist. Es wurde von deutschen, polnischen und österreichischen Künstlern in den Jahren 1934 und 1935 geschaffen. Außerdem ist Atlanta die Heimatstadt des Martin Luther King. Hier wurde er geboren, und hier predigte auch sein Vater. Über den schlechten Zustand seiner Gedenkstätte sind wir deprimiert, hören aber später, dass mittlerweile viel daran getan worden sei.

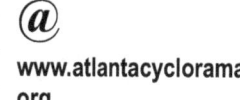

www.atlantacyclorama.org

In der Fußgängerzone stehen wir vor einer Skulptur und rätseln lange, was sie wohl darstellen soll. Wie ein Bogen spannt sie sich über den Gehweg und besteht aus vielen kleinen Personen, die auf Büchern stehen, Bücher untereinander weitergeben, lesen. Es ist das Denkmal der Gesellschaft privater amerikanischer Bildungseinrichtungen, wie uns schließlich ein Schild verrät. Der Präsident der Gesellschaft, Mr. J. T. White, stiftete das Kunstwerk von seinem Privatvermögen, nachdem Spendenaufrufe eine Gesamtsumme von zehn Millionen Dollar für die Ziele der Gesellschaft zusammengebracht hatten.

Atlanta war eines der Zentren der Südstaaten und der Sklaverei

Zentrum der Macht

Mit 3.200 Kilometern der längste Wanderweg der Welt

Wir sind nun mitten in den Apalachen, dem etwa 2.400 Kilometer langen Mittelgebirgszug, der sich vom Süden Kanadas bis hinunter nach Alabama zieht. Der Apalachian Trail gilt mit 3.200 Kilometern als der längste Wanderweg der Welt, den wir irgendwann mal zu beschreiten beschließen. Bloß nicht jetzt, wo uns die Landschaft auch schon so begeistert. Ein bisschen sieht es aus wie in den Vogesen. Laubbäume verschiedenster Arten und vor allem Rhododendren. Von hier kommt das Lied 'Von den blauen Bergen kommen wir', und tatsächlich erscheinen die Berge unter bestimmten Lichtverhältnissen leicht bläulich.

Charleston in South-Carolina begegnet uns als Inbegriff der Südstaaten. 'Vom Winde verweht' ist hier überall. Im Stil und in den Farben der Häuser, in der Anlage der Straßen mit ihren großen Bäumen und der kunstvollen Ziegelpflasterung.

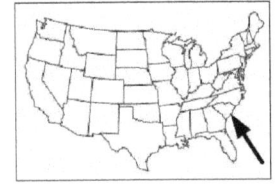

Charleston, South Carolina

Auf einem sehr romantischen Markt treffen wir eine junge Frau, die hinter einem liebevoll dekorierten Stand steht und selbst genähte Puppenkleider verkauft. Bunt und originell sind sie, aber am Tollsten scheint uns, das sie die gleichen Modelle auch für die Puppenmütter selbst anbietet. Eine tolle Idee, die sich offenbar größter Beliebtheit erfreut. Wir können uns kaum trennen, aber die Welt ist auch woanders interessant und schön.

Die Atlantikküste, an der wir schon seit einiger Zeit gen Norden ziehen, ist vor allem im Bereich von North Carolina und Virginia speziell. Das eigentliche Küstenleben spielt sich auf den der Küste vorgelagerten Inselketten ab. Sie sind durch riesige Brückenkonstruktionen mit dem Festland verbunden, sodass auch die Fischereibetriebe ihre Ware ohne Probleme auf das Festland transportieren können. Am Strand und beim Baden geht es entspannt zu, es gibt keine mondänen Seebäder. Vielmehr sind hier hauptsächlich Mittelstandsfamilien unterwegs. Da die meisten Arbeitnehmer nicht viel Urlaub haben, wird die Zeit wesentlich intensiver genutzt, wie wir oft das Gefühl haben.

Die ganze Gegend dort gilt als Tornadogebiet

Wir sind außerhalb der Ferienzeit hier, weshalb wenig los ist. Die ganze Gegend gilt außerdem als Tornadogebiet. Ein Zustand, an den die Einheimischen selbstverständlich gewöhnt sind und auch wir hatten bisher immer Glück. Entweder, der Tornado war gerade vor drei Tagen vorbeigezogen, und wir konnten die Schäden erkennen, oder er kam, nachdem wir gerade weggefahren waren und die Nachricht nur noch in der Zeitung lasen.

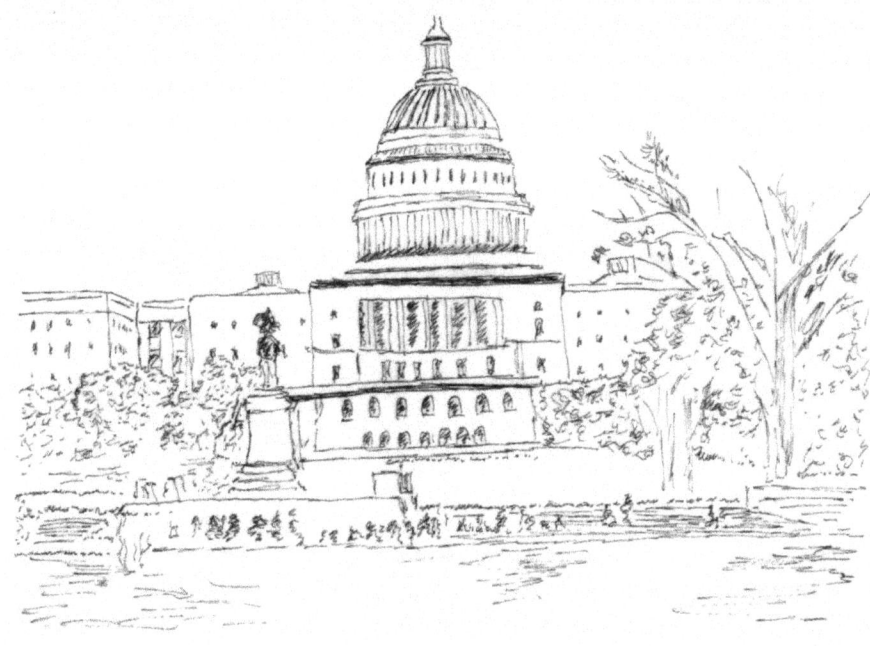

Das Capitol
in Washington D.C.

So, und nun auf in die Hauptstadt der USA, zur Zentrale der Macht, auf nach Washington D.C.

Warum eigentlich D.C.? Danach fragten wir einige Amerikaner auf dem sehr schönen Campingplatz am Stadtrand von Washington. Nur einer kann uns die Frage beantworten. Die Abkürzung steht für District of Columbia und bezeichnet den Bundesdistrikt, der sich als Regierungssitz von den US-Bundesstaaten politisch, organisatorisch und in seinen Kompetenzen unterscheidet.

Das Schöne an vielen amerikanischen Großstädten ist unter anderem, dass man sich meist sehr viel schneller in ihrem Straßengewirr zurechtfindet als in Europa. Bevor wir uns entscheiden, was wir zuerst sehen wollen, studieren wir die sehr gute Straßenkarte, die wir im Büro des Campinglatzes *for free* bekommen. Da heute auch noch mein Geburtstag ist, kommen wir ein bisschen später los. Über unsere Telefonanlage können Freunde und Familie ihre Glückwünsche loswerden. Dann aber los und rein in die City. Wir finden sogar einen kostenlosen Parkplatz und sind kurz darauf an der Lincoln-Gedenkstätte. Sie liegt an einem Ende der sogenannten National Mall, einer riesigen Grünfläche, an der viele der wichtigsten Gebäude von Washington stehen. Die Mall ist vier Kilometer lang und fast einen halben Kilometer breit. Man hat den Eindruck, dass niemand wagen würde, auch nur ein Stückchen Papier auf den gepflegten Rasen fallen zu lassen.

Dass wir beide, Ursula und Hans, in unserem Leben einmal hier stehen werden, hätten wir uns noch vor wenigen Jahren nicht in unseren kühnsten Träumen vorstellen können. Jetzt bummeln wir mit

Washington D.C. **!**

Der *District of Columbia* ist mit dem Stadtgebiet von Washington identisch. Das Gebiet gehört zu keinem Bundesstaat, sondern ist als Bundesdistrikt dem Kongress der Vereinigten Staaten direkt unterstellt.

Die Stadt ist benannt nach George Washington, dem Oberbefehlshaber im Unabhängigkeitskrieg und ersten Präsidenten der Vereinigten Staaten.

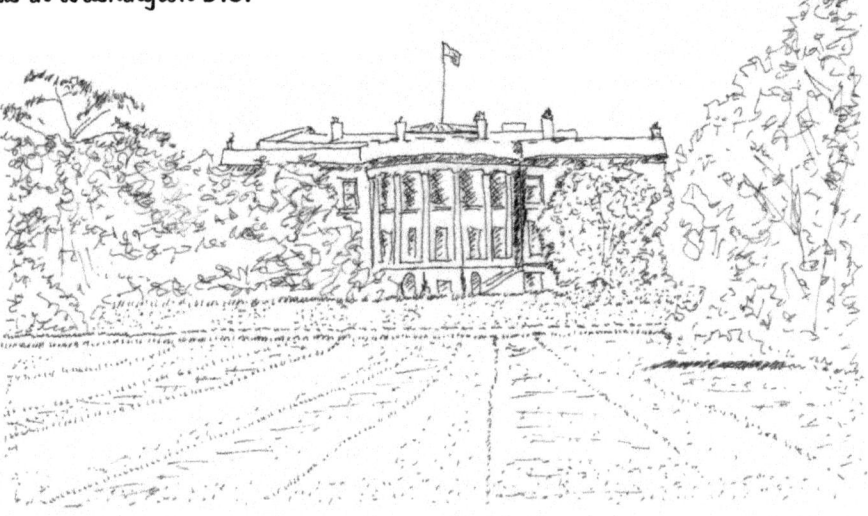

Das Weiße Haus in Washington D.C.

hunderten von Schulkindern aus dem ganzen Land über das Nationalheiligtum. Der Lincoln-Gedenkstätte gegenüber steht in weiter, weiter Entfernung das Capitol, also das Parlamentsgebäude der USA. An den Längsseiten aufgereiht sind viele Regierungsgebäude und Museen, und auch das Weiße Haus, der Amtssitz des amerikanischen Präsidenten. Alles ist so angelegt, dass man ohne Probleme zu Fuß überall hinkommt. Wir hatten uns dafür extra gute Laufschuhe angezogen. In der Mitte der Mall steht auf einer Anhöhe der große Obelisk des Washingtoner Ehrenmals. Doch an der südlichen Seite finden wir das für uns beide eigentlich eindrucksvollste Monument. Auf zwei sehr großen, dunkelgrauen Steintafeln, winkelförmig zu einander angeordnet, sind sämtliche Namen der im Vietnamkrieg gefallenen Soldaten eingemeißelt. Viele Besucher sind hier, um Blumen abzulegen und ihrer Angehörigen zu gedenken.

Sämtliche Namen der im Vietnamkrieg gefallenen Soldaten sind eingemeißelt

Das Weiße Haus sehen wir uns nicht nur von der Postkartenseite an, sondern auch von der Eingangsseite. Nirgendwo scheinen die Sicherheitsmaßnahmen übertrieben streng. Wir können, ohne dass irgendjemand uns anhält, bis direkt an den Zaun gehen, dort stehen bleiben und dem Kommen und Gehen zusehen. Nur etwa 20 oder 30 Meter von der Eingangstür entfernt. Aber das war vor dem 11. September 2001. Heute sieht es auch dort sicherlich etwas anders aus.

Nirgendwo übertrieben strenge Sicherheitsmaßnahmen

Jetzt haben wir richtigen Hunger und entdecken zu unserer Freude nicht weit entfernt ein Fischrestaurant. Das entpuppt sich zwar bei näherem Hinsehen als Delikatessenladen, wartet aber mit einem hervorragenden Fischangebot auf. Da wir unser Haus auf Rädern nicht sehr weit entfernt geparkt haben, kaufen wir Fisch und Scampis, gehen zu unserem Flairy zurück und bereiten uns ein wunderbares

Mittagessen zu. Da wir direkt am Straßenrand parken und viele Büroangestellte an unserem geöffneten Fenster vorbeikommen, zieht nicht nur der Flairy, sondern auch der Duft aus unseren Pfannen die Aufmerksamkeit vieler auf sich. Es dauert nur knapp zehn Minuten, bis uns der erste anspricht. Zeitweise stehen 8 oder 10 Leute vor unserem Wohnmobil, und wir unterhalten uns durch das geöffnete Fenster. Mancher schüttelt den Kopf und kann offenbar nicht begreifen, auf was für Ideen deutsche Rentner so kommen. Einer, der nicht viel jünger ist als wir, fragt, ob wir schon einmal amerikanische Rentner in einer ähnlichen Situation in Europa erlebt haben. Nein, haben wir nicht.

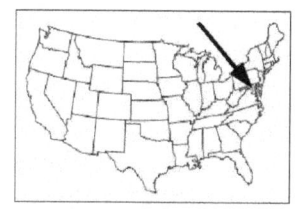

Washington D.C. gehört zu keinem US-Bundesstaat, sondern ist dem Kongress direkt unterstellt

Wir bekommen noch einige gute Ratschläge, und dann ist Ruhe. Die müssen ja alle arbeiten, wir nicht.

Nach all diesen Dingen überkommt uns eine starke Müdigkeit. Na und, wir haben ja unser Haus. Also Fenster und Tür zu, und ab in die Koje. Das ist ein Leben!

Am nächsten Tag machen wir es etwas anders. Wir fahren nur bis zur ersten U-Bahnstation und nehmen die U-Bahn bis in die City. Wir haben uns ein gewaltiges Programm vorgenommen. Besichtigung des Capitols, Besichtigung der Kongressbücherei mit einer wirklich sehenswerten Ausstellung über den Sklavenhandel in den USA. Der außer uns einzige Besucher ist ein junger Afroamerikaner aus New York. Er fragt uns, ob er uns etwas durch die Ausstellung führen solle, was wir mehr als gern annehmen. So erfahren wir viel uns bis dahin völlig Unbekanntes. So beispielsweise, wieviel Geld auch die afrikanischen Stammesfürsten mit dem Sklavenhandel verdient haben. Es müssen gigantische Summen gewesen sein.

Die Kongressbibliothek mit einer sehenswerten Ausstellung über den Sklavenhandel

Wieder plagt uns der Hunger, aber der Deli-Laden von gestern ist zu weit entfernt für einen schnellen Snack. Am Empfang der Bücherei frage ich nach einem Restaurant und bekomme die Auskunft, dass alles hier in der Gegend sehr teuer sei. Aber die Dame empfiehlt uns die Kantine des Kongresses. Dürfen wir denn da rein? Kein Problem, heißt es. Wir lassen uns den Weg beschreiben und sind schon zehn Minuten später dort.

Das Essen in der Kantine des US-Kongresses ist gut und preiswert

Das ist schon ein tolles Gefühl. Obgleich uns bei der Beobachtung der Angestellten auffällt, dass sie sich in ihrem Auftreten, ihrem Verhalten absolut nicht von den Mitarbeitern einer fast beliebigen deutschen Kleinstadt-Behörde unterscheiden. Das Essen ist gut und preiswert, und wir sind wieder mal um eine Erfahrung reicher.

Neun spektakuläre Museen zwischen dem Washington Monument und dem Capitol

Die Familiengrabstätte der Kennedys ist ein besonderer Besuchermagnet

Am Nachmittag fahren wir mit der U-Bahn zum Friedhof nach Arlington. Scharen von Touristen durchstreifen das Gelände, immer hinter einem Führer her, der ein kleines Fähnchen schwingt. Wir haben in unserem Campingplatzbüro einen Plan des Friedhofes bekommen, auf dem alle interessanten Gräber eingetragen sind. Viele Namen davon sind uns als Deutschen jedoch unbekannt. Die schlichte Familiengrabstätte der Kennedys ist natürlich ein Besuchermagnet.

Amish People **leben in einer eigenen Welt ohne Autos und Elektrizität**

Als das Wetter plötzlich schlecht wird, fahren wir nach Hause in unseren warmen Flairy, um ein Nickerchen zu machen und unsere nächsten Tage zu planen. Wir entscheiden uns für das Kontrastprogramm und wollen zu den Amish People. Von ihnen hört und liest man ja auch in Europa immer mal wieder, und am bemerkenswertesten scheint es für die meisten zu sein, dass diese Volksgruppe bis heute weder Autos benutzt noch elektrischen Strom. Tatsächlich fahren die Familien mit kleinen Pferdekutschen durch die Gegend. Nur 150 Kilometer von Washington D.C., der 'Schaltzentrale der westlichen Welt' entfernt, tauchen wir ein in eine Welt von vorgestern.

Auf Empfehlung unseres guten Campingführers entscheiden wir uns für einen Campingplatz direkt am Rande des alten Dorfes Mill

Bridge Village, das, vor mehr als 210 Jahren gegründet, jetzt nur noch Museumsdorf ist. Ringsherum in der gesamten Region leben fast nur Amish People. Meist haben sie Farmen, arbeiten jedoch auch als Handwerker.

Der Ursprung der *Amischen*, wie sie auf Deutsch auch genannt werden, ist in Deutschland, vor allem in der Pfalz, in der Schweiz und dem Elsass zu suchen. Im Verlauf der Reformation wurden Menschen, die sich dem Reformator Jakob Ammann anschlossen, in den katholischen Gebieten verfolgt. Daher gelang es William

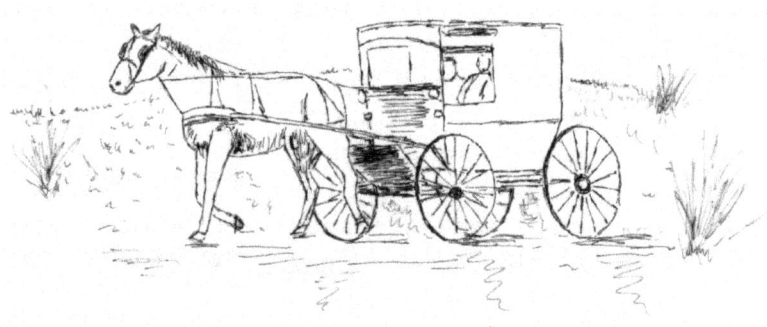

Amish People fahren auch heute ausschließlich mit Pferdekutschen

Penn, dem Sohn des Gründers von Pennsylvania, diese Gruppen für eine Übersiedlung nach Amerika anzuwerben. Die Ursprungszelle dieser Amish-Siedlungen ist Lancaster County, etwa 100 Kilometer von Philadelphia entfernt. Von dort verbreiteten sie sich über inzwischen 28 Staaten in den USA und bis nach Kanada. Doch hier bei Lancaster leben auch heute noch die meisten Amish.

Wir sind in einer anderen Welt. Je mehr wir uns nun mit der Lebensweise und den Gedanken dieser Menschen beschäftigen, umso besser verstehen wir die tiefe Religiosität ihrer Lebensweise. Ob sie besser ist als unsere Lebensformen und Denkungsart? Wer will das beurteilen.

Am Rande des Museumsdorfes, das wir natürlich ausgiebig besuchen, verläuft ein kleines Flüsschen, an dessen Ufer wir mit unserem Flairy stehen. Es ist Samstag Nachmittag. Ein wunderbarer Sonnenschein, und flussabwärts kommt ein Schlauchboot gefahren. Darin ein Mann und zwei Mädchen. Wir winken, er kommt ans Ufer, und wieder entspinnt sich das übliche Frage- und Antwortspiel nach dem Woher und Wohin. Er spricht zuerst ganz normales Amerikanisch, wechselt dann jedoch schon bald in ein sehr merkwürdiges Deutsch. Ob sein Deutsch auch unser Deutsch sei, will er wissen und ist sehr stolz, als wir ihm sagen, dass wir ihn wohl verstehen können. Wenn auch nicht lückenlos, wie mir Ursulas freundlich forschende Augen verraten. Es ist das sogenannte *Pennsylvania Dutch*, das der Mann spricht und das die Amish untereinander pflegen. Nun bezeichnet

Die *Amish* stammen von den Südwestdeutschen und Deutschschweizern ab *dutch* zwar im Englischen alles 'Holländische', soll hier, sprachlich schräg übertragen, aber 'Deutsch' bedeuten. Eine Mischung aus altem Pfälzisch und Lothringisch, ein wenig Klangfärbung aus der Schweiz und einige Worte aus dem Englischen. Nach einer Weile verabschiedet sich der Paddler mit seinen Töchtern und gleitet mit ihnen Richtung Heimat.

Eine Mischung aus altem Pfälzisch und Lothringisch

Doch schon einige Stunden später ist er zurück, diesmal zu Fuß. Er steht draußen vor unserem Flairy. Als ich ihn auffordere, doch hereinzukommen, zögert er sehr lange. Es fällt ihm schwer zu entscheiden, ob er es mit seinen Grundsätzen vereinbaren kann, zu Leuten, die nicht seinem Glauben angehören und dazu noch Deutsche sind, in ein Wohnmobil zu steigen. Doch seine Neugier überwiegt, und so setzt er sich zu uns. Er hat uns Prospekte von seiner Firma gebracht, die wir bitte mitnehmen möchten. Er hat eine Tischlerei und baut, neben Fenstern und Türen, auch wunderschöne Möbel. In unserem fast vierstündigen Gespräch erfahren wir viel über die Lebensweise der 'Amischen'. Die ganze Zeit über trinkt unser Besucher nur Wasser, lädt uns beim Abschied jedoch zum Tee in sein Haus ein.

Jeans und andere neumodische Kleidung sind Teufelszeug

Amish People ❗

Die Amischen sind eine täuferisch-protestantische Glaubensgemeinschaft und haben ihre Wurzeln in der reformatorischen Täuferbewegung Mitteleuropas. Im Jahre 1693 spalteten sich die Amischen von der Gruppe der Mennoniten ab.

Zur Zeit leben rund eine viertel Million *Amish People* in 28 Staaten der Vereinigten Staaten sowie im kanadischen Ontario. Sie führen ein stark im Agrarbereich verwurzeltes Leben und sind bekannt dafür, dass sie viele Seiten des technischen Fortschritts ablehnen und Neuerungen nur nach sorgfältiger Überlegung akzeptieren. Die Amischen legen großen Wert auf Familie, Gemeinschaft und Abgeschiedenheit von der Außenwelt. Sie stammen überwiegend von Südwestdeutschen oder Deutschschweizern ab und sprechen untereinander meist Pennsylvania-Deutsch, *Pennsylvania Dutch* genannt.

Der Besuch einer Amish-Siedlung lohnt in jedem Fall, da man hier heute noch mit vielen Traditionen und Denkweisen des Mittelalters konfrontiert wird. Willkommen ist man allerdings nur dann, wenn man ihnen besonderen Respekt entgegenbringt. Anders als bei vielen touristischen Indianer-Attraktionen handelt es sich hier um gelebtes, traditionelles Kulturgut.

Als wir am nächsten Tag vor seiner Tür stehen, hat seine Frau Kuchen gebacken, und gemeinsam mit sechs der insgesamt zwölf Kinder sitzen wir in der riesigen Wohnküche zusammen. Sie bestaunen uns wie Wesen aus einer anderen Welt. Noch nie hatten bislang Menschen die Schwelle ihres Zuhauses überschritten, die nicht zu den Amish gehören, und dann noch von so weit her!

Das Pennsylvania Dutch der Frau klingt für uns etwas verständlicher. Irgendwann verschwindet sie für längere Zeit mit Ursula im Schlafzimmer. Später erzählt mir Ursula, dass sie ihr ihre gesamte, fast vollständig selbst genähte Garderobe gezeigt hat. Sogar ein Paar Jeans war dabei, doch das durfte ihr Mann nicht sehen. Teufelszeug!

Für die Frau ist es unfassbar, dass wir in unserem Alter eine derartige Reise unternehmen. Ob wir denn keine Angst hätten, fragt sie uns immer wieder. Wir könnten doch krank werden, und was dann? Aber am meisten scheint sie zu beeindrucken, dass es für uns offenbar überhaupt kein Problem ist, mit Menschen aus anderen Kulturen in Kontakt zu treten. Bemerkenswert für uns ist vor allem, dass unser Gastgeber erstaunlich gut Bescheid weiß, dass es in Berlin mal eine Mauer gab, die vor einigen Jahren gefallen ist. Er liest sehr oft Zeitung, was bei den Amish recht selten ist. Umso mehr staunt er über das kleine Geschenk, das wir mitgebracht haben. Eines von insgesamt fünf Original-Stücken der Berliner Mauer, die wir in die USA mitgebracht haben. Immer wieder betrachtet er den kleinen Betonbrocken und kann gar nicht fassen, dass er ein echtes Stück des Bauwerks ist, über das er selbst in der Zeitung gelesen hat. Später schicken wir der Familie aus Deutschland ein Buch über Berlin.

Ein Originalstück der Berliner Mauer als Gastgeschenk

Big Apple

Es ist heute Mittwoch, der 15. April, und wir werden jetzt nach New York fahren.

Von Lancaster County dorthin sind es nur gut 150 Kilometer. Vom Landleben vergangener Jahrhunderte in *die* City der USA. Was für ein Kontrast. Wir wissen, dass es nicht erlaubt ist, mit dem Wohnmobil nach Manhattan zu fahren. Das liegt unter anderem daran, dass der Transport gefüllter Gastanks und -flaschen durch die Tunnel und über die Brücken verboten ist, die Amerikas Kult-Zentrum mit dem jenseits des Hudson liegenden New Jersey, Long Island und den anderen umliegenden, zum Stadtgebiet gehörenden Landflächen verbindet.

Es ist nicht erlaubt, mit einem Wohnmobil nach Manhattan zu fahren

Als wir unseren Campingführer nach einem gut gelegenen Stellplatz durchforsten, sieht es in NYC ziemlich düster aus. Doch am gegenüberliegenden Ufer des Hudson werden wir in Newark fündig. Es handelt sich um einen riesigen Parkplatz, hervorragend gepflegt und mit allen Anschlüssen, die man so braucht. Es gibt ein beinahe elegantes, auf jeden Fall sauberes Sanitärgebäude, einen Waschsalon, einen Supermarkt, allerdings auch viel Verkehrslärm. An zwei Seiten grenzt ein großer Rangierbahnhof an den Platz, an den beiden anderen Seiten liegen der Interstate Highway und eine viel befahrene Durchgangsstraße. An Nachtruhe ist ohne Ohrenstöpsel nicht zu denken, aber da wir die ohnehin immer dabei haben, macht uns das keine Probleme. Das Wichtigste für uns an diesem Platz: Direkt am Eingang liegt eine Bushaltestelle, von der aus man ohne Umsteigen in 40 Minuten in Manhattan ist. Schon dieser Trip ist für uns jedes Mal so etwas wie eine Sightseeing Tour. Als 'wunderschöne Katastrophe' wird die Stadt immer wieder bezeichnet, als 'zauberhaftes Chaos', und wir schließen uns dieser Beurteilung schnell an.

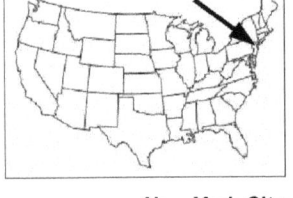

New York City

Als „wunderschöne Katastrophe" wird New York immer wieder bezeichnet

Unglaublicher Verkehr und ein Vielvölkergemisch, wie man es selbst in Metropolen vergleichbarer Größe kaum findet. Und wir Rentner aus Germany plötzlich mittendrin. Manchmal kommen wir uns fast so vor, als ob wir stören. Alle anderen scheinen immer ganz genau zu wissen, wohin sie gehen. Wir manchmal nicht. Aber wir haben ja Zeit. Eine ganze Woche wollen wir hier bleiben. Doch nach zwei Stunden ziellosen Herumschlenderns durch die Häuserschluchten brauchen wir erstmal eine Pause. Rein in die U-Bahn und ab zum Central Park. Inmitten des Häusermeers liegt die grüne Lunge von Manhattan. Eine Oase für die Seele. Angelegt als Bestandteil einer natürlichen Landschaft. Die Schieferfelsen, Manhattans Urgestein, sind immer wieder sichtbar. Ein sehr schöner Baumbestand unterschiedlicher Gattungen und Freizeitanlagen auf einer Fläche von fast dreieinhalb Quadratkilometern. Dagegen hat selbst der Berliner Tiergarten mit immerhin 2,1 Quadratkilometern bescheidene Ausmaße. Laufen, Radfahren, Inline-Skaten, Fitness-Studios unter freiem Himmel, Sportflächen für Basketball, Volleyball, Tennis, Fußball, oder, wie die Amerikaner sagen, *soccer*. Wasserflächen für Ruderboote und Paddelboote. Eine große Vielfalt sportlicher Freizeitaktivitäten für alle Altersklassen wird angeboten und offensichtlich auch genutzt. Das Wetter ist schön, also verleben wir einen wunderbaren Nachmittag im Freien.

Interessant ist die Randbebauung dieser großen Fläche. Hier liegen die Häuser, in denen viele Schöne und/oder Reiche ihre Zweit- oder Drittwohnungen haben. Schauspieler, Models, Musiker, Geschäftsleute aus aller Welt. Auch John Lennon hat hier gelebt und wurde vor seiner Haustür erschossen. Eine große Tafel erinnert an diese Tat.

Völlig kaputt landen wir am Abend wieder in unserem Zuhause in Newark.

Am nächsten Tag wieder los, aber diesmal zur Südspitze von Manhattan, zum Battery Park. Ab hier fahren die Fähren zur Freiheitsstatue. Und wir sind nicht allein hier. Obgleich um diese Jahreszeit keineswegs touristische Hochsaison herrscht, wollen außer uns noch sehr, sehr viele dorthin, um das symbolträchtige Monument aus der Nähe zu sehen.

Aber das Anstehen wird uns nicht zur Plage, vielmehr ist es eine äußerst fröhliche Angelegenheit. Straßenmusikanten und Straßenkünstler führen vor, was sie können und kassieren einen kleinen Obolus. Auch wir stehen artig in der Schlange und unterhalten uns. Angelockt vom vertrauten Klang der deutschen Sprache, sprechen uns zwei Paare aus Leipzig an. Als sie hören, dass wir schon fast ein Jahr in den USA unterwegs sind, staunen sie. Sie selbst mögen etwa Mitte 50 sein. Eine der beiden Frauen wird nach unseren Schilderungen resolut. Sie gehe mit 60 in Rente, verkündet sie ihrem Mann, und mache dann auch so etwas. Und solle ihm sein Garten wichtiger sein, als sich die Welt anzusehen, dann führe sie notfalls auch allein! Der schaut daraufhin so verblüfft drein, dass wir alle zusammen schallend lachen müssen. Doch es scheint der Frau durchaus ernst zu sein mit ihrer abenteuerlustigen Ankündigung.

Gegen den *Central Park* hat selbst der Berliner Tiergarten bescheidene Ausmaße

Parken !

Nach wie vor ein echter Geheimtipp für Wohnmobil-Reisende:

Secaucus ist eine kleine Stadt in New Jersey - durch den Hudson River getrennt genau auf der westlichen Seite von Manhattan.

Auf dem riesigen Parkplatz eines *Walmart* und *Sam's Club* kann man hier kostenlos mit dem Wohnmobil stehen und hat einen Blick auf die Skyline von New York.

Busse pendeln täglich für wenige Dollars von Secaucus nach Manhattan und zurück. Sicher der bequemste und günstigste Weg die Metropole zu besuchen!

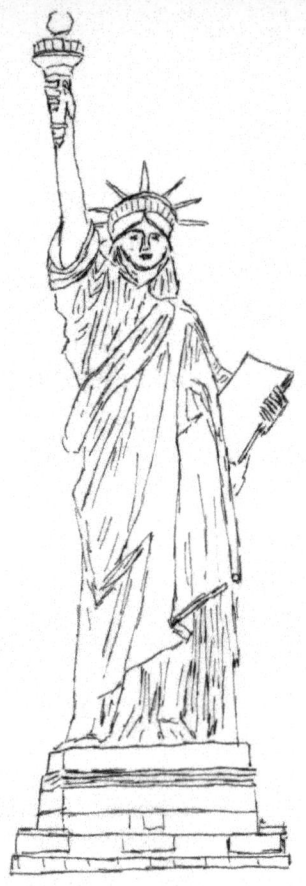

Die Freiheitsstatue beeindruckt uns tief. Sie ist ein Geschenk Frankreichs anlässlich des hundertsten Jahrestages der Unterzeichnung der amerikanischen Unabhängigkeitserklärung, wurde jedoch erst zehn Jahre später, also 1886 eingeweiht. Schuld daran ist weniger ihr Konstrukteur, der berühmte Gustave Eiffel, sondern vielmehr die Tatsache, dass die USA zunächst den Bau des Sockels, für den sie mit eigenen Mitteln sorgen musste, nicht finanziert bekommen. Für den 43 Meter hohen Sockel benötigte man 8.000 Fässer Zement der Wiesbadener Firma Dyckerhoff, dem damals einzigen auf der Welt, der der salzhaltigen Luft widerstehen konnte. Modell für *Lady Liberty* stand übrigens die Frau des amerikanischen Nähmaschinenherstellers Singer.

Auch New York hat einen chinesischen Bezirk. Der ist zwar kleiner als die Chinatown in San Francisco, aber irgendwie ursprünglicher. Hier spielt sich, wie wir den Eindruck haben, das Leben noch viel mehr auf der Straße ab. Hier sind auch wesentlich weniger Touristen als In San Francisco. Es ist wunderbar, durch diese so fremdartigen Straßen zu gehen.

Das Wahrzeichen Amerikas: Die Freiheitsstatue im Hafen von New York

Am Sonntag durch die weltberühmten Kaufhäuser und Geschäfte zu schlendern, wie Saks Fifth Avenue, Tiffany's und Macy's, um nur einige der bekanntesten Namen zu nennen, ist auch ein Vergnügen. Sonntags ist hier immer Betrieb. Alles ist geöffnet. Ich frage eine Verkäuferin im vornehmen Kaufhaus Saks, ob sich das wohl lohne. Doch für sie steht das außer Frage. Am Sonntag hätten die Leute endlich mal Zeit, erklärt sie mir, und deshalb würden sie überdurchschnittlich viel Geld ausgeben.

Als das Schiff an der Freiheitsstatue vorbeizieht, wird die Nationalhymne angestimmt

Es ist nun Montag, der 20. April, und Ursula begeht ihren 60. Geburtstag. Ich habe ihren Platz am Frühstückstisch mit Kirschblüten geschmückt. Die hatte ich, schon wieder!, von einem Nachbargrundstück geklaut. Blumen kaufen in den USA ist immer ein Akt, finde ich. Ihrem Wunsch entsprechend machen wir eine Schifffahrt auf dem Hudson und dem East River, die länger als vier Stunden dauert.

Die Skyline dieser gewaltigen Metropole vom Wasser aus genießen zu können, ist ein Erlebnis. Als das Schiff an der Freiheitsstatue vorbeizieht, singt die junge Frau, die uns erklärt, was wir vom Boot aus sehen können, mit klarer, melodiöser Stimme die amerikanische Nationalhymne: *O say, can you see* .... Alle stehen auf, die rechte Hand auf dem Herzen. Da bekommen selbst wir ein bisschen Gänsehaut.

Abends geht es ins Theater. Es gibt das Musical 'Ragtime', von dem wir vorher noch nichts gehört haben. In diesem Genre muss das bei uns nicht unbedingt etwas über den tatsächlichen Bekanntheitsgrad aussagen. Die recht bewegende Story spielt in der Zeit der großen Einwandererwelle in den 20er Jahren. Die wunderbaren Stimmen und großartigen Tänze bekommen immer wieder Szenenapplaus und ebenso, was uns auch neu ist, die wechselnden Bühnenbilder.

Zum krönenden Abschluss auf die Aussichtsplattform des *World Trade Centers*

Am letzten Tag unseres New York-Besuches spazieren wir noch einmal durch den Central Park und fahren, zum krönenden Abschluss, mit dem Aufzug zur Aussichtsplattform von Turm II des World Trade Centers. Welch ein Gefühl, auf dem zu jener Zeit noch höchsten Gebäude der Welt zu stehen und auf diese unglaubliche Stadt hinab zu blicken. Seit dem 11. September 2001 geht das nicht mehr, und die Welt ist nicht mehr so, wie sie einmal war.

Abends sitzen wir in unserem Flairy und sind völlig kaputt, aber sehr, sehr glücklich.

Bevor wir uns zur Erholung aufmachen zu einem einsam gelegenen Platz mitten in den Apalachen, müssen wir uns noch kurz von einem jungen Mann aus Deutschland verabschieden, den wir hier getroffen haben. Schon bei unserem Eintreffen hier haben wir uns über die drei roten Busse mit Passauer Autokennzeichen gewundert, die ganz hinten auf dem Platz stehen. Einsam und verlassen, bis sie von dem Mann aufgeschlossen werden. Sie haben richtige Schlafkabinen an Bord, werden von einem deutschen Reiseveranstalter für USA-Touren eingesetzt und stehen jetzt hier, weil sie zum TÜV müssen. In Deutschland? Nein, zwei Tage später kommt ein Prüfer extra angeflogen. Die Kunden, erklärt uns der junge Mitarbeiter des Reiseunternehmens, der ebenfalls nur zu diesem Zweck hergekommen ist, würden einfach erwarten, dass die Busse nach deutschen Standards gewartet und kontrolliert würden.

Deutsche Reisebusse in den USA werden vom deutschen TÜV gewartet

Jetzt haben wir allmählich doch unseren Abflugtermin vor Augen, auch wenn die Zeit bis zu unserer Rückreise immer noch länger ist als die Aufenthaltsdauer fast eines jeden Durchschnittstouristen. Wir wissen, dass unsere Reise Ende Mai vorbei sein wird. In gut drei Wochen müssen wir mit gepackten Koffern in Las Vegas auf dem Airport stehen.

Die Zeit ist so schnell vergangen, aber das Bewusstsein, dass wir ja wiederkommen und einfach weiterfahren werden, lässt in uns keine Traurigkeit aufkommen.

Das liebenswerte Spektakel um Elvis Presley darf man nicht versäumen

Eine der Stationen, die wir auf unserem Weg noch besichtigen wollen, ist Memphis/Tennessee. Und natürlich Graceland, das riesige, aber sehr liebenswerte Spektakel rund um die Villa und das Grundstück von Elvis Presley. Dort hat er gelebt, dort ist er gestorben, und alles kann man besichtigen. Das Haus von innen und außen, seine Grabstätte und sogar seine Flugzeuge, eine Caravelle und einen kleineren Jet. Und überall hört man seine Musik.

Ohne Hast fahren wir von Memphis durch Arkansas, Oklahoma und New Mexico nach Utah. Bevor wir dort ankommen und uns noch ein paar neue Ecken ansehen wollen, machen wir auch in einem Navajo-Reservat in New Mexico Halt, wo wir für eine Nacht direkt vor einem Kasino stehen. Der Platz ist super gepflegt, und abends machen wir uns auf in der Hoffnung, dort ein gutes Buffet zu finden, wie wir es aus Las Vegas kennen. Wie anders sind die Atmosphäre und das Angebot hier. Das Kasino wird von Indianern betrieben und ist voll mit Navajo Indianern, einschließlich ihrer Kinder. Alle zocken an den Automaten oder spielen an den Roulettetischen. Der Alkoholkonsum muss enorm sein, denn in der Luft hängt eine einzige große Schnapsfahne. Nicht unsere Welt.

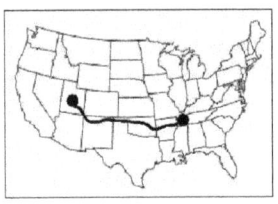

Zum Abschluss der ersten Reise: Tour von Tennessee über Arkansas, Oklahoma und New Mexico nach Utah

In Utah, am Lake Powell, lassen wir noch einmal unsere Seelen baumeln, schwelgen in Erinnerungen aus dem letzten Jahr und liegen uns oft in den Armen vor Glück, dieses wunderbare Jahr erlebt zu haben.

Wollen wir noch irgendwo hin, oder wollen wir von hier direkt nach St. George fahren? Wir entscheiden uns dafür, den Arches Nationalpark zu besuchen. Ohne den berühmten Delicate Arch gesehen zu haben, können wir doch nicht die USA verlassen. Na denn los, wir sind ja flexibel.

Manche Nationalparks sind so eindrucksvoll, dass es fast schon wieder zu viel ist

Dieser ganze Nationalpark ist so eindrucksvoll, dass es wieder einmal fast schon zu viel ist. Die vielen Naturbrücken und Bögen. Die atemberaubenden filigranen Formationen. Wunder-wunderschön. Selbst die vier Tage, die wir uns immerhin Zeit nehmen, sind nicht ausreichend. Aber wir wollen ja wiederkommen.

Doch nun geht es nicht mehr anders: wir müssen nach St. George. Denn dort brauchen wir bestimmt noch mal vier Tage, um alles zu ordnen, was wir mit nach Deutschland nehmen wollen. Insbesondere all die Mitbringsel. Der Rest muss gut verstaut und unser Heim für die lange Standzeit vorbereitet werden. Alle Wasserleitungen werden entleert, alles innen und außen saubergemacht. Am 29.Mai um 10 Uhr vormittags kommt unser Shuttlebus und bringt uns zum Flughafen von Las Vegas.

Den Empfang in Berlin-Tegel kann man sich vorstellen. Und nach einem Jahr Abwesenheit wieder in unserer Wohnung zu sein, ist doch recht merkwürdig. Alles kommt uns so riesig vor. In den USA hatten wir zwölf Quadratmeter Wohnfläche, hier sind es 76. Und weil wir alles gut geplant hatten, ist auch unsere spontane Reiseverlängerung ohne Probleme möglich gewesen. Alles in der Wohnung ist in Ordnung, als besondere Überraschung hat unsere Familie sogar alles noch einmal auf Hochglanz gebracht.

Wann werden wir wieder losfahren? Wie lange werden wir beim nächsten Mal bleiben? Wir werden sehen.

Von zwölf Quadratmeter Wohnmobil-Fläche zurück in eine 76 Quadratmeter Wohnung

Am Ende dieser Reise steht unser klares Fazit:

> Nicht reden, reden, reden,
> sondern machen, machen, machen.
> Die Träume nicht Träume bleiben lassen,
> sondern sie zur Wirklichkeit werden lassen.

Wie richtig unsere Entscheidung war, spüre ich auch jetzt, beim Schreiben, noch einmal und vielleicht besonders deutlich.

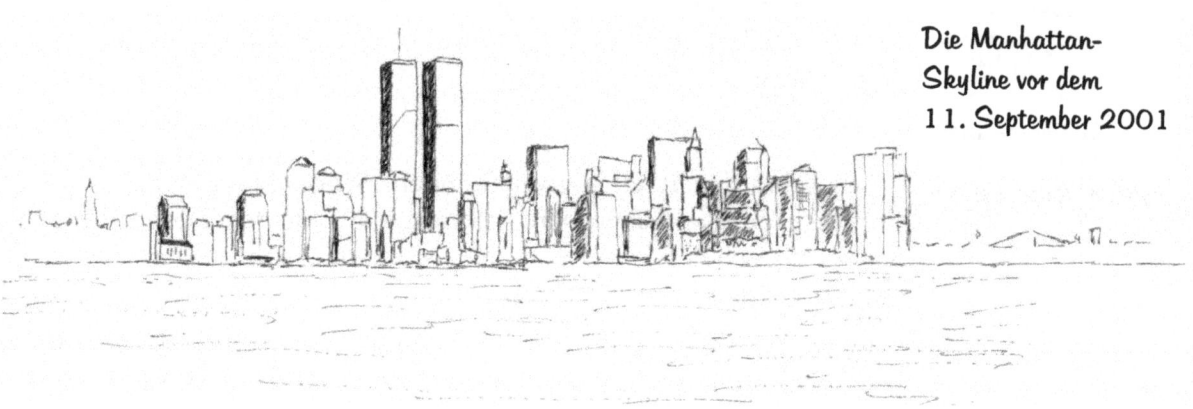

Die Manhattan-Skyline vor dem 11. September 2001

Zurück im nächsten Jahr

Es ist der 19. Februar 1999, und wir starten zu unserer zweiten USA-Reise. Die Zeit nach unserer Rückkehr aus Amerika haben wir sehr genossen. Alles ist so anders. Kleine, alltägliche Annehmlichkeiten erscheinen uns plötzlich wieder bemerkenswert. Waschmaschine und Trockner in der Wohnung statt im Waschsalon. Heißes Wasser aus der Leitung, und nicht aus dem Tank, so viel man mag und ohne über Sanitärhygiene nachdenken zu müssen. Mal wieder ausführlich mit Freunden telefonieren. Tagesschau sehen. Das alles haben wir nicht wirklich vermisst, aber es ist schön, es mal wieder bewusst zu genießen.

Mal wieder ausführlich mit Freunden telefonieren und Tagesschau sehen

Trotzdem werden wir nach einigen Monaten regelrecht unruhig. Wir beginnen unsere nächste Tour vorzubereiten, ganz intensiv und vor dem Hintergrund aller Erfahrungen, die wir bei unserem ersten Trip gemacht haben.

In der Nacht vor unserem Abflug schläft unser Sohn André bei uns, damit er uns ohne Probleme frühmorgens zum Flieger bringen kann. Aber es gibt trotzdem unerwartete Probleme. Es herrscht starkes Schneetreiben, sodass wir für die Fahrt zum Airport mehr als eine Stunde länger brauchen als geplant. Unser Flieger ist schon abgefertigt, keine Chance mehr, mitzukommen. Was nun? Umbuchen natürlich, später starten. Doch dadurch kommen wir auch später in Las Vegas an. Hoffentlich geht das nicht so weiter!

Im Hotel Circus Circus schlafen wir uns erst einmal so richtig aus. Nach dem Schneetreiben in Berlin ist es hier 25 Grad warm. Eine Umstellung, die für uns nicht so einfach zu verkraften ist. Da merkt man doch, dass in etwas fortgeschrittenem Alter manches mehr Zeit braucht. Aber genau das hatten wir ja bei unserer erster Tour bereits gelernt: alles etwas ruhiger angehen lassen, und die Welt ist wieder in Ordnung. Schön ausschlafen, gut frühstücken und gemütlich mit dem Shuttlebus von Las Vegas nach St. George fahren. Bloß nicht nerven lassen!

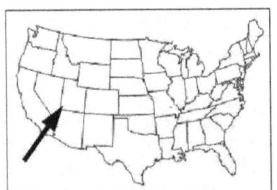

St. George, Utah, ist zwei Stunden entfernt von Las Vegas, Nevada

Die Fahrt dauert etwa zwei Stunden. Schon bevor der Bus die Grenze nach Utah überquert, beginnen die für den Süden dieses Staates typischen roten Felsen. Wir sind wieder in unserer derzeit zweiten Heimat.

In St. George angekommen, werden wir mit großer Freude von Don, dem Manager, begrüßt. Unser Flairy steht wohlbehütet in der

Halle, und wir kommen uns vor, als wären wir nur ein paar Tage weg ewesen. Dabei waren es neun Monate. Alles ist prima in Ordnung, nur fällt uns ein etwas merkwürdiger Geruch in unserem 'Wohnzimmer' auf. Haben wir vielleicht einen Mitbewohner? Eine Maus vielleicht, wie schon einmal? Nein, nichts ist angeknabbert, aber Ursula findet mit geschultem Blick einige Kötel, und schließlich entdecken wir unter dem Teppichboden in einer Ecke auch noch vier vertrocknete, mindestens fünf Zentimeter lange Kakerlaken. Daher also stammt der Geruch. Aber dagegen hilft ja Lüften. Spannend wird es, als wir probieren, nach so langer Pause den Motor zu starten. Er springt sofort an. Don hat, wie wir erfahren, am Vortag die Batterie aufladen lassen und den Motor schon mal gestartet. Ein toller Service!

Nachdem der Motor anspringt gibt's Groß-reinemachen im Wohnraum

Wenn so ein Camper neun Monate in einer offenen Halle steht, muss er natürlich erst einmal richtig sauber gemacht werden. Eine Arbeit, die nach so langer Abwesenheit richtig Spaß bringt und, da neben den Lagerhallen direkt der Campingplatz liegt, auch überhaupt keine Probleme bereitet.

Fahrräder !

Fahrräder sind in den USA durchweg preisgünstiger als in Deutschland. Mitbringen lohnt sich also auf keinen Fall. Selbst wer 'nur' mit einem Mietmobil bzw. Miet-Pkw unterwegs ist, sollte die Anschaffung von Fahrrädern zur Steigerung der Mobilität – und des Vergnügens! - erwägen. Wer besondere, kostspielige Modelle bevorzugt, kann bereits von Deutschland aus nach Gebraucht-Angeboten recherieren, z.B. in Craigslist. Wer mehr als einen Drahtesel braucht, wird unkompliziert und preiswert fündig z.B. bei Walmart. Kinderfahrräder bis 24 Zoll gibt es ab etwa 50 Dollar, für größere Modelle ist man in der Preisspanne zwischen 100 und 200 Dollar schon gut bedient. Aber Achtung: eine Lichtanlage beispielsweise ist darin noch nicht enthalten, wobei es leicht zu montierende, batteriebetriebene LED-Lampen als Scheinwerfer und Rückstrahler schon für zusammen ab etwa 10 Dollar gibt.

Wegen der entsprechenden Halterung am Fahrzeug zunächst einmal beim Vermieter nachfragen, ob Teile der Flotte ggf. vormontierte Träger, eine Dachreling oder ähnliches haben. Ansonsten gibt es auch sogenannte *Hitch Carrier*, also Träger, die auf der Anhängerkupplung montiert werden.

Günstige Fahrräder kann man in jedem Walmart oder bei anderen Warenhäusern kaufen

Bereits in Berlin haben wir eine wichtige Entscheidung getroffen: wir wollen uns von unserem Motorroller trennen und uns stattdessen Fahrräder kaufen. Das ständige Rauf und Runter von der Transportbühne bei jedem Stopp hat uns oft genervt. Don übernimmt den Roller einschließlich der Bühne für einen guten Preis, und wir vereinbaren, die Summe mit unserer Lagergebühr zu verrechnen.

www.craigslist.org
www.hitchcarriers.com

Nicht zuletzt, um ein bisschen mehr für unsere Fitness zu tun, steigen wir also um aufs Fahrradfahren. Und auch unsere Skier haben wir aus Deutschland mitgebracht. Es ist ja Februar. Was liegt näher , als einen kleinen Abstecher nach Aspen / Colorado einzuplanen?

Weiße Pracht

Etwas außerhalb von Aspen finden wir einen privaten *Campground*, der auch im Winter offen ist. Ein großer Platz mit hervorragenden Sanitäranlagen, schön ruhig und mitten in der Bergwelt an einem Flüsschen gelegen, doch außer uns stehen nur zwei Camper dort, was auch für den Rest der Woche so bleiben soll.

Camping ist für die meisten Amerikaner ein Sommervergnügen, für mehr sind auch die meisten RV's nicht ausgestattet. Die Isolierung von Wänden und Dach ist nur minimal. Ganz anders bei unserem Flair. Bevor wir unsere Reisen in die USA begonnen hatten, waren wir zum Wintercamping in Südtirol, wo die Campingplätze fast so ausgebucht waren wie im Sommer. Auch hier ist der Platz mit all seinen Einrichtungen selbst für uns paar Leute in vollem Betrieb.

Eine Bushaltestelle für den kostenlosen Skibus liegt direkt vor dem Eingangstor. Also rein ins Skivergnügen. Das Wetter ist traumhaft, die Berge alle weiß verschneit. Skifahrerherz, was willst du mehr?

In Aspen werden die vielen Skigebiete nach Schwierigkeitsgraden unterschieden. Es gibt ein Gebiet für Anfänger und Gelegenheitsfahrer, eines für die ambitionierte Mittelklasse und eine Region, in der sich die Könner tummeln. Außerdem noch eine Tiefschnee-Zone.

Überall sind die einzelnen Pisten sehr breit und bieten, trotz der Höhe von bis zu 3.500 Metern, meist Waldabfahrten. Niemals gibt es Eisplatten, wie man es sehr häufig in den Alpen erlebt. Warum gelingt es den Gesellschaften hier, die Pisten so viel besser in Schuss zu halten? Weil sie es müssen, wie wir erfahren, da sie ansonsten sofort verklagt würden, wenn ein Skifahrer sich aufgrund von Pistenmängeln verletzt. Die nette Dame am Ticketschalter klärt uns darüber auf, als sie unser Entsetzen beim Blick auf die Skipass-Preise bemerkt. Sie stellt sofort fest, dass wir aus Deutschland sind und gibt uns in bestem Hochdeutsch bereitwillig alle Auskünfte. Sie stammt aus Hannover und lebt erst seit zwei Jahren in den USA.

Die Tageskarte kostet 65 Dollar, was wir blitzschnell in 95 D-Mark umrechnen, erstmal schlucken und schließlich Frau Lehmanns Empfehlung annehmen, für 45 Dollar pro Stück Karten zu kaufen, mit denen wir erst ab halb zwölf mittags auf die Piste dürfen. Immerhin auch noch fast 130 Mark für uns beide, aber was soll's. Am Lift anstehen ist hier offenbar eine Seltenheit. Das erleben wir nur am Sonntag, wo genau 20 Menschen vor uns anstehen, wie ich aus Spaß zähle. Für die kurze Wartezeit entschuldigt sich das Liftpersonal bei jedem,

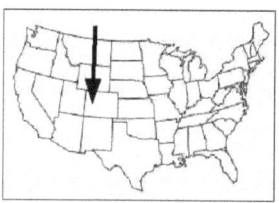

Aspen, Colorado

Aspen !

Aspen, eine Kleinstadt im US-amerikanischen Bundesstaat Colorado, liegt rund 200 km südwestlich von Denver am Roaring Fork River. Die Stadt ist einer der populärsten Wintersportorte der Vereinigten Staaten und war im 19. Jahrhundert Zentrum eines Silber-Bergbaugebiets.

Aspen ist laut Angaben des Forbes-Institutes die reichste Stadt der Vereinigten Staaten und zudem eine der reichsten der Welt. Der Durchschnittspreis eines Hauses in Aspen liegt bei über 1,5 Millionen US-Dollar. Seit 1949 wird in Aspen jeden Sommer das Aspen Music Festival durchgeführt.

und als wir mit dem Sessellift oben ankommen, gibt es für alle erstmal kostenlos heißen Apfelsaft und Kekse. Alkohol auf der Piste ist übrigens absolut verboten und wird sofort mit dem Einzug des Tickets und einer Geldstrafe geahndet.

Wir erleben Skivergnügen pur. Zeitweise fast allein auf der Piste genießen wir trockenen Pulverschnee und Sonnenschein bei etwa minus fünf Grad Celsius, eine ganze Woche lang. Nach dem Skilaufen gehen wir immer noch etwas im Ort spazieren. Unsere Skier können wir ganz bequem an der Liftstation in einem Gestell anschließen, damit wir ohne Sorge um unsere kostbaren Sportgeräte noch ein bisschen die lokale Wirtschaft unterstützen können.

In einem der Cafés trinken wir einen wunderbaren Capuccino, als wir am Nebentisch zwei Damen bemerken, von denen uns eine irgendwie bekannt vorkommt. Doch uns fällt nicht ein, woher, bis wir später am Abend in unserem wunderbar warmen Flairy sitzen. Es war die große, ehemalige Tennisspielerin Martina Navratilova. Sie lebt in Aspen, wie wir uns nun wieder erinnern.

Als wir am ersten Tag mit dem Bus zum Skigebiet fahren, steht mit uns eine Dame aus Nordkalifornien an der Haltestelle, die mit ihrem Mann in einem der beiden anderen Camper wohnt. Verblüfft erfahren wir, dass ihr Mann in dieser herrlichen Gegend nicht Ski fährt, sondern – angelt. Wir können es nicht fassen. Bei der Kälte? Gerade deshalb, hören wir, denn gerade um diese Jahreszeit gibt es hier so wunderbare Forellen, die das Herz jedes Anglers höher schlagen lassen. Für uns als völlige Laien eine verrückte Idee, die mich aber am späten Nachmittag dazu veranlasst, zu unserem Nachbarn hinüber zu gehen und zu fragen, ob er uns zum Abendessen zwei frisch gefangene Forellen verkaufen würde. Er lachte herzhaft und erzählt mir, dass er die Fische gar nicht tötet. Er fängt sie, misst ihre Länge und gibt sie wieder ins Wasser zurück. Je mehr Gesamtlänge er gefangen hat, umso glücklicher ist er. Wieder einmal staunen wir, was es alles gibt.

Zehn wunderbare Skitage mit nicht immer gutem Wetter liegen hinter uns. Wir kommen bestimmt wieder, irgendwann, haben wir im Kopf, als wir aus Aspen aufbrechen. Wie man so etwas eben denkt. Dass uns zumindest das nicht gelingen sollte, ahnen wir noch nicht, sondern erst viel später.

Eigentlich wollen wir jetzt einige Tage im Arches National Park verbringen, um dort zu wandern. Aber bei dem Scheißwetter müssen wir uns das wohl nicht antun. Also bunkern wir stattdessen in Moab nur Lebensmittel, genießen die Landschaft, soweit wir sie zu sehen bekommen, und fahren Richtung Süden zum Monument Valley.

Wir waren auf unserer ersten Tour schon mal da, insofern wissen wir, welche Touristenpunkte wir zu umfahren haben, wenn wir dem Indianerschmuck aus Taiwan aus dem Weg gehen wollen. Aber wir kennen einen traumhaften Campingplatz unter indianischer Leitung, bei dem wir nicht verstehen, warum dieser schöne Ort nicht stärker von Reisenden frequentiert wird. Natürlich kann es daran liegen, dass er drei Meilen abseits von der nächsten Durchgangsstraße entfernt liegt. Hoffentlich jedenfalls nicht an dem Vorurteil, dass bei Indianern kein Wert auf Sauberkeit gelegt wird. Wir erleben oft, dass genau das Gegenteil der Fall ist.

Beim Schreiben dieses Buches liegen immer Ursulas Tagebuchaufzeichnungen auf meinem Tisch. Ohne diese Ordner könnte ich das alles gar nicht mehr so chronologisch und im Detail in mein Gedächtnis zurückholen. Auch die Bilder, die meist ebenfalls Ursula macht, werden dort gleich mit eingeklebt, trotzdem wir selbstverständlich noch keine Digitalkamera haben. Ob ich mich wohl sonst daran erinnern würde, dass am 2.März 1999 das Benzin 99,9 Cents und der Dieselkraftstoff 1 Dollar und 11,9 Cents kostet? Das Bild von einer Tankstelle belegt es. Weniger als ein Euro für 3,78 Liter Benzin, denn natürlich geht es hier um Gallonen, – unfasslich! Das soll sich während unserer Reisezeit noch kräftig ändern, aber mit etwa 17 Meilen pro Gallone (wie man in den USA den Kraftstoffbedarf berechnet) gehört unser Flairy ja ohnehin zu den Geringverbrauchern auf Amerikas Straßen.

Manchmal muss man dem Indianerschmuck aus Taiwan aus dem Weg gehen

Im Jahr 1999 für eine Gallone Benzin weniger als einen Euro

Gallonen ❗

Amerikanische Maßeinheiten sind im Vergleich mit dem Metrischen System hochkompliziert und sogar verrückt. So basiert die US-amerikanische Gallone auf einem mittelalterlichen englischen Weinmaß, entspricht 3,785411784 Litern und wird auch als *US liquid gallon* bezeichnet, um sie von der *US dry gallon* (ca. 4,4 Liter) und der *metric gallon* (exakt 4 Liter) zu unterscheiden. Sie ist das gängige Maß für alle Flüssigkeiten in den USA und entspricht 4 Quarts (=US liquid quarts), 8 Pints (=US liquid pints), 16 Cups oder 128 fluid Ounces (=US.fl.oz).

Will man eine amerikanische Benzinverbrauchsangabe zum besseren Vergleich in den Verbrauch von Litern pro 100 Kilometer umrechnen, tut man dies so:

X (Meilen pro Gallone) mal 1,6, geteilt durch 3,78 (Liter pro Gallone) = Y. 100 geteilt durch Y ergibt dann Z, die Anzahl der auf 100 Kilometern verbrauchten Liter Kraftstoff.

 www.online.conversion.com Hier lassen sich sämtliche Maß-, Gewichts-, Volumen- und Temperatureinheiten sowie Größen bequem online umrechnen.

Im Frühjahr ist die Südseite des Grand Canyons noch nicht überlaufen

Und nun auf zum Grand Canyon, diesmal an die in der Hauptsaison im Sommer völlig überlaufene Südseite. Mitte März läuft hier alles sehr entspannt ab. Keine überbuchten Campingplätze, keine überfüllten Straßen. Allerdings ist es jetzt auch ganz schön kalt. Immerhin liegen die Canyon-Ränder auf einer Höhe von etwa 2.100 Metern über NN, der höchste Punkt liegt sogar bei 2.683 Metern über NN. In den Alpen findet man auf dieser Höhe tolle Skigebiete. Schnee liegt zwar seit Mitte Februar nicht mehr, aber nachts wird es mit bis zu minus fünf Grad noch empfindlich kalt, was uns bei unseren Wanderungen jedoch nicht stört, da es tagsüber in der Sonne schon schön warm wird.

Das bringt uns auf den Geschmack, und so vereinbaren wir kurzerhand telefonisch einen Besuch bei Achim und Doris in Arizona. Nach Phönix sind es von hier aus nur knapp vier Stunden, also legen wir noch ein paar kleine Zwischenstopps ein.

Sedona – Eldorado für Künstler, Lebenskünstler und Esotheriker

Wenn man vom Grand Canyon nach Süden fährt, führt die Straße fast automatisch durch die kleine Stadt Williams. Bereits in den zwanziger Jahren fuhren von hier die Züge zum Grand Canyon ab, der schon damals ein Touristenmagnet war. Diese alte, inzwischen restaurierte Bahn fährt noch heute auf der traditionellen Strecke. Ansonsten ist in Williams nicht viel los.

Auch Sedona, dem Eldorado der Esotheriker, das wir bereits auf unserer ersten Reise kurz besucht hatten, widmen wir noch einmal eine Stippvisite, da wir seitdem von vielen gehört haben, dass es im Ort weit mehr zu sehen gibt als die eigenwillige Architektur und das bunte Künstlervolk, das hier lebt. Tatsächlich entdecken wir noch ein paar wirklich schöne Winkel und genießen vor allem die aufgeschlossene, entspannte Atmosphäre.

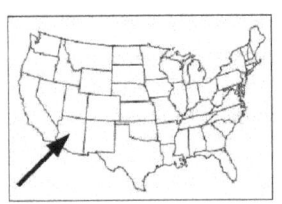

Sedona, Arizona

Etwas abseits der Straße, die von Sedona nach Phönix führt, liegt hoch oben in den Hügeln die ehemalige Bergwerksstadt Jerome. 1890 gegründet und 1952 wegen Unwirtschaftlichkeit als Minenstandort wieder aufgegeben. Das geht in den USA oft erstaunlich schnell. Sobald etwas unwirtschaftlich ist, wird es geschlossen. Selten wird versucht, einen Betrieb, einen Laden, oder was auch immer, künstlich am Leben zu erhalten. Was nicht heißt, dass nicht etwas binnen kurzer Zeit wiederbelebt werden könnte, wenn es sich lohnt. Lange Zeit lag deshalb Jerome in einer Art Dornröschenschlaf, immer in Erwartung, dass sich der Kupferpreis vielleicht erholen könnte. Als wir durch die Sträßchen schlendern, macht sich zaghaft bereits ein anderer Geist bemerkbar. Die immer weiter steigenden Grundstückspreise in Sedona haben manchen Künstler oder Lebenskünstler hier nach einer günstigeren Bleibe Ausschau halten lassen. Neues Leben zieht in die pittoresk gelegenen Häuschen und die winkligen Gassen ein. Wegen der abenteuerlich gewundenen Anfahrtstraßen soll der Ort inzwischen auch ein beliebtes Ausflugsziel für Motorradfahrer geworden sein. In Anbetracht der ansonsten meist schnurgeraden Straßen sind amerikanische Biker immer begeistert, zur Abwechslung mal eine richtig schöne Kurvenstrecke fahren zu können.

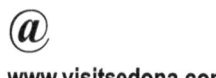

www.visitsedona.com

Erst für einige Tage später haben wir unsere Ankunft bei Achim und Doris in Mesa bei Phönix geplant, aber als in der Region um Sedona das Wetter plötzlich immer schlechter wird und es mit einem Mal sogar anfängt zu schneien, packen wir in Windeseile unsere Sachen. Bloß weg hier!

Sonne und Winter-Dauercamper

Die Tage bis zu unserer Verabredung verleben wir auf dem riesigen Platz, auf dem wir im vorletzten Jahr kurz schon einmal gestanden haben. Durch Zufall, oder vielleicht weil die Dame in der Anmeldung besonders aufmerksam ist, bekommen wir genau denselben Platz wieder und werden mit großem Hallo wie alte Bekannte begrüßt.

Eine kleine Campingstadt: Über 2.000 Stellplätze für Wohnmobile

Bei einem so riesigen Areal wie Mesa Regal mit über 2.000 *Camp Sites* ist es natürlich von großem Vorteil, sich sofort gut auszukennen. Die 'Straße', in der wir 'wohnen' und die *3rd Street* genannt wird wie in einer richtigen Stadt, bereitet gerade ein großes Fest vor, zu dem wir eingeladen werden. Da fast alle Winter-Dauercamper in dieser Straße aus Iowa stammen, gibt eine Spezialität der Farmer in Iowa zu essen.

Gott sei Dank haben wir die Zubereitung miterlebt, die einerseits sehr originell ist, andererseits jedoch für ein nicht übertrieben appetitliches Aussehen sorgt. Das Ganze wird nämlich in einer großen Milchkanne auf einem großen Gaskocher gegart. Als Zutaten wirft man pro Person einen Viertelkopf Weißkohl, einen Maiskolben, eine Möhre, eine Kartoffel mit Schale und eine Truthahnwurst in den Topf, sicherlich kommt auch noch Salz dazu, vielleicht ein paar andere Gewürze und natürlich Wasser. Die Kochzeit beträgt etwa zwei Stunden, dann wird der Inhalt der Kanne in einen großen, blank gescheuerten Holztrog gekippt. Schweinefutter? Ein bisschen sieht es so aus, aber mit Senf, Brot und Butter entpuppt es sich als eine echte Köstlichkeit. Auf der Straße ist eine lange Reihe von Tischen aufgestellt, jeder bringt Geschirr oder Pappteller mit, und dann wird gefeiert. Nach dem Essen wird sogar von einigen Musik gemacht. Zwei Fiedeln, ein Bandoneon, ein einfaches Schlagzeug und ein Schlagbass spielen eine spezielle Art der Western-Musik, zu der auch getanzt wird. Eine Art 'Schieber', den wir beide aus unserer Jugend noch gut können und damit Aufsehen erregen.

Die Wintercamper aus Iowa feiern ein großes Straßenfest mit Spezialitäten der Farmer

Ursula und ich hatten uns ja als Teenager kurz nach dem Krieg in einer Berliner Volkstanzgruppe kennen- und lieben gelernt. Und nun gehören wir durch unsere tänzerischen Fähigkeiten so richtig dazu, zu den Menschen aus Iowa.

Die Pläne von Doris und Achim verschieben sich kurzfristig. Achims neues Boot, das in Seattle nach seinen Vorgaben gebaut wurde, ist gerade fertig geworden und muss von ihm abgenommen werden. Also sind wir mit Doris allein, was die beiden Damen veranlasst, mal so richtig ausführlich einen *Lady's Day* zu genießen. Sie gehen zum Friseur und Shoppen, hinterher schön essen. Auch das muss mal sein.

Für unsere weitere Planung überlegen wir, wo es jetzt um diese Jahreszeit schon richtig warm ist und möglichst ein bisschen ruhiger als am Rande der pulsierenden Großstadt Phönix. Wir fragen herum und bekommen sehr viele unterschiedliche Antworten. Am Ende entschieden wir uns für einen wenig besuchten Teil des Saguaro National Parks, und zwar den östlich von Tucson. Warum so viel mehr Touristen in den westlich gelegenen Teil fahren - ich habe keine Ahnung. Wir sind fast allein in der wilden, aber sehr romantischen Landschaft mit einer faszinierend vielfältigen Vogelwelt.

@
www.friendsofsaguaro.com

Tatsächlich begegnet uns auch zum ersten Mal in freier Natur eine Klapperschlange. Gottlob hatte ein Parkranger uns einmal auf diese Situation vorbereitet, indem er uns erklärt hatte, dass Schlangen kein Gehör haben und man deshalb am besten starke Vibrationen erzeugen muss, um sich bemerkbar zu machen und das Reptil zur Flucht zu veranlassen. Ich nehme mir also einen dicken Stock und schlage damit auf die Erde. Gemeinsam stampfen wir auf den Boden wie die Indianer beim Tanzen. Und es funktioniert, wenn es auch bestimmt zehn Minuten dauert, bis die Klapperschlange das Weite sucht. Wenn uns jetzt jemand aus der Ferne beobachten würde, ohne zu wissen, was da vor uns im Gras liegt – wir müssen ein wirklich komisches Bild abgeben.

Klapperschlange !

Klapperschlangenbisse gehören in Nordamerika zu den häufigsten Schlangenbissen überhaupt, allerdings sind nur wenige Arten für den Menschen potentiell tödlich giftig, darunter vor allem die großen Arten wie die Diamant-Klapperschlange oder die Texas-Klapperschlange. Durch die meist schnelle Verfügbarkeit ärztlicher Hilfe und verschiedener Gegengifte ist die Gefahr eines tödlichen Bisses allerdings minimal. Im Regelfall kommt es zu einer stark schmerzenden Schwellung der Bissstelle mit lokaler Blutzellen- und Gewebezerstörung.

Klapperschlangen werden vor allem in den südlichen Staaten der USA stark verfolgt. Hier werden jährlich so genannte Roundups organisiert, bei denen möglichst viele Klapperschlangen aller Arten gefangen und nachher getötet werden. Weil die Bestandszahlen – auch wegen der Zerstörung des Lebensraumes - stark rückläufig sind, wurden einige Arten unter Schutz gestellt und dürfen offiziell nicht mehr gefangen oder getötet werden. Zusätzlichen Schutz erfahren viele Wüstenarten durch die Einstufung ihres Lebensraumes als Nationalpark oder Naturschutzgebiet, in dem sie nicht bejagt werden dürfen.

Die größten Klapperschlangen erreichen eine Länge von zwei Metern

In der Western-
stadt Tombstone
lebten Wyatt Earp
und Doc Holliday

Wo wir schon mal hier sind, wollen wir auch die alte Westernstadt Tombstone besuchen. So viele Geschichten, die später zu berühmten Westernfilmen verarbeitet worden sind, sollen sich hier in dieser Stadt zugetragen haben. Vor allem die zahlreichen Schießereien der legendären Earp-Brüder, zu deren Gang auch der versoffene Doc Holliday gehörte. Ob der wirklich Arzt war, oder vielleicht auch nur Zahnarzt, oder aber überhaupt kein Mediziner, ist nicht hundertprozentig erwiesen. Klar ist nur, dass die Story um Wyatt Earp und seine Brüder ebenso hier gedreht wurde wie viele andere. Neben Tombstone gibt es hier in der Gegend nämlich noch eine Filmstudiostadt, die unter Einbeziehung der alten Stadtbezirke von Tucson ebenfalls viel als Kulisse genutzt wird. Gerade die Verschmelzung von echter Altstadt und nachgebautem Film-Set ist so grandios gelungen, dass man sie sich unbedingt ansehen sollte.

@

www.wilder-westen-web.de/
tombst.htm
(Eine private Webseite mit
spannenden Berichten über
Tombstone und den ganzen
„Wilden Westen")

Eine weitere Attraktion in dieser Gegend ist das *Desert Museum*, eine Mischung aus Zoo und Botanischem Garten. Alles dreht sich nur um die Tiere und Pflanzen der Wüste Arizonas und zeigt, wie atemberaubend vielfältig und anpassungsfähig die Flora und Fauna dieser Region ist.

Außer Arizona gehört natürlich auch Südkalifornien zu den Orten, an denen es im frühen Frühjahr bereits angenehm warm ist. Die Strecke von Tucson nach San Diego ist wunderbar gerade. Einfach nur auf dem Interstate Highway westwärts, knapp 700 Kilometer locker geradeaus und schon ist man da. Denken wir. Was wir stattdessen erleben, fühlt sich jedoch ganz anders an.

Auf einer
Länge von 180
Kilometern Sand,
Sand und noch
mehr Sand

Kurz hinter Yuma beginnt eine Wüstenregion, die mit dem, was man in Arizona darunter versteht, nicht mehr viel zu tun hat. Stattdessen gibt es hier das, was man klassisch mit dieser Landschaftsform in Verbindung bringt: Sand, Sand und noch mehr Sand. Und das auf einer Länge von etwa 180 Kilometern. Wir haben kaum Yuma hinter uns gelassen, da beginnt ein zunächst leichter Wind zu wehen, der sich dann aber zu einem regelrechten Sandsturm entwickelt. Bald habe ich große Mühe, das Lenkrad zu halten. Trotz seines Gewichts von über dreieinhalb Tonnen schaukelt der Flair sehr bedenklich.

Nirgends weit und breit ist irgendetwas zu entdecken, was uns Windschutz bieten könnte. Kein Gebäude, keine Felsformation, hinter denen wir uns vor der gewaltigen Kraft verschanzen könnten. Also entschließen wir uns, bis zum Beginn der Berge einfach weiter geradeaus zu fahren. Der feine Sand kommt nun sogar durch die Kabinentür und durch die Fenster. Die Dachluken sichern wir zusätzlich von innen, damit der Sturm sie nicht abreißt. Mehr als drei Stunden kämpfen wir uns voran, bis wir endlich in ein etwas bewaldetes, bergiges Gebiet kommen und der Sturm nachlässt.

Wir steuern den ersten Campingplatz an, den wir sehen. Jetzt müssen wir uns erst einmal ausruhen. Meine Schultern schmerzen noch tagelang vom Umklammern des Lenkrades. Und vor allem müssen wir auch den feinen Sand wieder aus dem Auto bekommen. Durch die aus Sicherheitsgründen vorgeschriebenen Zwangsentlüftungsschlitze von Gas-Heizung, -Herd und -Kühlschrank, sowie sämtlicher Fenster- und Dachlukenrahmen rieselt es uns aus jedem Winkel entgegen. Doch am nächsten Morgen strahlt die Sonne, als wenn nichts gewesen wäre. Vom Manager des Campingplatzes nehmen wir eine wichtige Lektion mit auf unseren weiteren Weg. Freundlich, aber kopfschüttelnd fragt er uns, ob wir denn am Vortag nicht Radio gehört hätten? Mindestens einmal pro Stunde hätten alle Stationen im weiteren Umkreis vor dem Sandsturm gewarnt, denn so schlimm sei es nur ein oder zwei Mal pro Jahr, und alle Einheimischen wissen dann, wie sie sich zu verhalten haben.

Also nehmen wir uns vor, künftig vor Fahrten in einsame, unwegsame Gegenden das Radio anzumachen. Kommt man bei einem Sandsturm in der kalifornischen Wüste noch mit Muskelkater vom Lenkradhalten und Putzen davon, könnten einen bei einem Juli-Schneesturm in den Hochlagen der Rocky Mountains nämlich noch ganz andere Gefahren erwarten.

Selbst in dem von uns so geliebten San Diego scheint bei unserer Ankunft nicht die Sonne. Es nieselt und das Thermometer klettert auf maximal 8 Grad Celsius. Was tun? Es sich gemütlich machen und ein bisschen abwarten. Schon zwei Tage später scheint wieder die Sonne, und die Temperatur steigt auf 20 Grad.

Wir haben uns fest vorgenommen, diesmal das berühmte Hotel Del Coronado zu besichtigen. Als es im Jahre 1888 erbaut wurde, galt es nicht nur als das größte Holzgebäude Kaliforniens, sondern auch als eines der besten Urlaubshotels der Welt. Auch deshalb, weil es bereits beim Bau mit elektrischem Licht ausgestattet wurde. Allerdings hatte man wohl kein so großes Vertrauen in die neue Technik und verlegte deshalb die Kabel in Gasrohren. Hätte der 'neumodische Kram' nicht funktioniert, wäre eine Umstellung auf Gas im Nu möglich gewesen. Aber da Thomas Alva Edison persönlich als Berater eingesetzt worden war, kam es dazu nicht.

Noch mehr Berühmtheit erlangt das Hotel dadurch, dass der damalige britische Thronfolger, Prince Edward, in diesem Hotel seine bürgerliche Liebe, Wallis Simpson, kennen- und lieben gelernt hatte, derentwegen er später auf den Thron verzichtete. Auch als die beiden schon offiziell ein Paar waren, wohnten sie noch oft im 'Del', wie das Hotel von vielen kurzerhand genannt wird. Als Filmdrehort wurde es sehr häufig genutzt, auch für „Manche mögen's heiß".

Apropos heiß: einem Insider-Tipp muss man in San Diego auf jeden Fall folgen. Direkt neben den historische Schiffen am Hafen liegt *Anthony's Fish Grotto*, eine Mischung aus Imbissbude und Restaurant. Alles ist hier super frisch, auch das Öl, und man sitzt sehr schön mit dem Blick auf den Hafen. Aber bitte nicht zwischen halb eins und eins mittags hingehen, denn dann fallen die Angestellten aus den umliegenden Büros ein.

Wir gehen rechtzeitig hin und sehen wieder große Mengen Jogger vorbeiziehen, wie bei unserem ersten Besuch in San Diego. Jetzt will ich der Sache auf den Grund gehen und frage unseren Tischnachbarn, ob das jeden Tag so sei. Er erklärt uns, dass es sich bei den weißen Linien auf der Straße nicht um Radwege, sondern um Joggerstrecken handelt. In vielen Firmen gibt es extra Duschen, damit sich Mitarbeiterinnen und Mitarbeiter nach dem Laufen wieder frisch machen können, denn natürlich haben alle ihre Joggingkleidung im Büro. Wir freuen uns, dem Treiben ganz entspannt zusehen zu können.

Was nun? Erst nach Palm Springs, oder doch erst noch einmal zum Joshua Tree National Park? Die Entscheidung wird uns auf ganz einfache Weise abgenommen, denn Achim meldet sich. Er will am 10. April in Palm Springs sein, um sich eine der dort alljährlich stattfindenden spektakulären Car Shows anzusehen.

Was gibt es da noch zu überlegen? Wir bekommen die Möglichkeit, Palm Springs so zu erleben, wie die Prospekte es zeigen: alles ist Show. Super gepflegte Oldtimer prägen das Bild, und dazu die entsprechenden Besitzer. Man zeigt, was man hat und scheut dabei weder Kosten noch Mühe. Manchmal wirkt das fast schon skurril, beispielsweise bei dem Typen, den wir neben seinem in dunklem Weinrot lackierten Bentley mit hellen Straußenlederbezügen stehen sehen. Sein Anzug hat exakt die gleiche Farbe wie das Auto, und seine Boots sind aus dem gleichen Straußenleder wie die Sitze.

Doch beinahe mehr Aufsehen als die vielen teuren Superautos erregen vier Raritäten aus Deutschland. Ein Lloyd LS 600 mit 23 PS und ein Lloyd LT 600/S , eine Art Kleinbus mit sechs Sitzen, eine

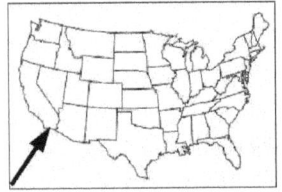

San Diego, Kalifornien

Das angenehme Klima macht San Diego zu *America's Finest City*

Palm Springs ❗

Die RV-Plätze in Palm Springs sind teuer, aber spektakulär. Ein Besuch lohnt sich!

BMW-Isetta und tatsächlich sogar ein Trabant. Die Besucher können sich gar nicht sattsehen an diesen Exoten, wobei der Trabi am meisten Aufsehen zu erregen scheint. Wir unterhalten uns mit dem Besitzer, der eine Sondergenehmigung für die Zulassung in den USA bekommen hat, an der sogar die deutsche Botschaft mitgewirkt haben soll. Die Isetta kennen wir bereits aus San Francisco, denn sie kommt aus der Werkstatt, die wir vor etwa einem Jahr dort besichtigt haben. Der Chef des Teams hat mit dem kleinen Fahrzeug für die 900 Kilometer von dort aus fast vier Tage gebraucht und dabei unterwegs viel Aufsehen erregt. Nicht zuletzt vielleicht deshalb, weil er, wenn auch in gebührendem Abstand, immer von einem Kamerateam von BMW begleitet wird.

BMW-Isetta und Trabant auf einer *Car-Show* in Palm Springs

Als wir Palm Springs wieder verlassen, geht für uns der Trubel erst richtig los. Aber genau so haben wir es uns gewünscht. Als wir nach unserer ersten großen Tour wieder zurück in Berlin waren, stellten wir fest, wie wichtig und richtig es war, Kontakt zur engeren Familie und zu Freunden zu halten. Gegen heutige technische Möglichkeiten mutet unsere mobile Telefonanlage im Flairy zwar fast schon vorsintflutlich an, aber sie leistet uns sehr gute Dienste. Aus heutiger Sicht kann ich es nur als großen Fehler bezeichnen, dass ich mit dem Medium Computer nichts zu tun haben wollte.

Bei der Planung unserer zweiten Tour haben wir von Anfang an fest im Blick, unsere junge Familie, also unseren Sohn, unsere Schwiegertochter und unsere beiden Enkelkinder Vincent und Pauline, wieder für drei Wochen zu uns in die USA einzuladen.

Wie erhofft, war unsere Idee auf große Begeisterung gestoßen. Deshalb mieten wir jetzt ein entsprechend großes Wohnmobil für die Vier und ziehen ab Mitte April für drei Wochen gemeinsam durch die Gegend. Das Programm gestalten wir so, dass wirklich die ganze Familie etwas davon hat. Auch die jungen Eltern machen mal etwas allein, was nicht nur für sie schön ist. Auch wir genießen den alltäglichen Oma- und Opa-Kontakt zu den Enkelkindern, jetzt fünf und drei Jahre alt, der durch unsere Reisen sonst ein bisschen zu kurz kommt.

Auch aus heutiger Sicht kann ich sagen, dass diese Entscheidung nicht immer bequem war, aber auf jeden Fall richtig, auch aus anderen Gründen, auf die ich später noch einmal eingehen werde.

Auch mit unseren engsten Freunden hatten wir vor unserer Abreise in Berlin darüber gesprochen, ob sie uns nicht mal besuchen kom-

Internet !

Heute sollte ein Notebook oder ein Laptop zum Reisegepäck gehören. Sowohl für die Reiseberichte, zum Herunterladen digitaler Fotos sowie zur Nutzung des Internets.

WLAN, hier häufig als WiFi bezeichnet, ist auf vielen Campgrounds, Restaurants und Hotels verfügbar. Außerdem gibt es – so wie hier – günstige „Prepaid Internet"-Tarife, die man ohne Vertrag nutzen kann. Die beste Netzabdeckung haben AT&T und Sprint.

men wollten. Zunächst lösen wir damit ungläubiges Staunen aus: „Ja, meint ihr denn, dass wir da für euch die richtigen Partner sind? Wir haben in unserem Leben noch nie auf einem Campingplatz übernachtet oder sind in einem Wohnmobil gefahren. Lasst uns bitte darüber nachdenken."

Gemeinsame Wohnmobil-Touren mit Familie und Freunden

Das Nachdenken dauerte nur eine Nacht. Und so haben wir von Mitte April bis Mitte Juni Besuch.

Für unsere Freunde Günter und Gisela ist es keine Einladung von uns, sondern eine gemeinsame Reise. Da wir uns ja inzwischen recht gut auskennen, fahren wir auch mit ihnen eine vertraute Route, die Highlights im Südwesten.

Für uns sind die Reisen mit Familie und Freunden auch mit dem Gefühl verbunden, unsere Heimat nicht verlieren zu wollen. Wir werden bei unseren Begegnungen unterwegs sehr oft gefragt, ob wir nicht ganz in die USA übersiedeln wollen. Das haben wir jedoch niemals ernsthaft in Erwägung gezogen.

Auch Scherereien müssen sein

So, nun sind wir wieder allein. Die Familie und die Freunde sind weg, und wir müssen uns ein wenig erholen. Ob 45 Grad Celsius (im Schatten) dafür so ideal sind? Wir bleiben noch zwei Tage in Las Vegas und machen dabei einen großen Fehler. Die Hitze lässt sich natürlich in den klimatisierten Räumen der Kasinos besser ertragen, also schlendern wir am Tage den Strip auf und ab, besser: von der Hitze ins Kasino, wieder raus in die Gluthölle, ins nächste Kasino, und so weiter.

Dieser ständige Temperaturwechsel tut uns nicht gut. Schon auf der Fahrt Richtung Utah merken wir, dass wir uns stark erkältet haben. Wir schaffen es gerade noch bis zu einem wunderschönen Cam-

Klimatisierte Kasinos und Gluthölle draußen

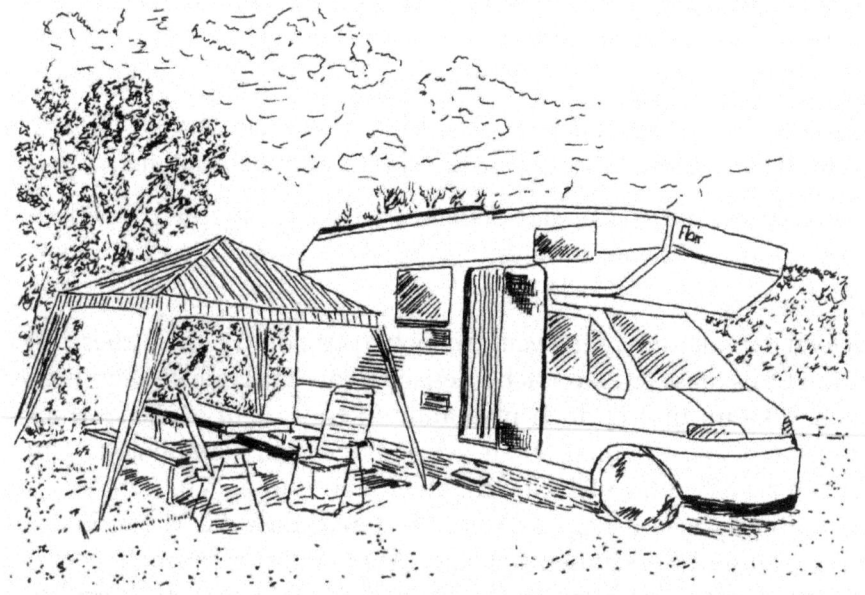

Campingplatz am Otter Creek nördlich von St. George

pingplatz am Otter Creek, in einer traumhaften Gebirgslandschaft nördlich von St.George. Wir haben beide Fieber und verleben die nächsten Tage im Bett. Wer sich gerade mal etwas besser fühlt, sorgt für Essen und Trinken. Nur nicht zu früh wieder aufstehen.

Das Ganze dauert fast eine Woche, bis wir wieder so einigermaßen okay sind. Dabei haben wir genug Zeit, Pläne für die nächsten Wochen zu machen. Wir überlegen, in welchen Regionen wir uns als nächstes rumtreiben wollen. 'Rumtreiber', ja, das sind wir eigentlich wirklich. Denn trotz guter Planung lassen wir uns ganz bewusst immer wieder treiben, statt ein festes Programm zu absolvieren. Jetzt reizt es uns, die Staaten Wyoming, South und North Dakota, Montana und Idaho zu besuchen.

Doch unser schöner Plan soll von plötzlichen Ereignissen durchkreuzt werden. An einer Steigung auf der Fahrt von Rawlins in Wyoming Richtung Lander leuchtet eine rote Lampe am Armaturenbrett auf und der Motor geht aus. Einfach so. Immerhin direkt an einer Ausweichstelle, fast schicksalhaft. Schnell stelle ich fest, was passiert ist: der Wasserschlauch vom Kühlsystem ist abgegangen. Ich baue das Ding wieder an. Aber geht deshalb der Motor aus? Wir fahren zurück nach Rawlins zu einer Werkstatt. Die überprüfen das Auto, das für alle fremd ist, können aber keine Macken feststellen.

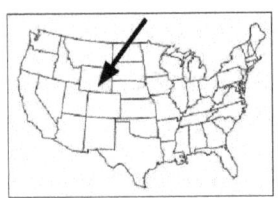

Rawlins, Wyoming

Also fahren wir fröhlich und erleichtert wieder los.

Eine ganze Weile hält unser guter Mut an, bis die Motortemperatur, wieder an einer Steigung, erneut drastisch anzusteigen beginnt. Ich merke, dass der Hauptventilator nicht anspringt. Nach einem längeren Telefongespräch mit der Werkstatt entschließen wir uns, wieder dorthin zurück zu fahren. Gott sei Dank geht die Strecke jetzt viel bergab.

Nun wird der Flair auf Herz und Nieren untersucht, und die Diagnose ist für uns ein echter Schock: Zylinderkopfdichtung im A....

Wir wissen sofort, was das bedeutet. Ohne Reparatur können wir keine Meile mehr fahren, ohne das Risiko weiterer Schäden einzugehen.

Ein echter
Schock:
Die Zylinderkopf-
dichtung ist
deffekt

Doch dann kommt der zweite Schock. Larry, der Werkstattbesitzer, eröffnet uns, dass er eine solche Reparatur an diesem Fahrzeug nicht machen kann, und er auch niemanden kennt, dem er das zutraut. Einen Turbodiesel einzustellen sei generell sehr kompliziert. Und wenn man das Auto nicht kennt, eigentlich unmöglich. Eine so gut wie hoffnungslose Lage, wenn man bedenkt, dass die Marke Fiat in den gesamten USA seit den siebziger Jahren quasi nicht mehr vertreten ist. Und wenn es jemanden geben könnte, der sich doch auskennt, dann bestimmt nicht in Rawlins / Wyoming.

Was sollen wir tun? Das Auto dort stehen lassen, die Sachen packen und nach Hause fliegen? Diese Lösung verwerfen wir schnell. Stattdessen telefonieren wir mit Achim, ob er jemanden kennt, doch leider fällt auch ihm dazu nicht viel ein. Wir könnten das Wohnmobil auf einen Tieflader stellen, es die etwa 2.600 Kilometer bis zur Ostküste transportieren lassen und von dort aus per Schiff nach Deutschland zur Reparatur. Wir recherchieren und rechnen zusammen: etwa 15.000 Mark würde uns das kosten und mehr als einen Monat. Da erreicht uns ein auf den ersten Blick verrückter Vorschlag. Er kommt von unserer Stammwerkstatt in Berlin, in der zwei Partner, beide mit dem Namen Bernd, nur an Wohnmobilen arbeiten. Vom Motor über sämtliche Installationen bis zum Innenleben. Ein kleiner, aber feiner Laden.

Der erste Bernd, den ich am Telefon habe, ahnt sofort, dass es ein Problem geben muss, wenn ich mich plötzlich aus der Ferne melde, und so schildere ich ihm unsere Lage. Ohne eine einzige Zwischenfrage zu stellen, hört er sich alles an. Als ich fertig bin mit meinem Bericht, traue ich meinen Ohren nicht: „Na, dann muss Bernd eben rüberkommen."

Sein Partner ist Spezialist für Turbodiesel.

Was zunächst einmal verrückt klingt, überzeugt uns aber schnell, zumal Bernd wirklich zuversichtlich klingt, auch die vielen organisatorischen Details meistern zu können. Munter beruhigt er mich: „Macht euch mal keine Sorgen. Wir kriegen das schon hin. Gib mir die Adresse der Werkstatt, deine Telefonnummer und die Faxnummer, unter der du erreichbar bist. Lass uns in den nächsten Tagen in engem Kontakt bleiben. Tschüss, Gruß an Uschi."

Das müssen wir erst alles verdauen. Wir stehen auf einen Campingplatz in Rawlins und haben inzwischen einen Leihwagen, denn mit dem Flairy wollten wir nicht mehr fahren.

Die Managerin vom Platz weiß Bescheid, und natürlich sind alle um uns herum gespannt, wie diese Geschichte weitergeht. Der Faxanschluß des Platzbüros wird ziemlich stark frequentiert in den nächsten Tagen, denn es tun sich diverse Schwierigkeiten auf.

Zunächst einmal besitzt der Bernd, der unseren Motor wieder in Gang bringen soll, überhaupt keinen Reisepass. Also muss er sich im Eilverfahren einen besorgen. Außerdem muss er mit seinen beiden großen Werkzeugkisten in die USA einreisen. Ohne Arbeitsgenehmigung würde er mit diesem Gepäck bei seiner Einreise sofort den Argwohn des *Immigration Officers* auf sich ziehen. Über die Industrie- und Handelskammer in Berlin bekommen wir auch das in den Griff. Ich gebe eine eidesstattliche Erklärung ab, dass Bernd für uns als Freund, ohne Bezahlung und nur für diese Reparatur in den USA als Automechaniker tätig wird. Außerdem muss ich den benötigten Arbeitsplatz in der Werkstatt offiziell anmieten, um den Besitzer der Werkstatt aus der Haftung für einen möglichen Arbeitsunfall zu befreien, da es sonst große Probleme mit der Versicherung geben könnte. Es gibt eine Menge von Kleinigkeiten zu bedenken und zu klären zwischen jenem 6. Juli, an dem ich in Berlin angerufen habe, und dem 10. Juli, an dem wir Bernd bereits in Denver abholen können.

Ein verrückter Plan und seine Realisierung

@
www.rawlins-wyoming.com

Ein Mechaniker aus Berlin reist zur Reparatur des Motors nach Wyoming

139

Gottlob sind die Werkzeugkisten unversehrt und vollständig mitgekommen, und schon am nächsten Tag geht es in der Werkstatt los mit der Reparatur. Knapp drei Tage dauert sie, dann fährt der Flairy wieder.

Zum Schluss macht Bernd eine Probefahrt, als hinter ihm ein Polizist auf dem Motorrad mit Blaulicht auftaucht. Er überholt ihn und fordert ihn zum Anhalten auf. Ein Fahrzeug mit Berliner Kennzeichen, und der Fahrer ohne jegliche Papiere. Nicht einmal seinen Führerschein hat Bernd bei sich. Für den interessiert sich der Officer aber gar nicht, denn natürlich hat sich die Geschichte in dem kleinen Ort schon so weit herumgesprochen, dass er ahnt, wen er vor sich hat. Er fragt nur: „Ist das das Auto aus Deutschland? Und du bist der Mechaniker?" Der Polizist hat ihn angehalten, um ihn darauf aufmerksam zu machen, dass er vergessen hat, die hintere große Klappe zu schließen und deshalb zwei leere Gießkannen verloren hat, die hinten im Stauraum lagen.

Die Aktion spricht sich in der ganzen Stadt herum – auch bei der Polizei

Übrigens hat Larry, dessen Werkstatt auch auf Rennautos spezialisiert ist, Bernd gefragt, ob er nicht bei ihm anfangen wolle. Um die entsprechenden Genehmigungen würde er sich schon kümmern. Aber was will ein junger Mann aus Berlin in Rawlins/Wyoming? Da ist wirklich nichts los. Und dann der Wind. Es soll im Jahr höchstens zehn Tage geben, an denen es nicht windig ist.

Reparatur gelungen – mit gut einer Woche Zeitverlust und 10.000 Mark Kosten

Diese transatlantische Autoreparatur-Aktion ist übrigens auch von einigen deutschen Wohnmobilzeitschriften aufgegriffen worden, nachdem die beiden Bernds einen umfangreichen Bericht geschrieben haben. Eine 'Berühmtheit' auf die wir gerne verzichtet hätten, auch wenn alles gut geklappt hat und wir mit einem blauen Auge davongekommen sind. Nur gut eine Woche haben wir durch die Reparatur verloren, rund 10.000 Mark investiert und eine Menge Erfahrung gewonnen. Auch wenn das viel Geld ist, ahnen wir viel später erst richtig, wie gut es angelegt ist. Ich komme darauf zurück!

Bevor wir Bernd wieder am Airport in Denver verabschieden, machen wir uns noch einen schönen gemeinsamen Tag. Immerhin hat er mit seiner spontanen Bereitschaft, nach Amerika zu kommen, dafür gesorgt, dass wir ab jetzt wieder ein entspanntes Leben genießen können.

Erst mal fahren wir nach Cheyenne, der Hauptstadt des Staates Wyoming. Eine eigentlich eher schreckliche Stadt, aber da wir auch für diese Tour wieder eine Verlängerung unserer Aufenthaltsgenehmigung brauchen, wollen wir uns am besten gleich alle Unterlagen dafür holen. Unser Weg führt uns ja fast daran vorbei.

Mit einiger Mühe gelingt es uns, die Behörde zu finden. Aber alles scheint irgendwie merkwürdig. Die Haupttür ist weder verschlossen, noch müssen wir uns irgendwo anmelden. Jeder kann in das Gebäude gehen und von der Halle weiter in sämtliche angrenzenden Bereiche. Wir begegnen keinem Menschen. In dem Flur, wo unser zuständiges Büro liegt, stehen ebenfalls alle Türen offen. Niemand ist zu sehen oder zu hören. Es ist *lunch time*, Mittagspause. Auch bei *U* wie Ulmer. Wir setzen uns erst einmal hin.

Da ich genau weiß, welche Formulare wir benötigen, schaue ich mich in den ebenfalls offenen Regalen um. Und siehe da, dort liegen sie alle wohlsortiert. Doch nun kommt das preußisch Korrekte in uns durch. Wir trauen uns nicht, diese Formulare zu nehmen und dann einfach zu gehen.

Also setzen uns wieder hin, bis nach einiger Zeit ein alter Mann in den Raum kommt. Er zuckt richtig zusammen vor Schreck, als er uns bemerkt. Wir erklären ihm unser Anliegen. Nun ist er offenbar etwas überfordert. Er scheint keine Ahnung zu haben, welche Formulare man dafür benötigt. Da ist es ihm sehr recht, dass ich ihm die Formularnummern sagen kann. Und als ich ihm auch noch zeigen kann, wo die liegen, ist er sichtlich erleichtert und kommt gar nicht auf die Idee, dass wir offenbar schon vorher einen Blick in seine Regale geworfen hatten. Mit einem freundlichen *„Have a nice day!"* verabschieden wir uns. Erst draußen können wir nicht mehr an uns halten und müssen lauthals lachen.

Ob man nach dem 9. September 2001 noch derartig offene, ungesicherte Verwaltungsgebäude findet? Wir haben soetwas jedenfalls sonst nirgends mehr erlebt.

Nicht weit von Cheyenne entfernt ist eine der bedeutendsten historischen Stätten der Mormonengeschichte zu besichtigen. Da diese Religionsgemeinschaft ursprünglich im Staat New York gegründet, dort aber von Anfang an von der Katholischen Kirche bekämpft und ihre Gründer ermordet wurden, entschloss sich ihr neuer Führer Brigham Young, das Land zu verlassen und gen Westen in noch völlig unbewohnte Gebiete zu ziehen. Dies geschah mit Ochsenkarren, mit von Pferden gezogenen Planwagen und auch nur mit Handkarren, weshalb man auch heute noch von den *Handcart Pioneers* spricht. Was diese Menschen für Strapazen durchstehen mussten, können wir uns einfach nicht mehr vorstellen.

Unter dem Begriff *Mormon Trail* gibt es gerade hier in diesen Gebieten einige historische Punkte, an denen die großen Trecks durchgezogen sind und wo heute State Parks und Gedenkstätten vom Le-

Sprachliche **!** Umgangsformen

„Have a nice day!", „Have a great day!" oder kurz „Have a good one!" gehören zu den landläufigen Verabschiedungen in den USA. Selbst ein kurzes Gespräch an der Supermarktkasse wird eröffnet mit „How are you today?" oder „How are you doing?". Zu den Antworten gehört standardmäßig „I'm doing great. And you?" oder auch „I'm fine. What about you?".

Apropos Supermarkt: Wohl kaum sonst auf der Welt wird sich so viel entschuldigt wie beim Einkaufen in den Vereinigten Staaten. „I'm sorry!" oder „Excuse me, please!" sagt jeder schon dann, wenn man einem anderen nur aus der Ferne in die Nähe kommt. Das führt häufig zu dutzenden, zum Teil grotesken Entschuldigungen beim Gang durch den Supermarkt.

ben der Menschen in jener Zeit künden. Uns bewegen diese Geschichten immer wieder. In Devils Gate, zwischen Rawlins und Casper, liegt beispielsweise eine sehr enge Felsschlucht, durch die die Trecks hindurch mussten. Wenn man dieses Nadelöhr passiert hatte, gab es wunderbares Trinkwasser und saftige Wiesen. Also ein wunderbarer Platz zum Rasten. Kurz nachdem die ersten Trecks hier durchgezogen waren, siedelten sich am Ende der Schlucht zwei Familien an. Die Männer waren Wagner, sie konnten also Schäden an den Wagen der Pioniere reparieren. Die Frauen bauten Obst und Gemüse an und hielten einige Kühe für frische Milch.

Mit einem originalgetreu nachgebauten Handkarren den Siedlern auf der Spur

Die Trecks nutzten die frühen Siedler fast 20 Jahre lang als willkommene Anlaufstelle auf ihrem schweren Weg in den Westen. Heute gibt es hier ein kleines, sehr liebevoll eingerichtetes Museum mit einer bemerkenswerten Attraktion. Besucher können sich kostenlos originalgetreu nachgebaute Handkarren ausleihen und damit auf einen Rundkurs von exakt einer Meile gehen. Meist reicht schon das Gewicht der eigenen Familie, um viele nach bereits einer oder zwei Runden aufgeben zu lassen. Plötzlich glaubt man die Leistung der Menschen noch besser beurteilen zu können, die diese Karren über 1.500 Meilen geschoben haben, beladen mit allem was ihnen lieb und wichtig war.

Etwa fünf Meilen von diesem Platz entfernt liegt der Independence Rock. Ein flacher Felsen aus Sandstein, auf dem tausende Nachrichten heute noch zu sehen sind, die damals von den durchziehenden Siedlern für Freunde oder Verwandte in Stein geritzt hinterlassen wurden.

Im Yellowstone Nationalpark ist in den Sommermonaten die Hölle los

In vielen Gebieten, vor allem in der Nordhälfte der westlichen USA, sind bis heute Spuren dieser riesigen Trecks zu finden. Nicht nur Mormonen, sondern insgesamt etwa 500.000 Menschen zogen ab der Mitte des 19. Jahrhunderts in Richtung Westen, um dort ein neues Leben zu beginnen. Der 'Wilde Westen', besonders in Europa der Inbegriff der Neuen Welt.

Wir haben die Idee, noch einmal zum Yellowstone National Park zu fahren. Um diese Jahreszeit keine gute Idee, wie wir schnell feststellen. In den gesamten USA sind die Monate Juni, Juli und August Ferienzeit, und auch wenn Durchschnittsamerikaner nur zwei Wochen Urlaub im Jahr haben, werden diese umso ausgiebiger genutzt. Das bekommen wir im Yellowstone Park zu spüren. Es ist wirklich die Hölle los.

Bloß weg von hier und weiter nach Montana, wo unseren reparierten Flairy die erste Bewährungsprobe erwartet. Wir nehmen die Passstraße zum Beartooth Pass. Es sind 11.000 *Feet* zu erklimmen, also fast 3.500 Meter. Eine große Herausforderung, aber alles läuft wunderbar. Oben angekommen, rufe ich gleich Bernd in Berlin an und erzähle ihm von dieser Leistung. Zwar meint er, das sei ja wohl selbstverständlich, dass unser Wohnmobil das, was es vorher geschafft hat, nun auch nach der Reparatur wieder bringen müsste. Aber ich merke, dass er trotzdem ein bisschen stolz auf seine Leistung ist. Die Landschaft hier oben, mitten in den Rocky Mountains, ist traumhaft. Überall liegt noch Schnee, dem in diesen Höhenlagen selbst die schönste Sommersonne nichts anhaben kann.

Und das Beste, es sind kaum Menschen hier oben. Wir beschließen, in dieser Bergeinsamkeit eine lange Pause einzulegen. Und was passiert? Ein paar Wohnmobile, die sich ebenfalls hoch getraut haben, stellen sich ganz in unsere Nähe. Zunächst beäugen die Aussteigenden wieder mal sehr interessiert unser Auto. Und dann geht's auch schon los. Woher, wie lange schon, wohin? Immer sind es als erste die Frauen, die fragen, ob sie auch mal einen Blick nach drinnen werfen dürfen. Ich glaube, wenn wir dafür Eintritt nehmen würden, gäbe es so manchen, der für seine Neugier bezahlen würde. Mehr als einmal haben wir im Spaß daran gedacht, auf diese Weise unsere Reisekasse aufzufüllen. Stattdessen enden diese Begegnungen oft beim gemeinsamen Kaffeetrinken.

Wenn man auf einen Pass raufgefahren ist, muss man ja auch wieder runter, und das ist oft viel schwieriger. Deshalb warnen uns alle heutigen Besucher vor der Abfahrt. Auf jeden Fall sollen wir unterwegs oft Pause machen, damit sich die Bremsen wieder abkühlen können. Als ich ihnen daraufhin erzähle, dass wir sehr viel mit dem Motor bremsen können, ernte ich von den Männern mitleidiges Lächeln. Ein Motor, der bremst? Erst da bemerkt einer von den ganz Schlauen, dass wir nicht mit Automatik, sondern mit Schaltgetriebe fahren. In den USA die absolute Ausnahme, insbesondere bei Wohnmobilen. Doch im Gegensatz zu einigen Oberschlauen, die wir unterwegs beim Bremsen abkühlen lassen überholen, haben wir keinerlei Probleme und kommen wohlbehalten unten an.

Montana ist ein wunderschöner Staat. Am Rande der Rocky Mountains gelegen, besteht er zu etwa einem Drittel aus Hochgebirge und zu zwei Dritteln aus Flachland, das zur Viehwirtschaft genutzt wird.

Mit dem Turbodiesel auf 3.500 Meter Höhe

Beartooth !
Die Beartooth Mountains befinden sich im südlichen Montana und im nordwestlichen Wyoming und sind Teil 3.800 Quadratkilometer großen Absaroka-Beartooth-Wilderness. Durch die Berge verläuft der Beartooth Highway (US 212) mit der höchsten Erhebung auf Beartooth Pass auf 3.345 Meter. Der Name des Gebirges wird einer Erhebung im Relief der Bergkette zugeschrieben, welche wie ein Bärenzahn aussieht.

Mit Schaltgetriebe den Pass ohne Probleme runterfahren

An einem wunderschönen See, dem Canyon Ferry Lake, steuern wir einen Campingplatz an, der zwar als solcher ausgewiesen ist, für den aber keine Gebühren kassiert werden. Direkt am See gelegen und im Hintergrund die Berge, atemberaubend schön.

Wir sind gerade dabei, uns für einige Tage einzurichten, da taucht plötzlich ein Radfahrer auf und begrüßt uns in reinstem Bayrisch. Er hat uns mit dem Fernglas von der anderen Seite des Sees aus gesehen, wo er und seine Frau stehen. Es stellt sich heraus, dass unsere beiden Autos ansonsten die einzigen am ganzen See sind. Wie kommt das? So eine schöne Landschaft und selbst in den Ferien kein Mensch weit und breit? Wir werden schnell aufgeklärt: Das Wasser ist mit 10 Grad sehr kalt, und der See hat kaum Fische. *No fishing? No swimming?* Das erklärt, warum der See für Durchschnittsurlauber uninteressant ist.

Wir vier sehen das anders. Jeder bleibt zwar auf seinem Platz stehen, aber abends sitzen wir zusammen. Peter hat seine Steirische Harmonika dabei und spielt die Musik der Berge. Wir bleiben, bis unsere Vorräte aufgebraucht sind – eine Woche.

Leider haben wir nie wieder Kontakt mit den beiden bekommen. Zwar bemühen wir uns, als wir wieder in Deutschland sind, können aber nur herausfinden, dass die beiden sich inzwischen getrennt haben.

Außer einigen Tüten Chips haben wir wirklich nichts mehr in unserem Lebensmittellager. Auf nach Helena also, der kleinen Hauptstadt von Montana. Zwei volle Einkaufswagen mit Lebensmitteln schieben wir durch die Costco-Türen nach draußen, nachdem wir uns, wie immer, mit einem Stück Pizza Combo und einer Coca gestärkt haben.

Helena ist eine wunderschöne Stadt, direkt am Fuß der Berge gelegen und nicht weit weg vom Glacier National Park, der nun unser nächstes Ziel ist. Gletscher kennen wir zwar aus Österreich, aber hier in den USA haben wir noch keinen zu Gesicht bekommen. Erstaunt stellen wir fest, dass es sich gar nicht um eine riesengroße Dauereis-Formation handelt, sondern um eine große Zahl kleiner „Gletscherchen", eingebettet in eine urwaldartige, üppige Vegetation, wie man sie aus europäischen Hochgebirgsregionen nicht kennt. Zum ersten Mal in unserem Leben entdecken wir Cranberries in freier Natur, die wir natürlich auch ernten. Wunderbar.

So stellen wir uns den Regenwald in Südamerika vor. Die Stämme mit Moos überwuchert, sehr üppiges Unterholz, nur dass es hier kein

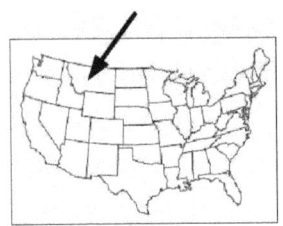

Helena, Montana

Helena !

Helena hat wegen seiner Lage ein typisches kontinentales Gebirgsklima. Das Wetter reicht von klirrender Kälte (bis unter -40 Grad Celsius) im Winter bis hin zu sommerlicher Hitze mit Höchstwerten jenseits der 35-Grad-Marke. Niederschlag fällt das ganze Jahr hindurch, wobei winterliche Schneestürme, die sogenannten *Blizzards* der Stadt enorme Schneemengen bringen.

feucht heißes Klima gibt, sondern im Winter sogar ausgesprochen kalt wird. Schließlich ist die Kanadische Grenze nicht mehr weit.

Als wir weder in dem Ort, der „Hungry Horse" heißt, noch an dem daneben liegenden See „Hungry Horse Lake" hungrige Pferde gesehen haben, machen wir uns auf dem Highway 20 weiter auf unseren Weg nach Westen. Die Straße gehört zu den TopTen der USA, und das völlig zu recht. Trotzdem begegnen wir sehr selten Touristen aus Europa. Weshalb? Keine Ahnung.

Der schönste Teil der Strecke liegt im Staat Washington und führt durch den Cascade National Park.

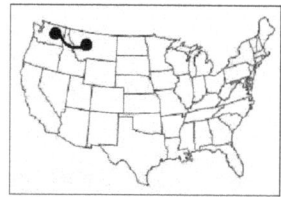

Strecke von Montana über die Nordspitze von Idaho nach Washington

Wir machen Pause am Diablo Lake und trauen unseren Augen nicht. Der See hat eine extrem grüne Färbung. Giftgrün, schießt es mir als kritischem deutschen Touristen durch den Kopf. Kippen da vielleicht wieder irgendwelche Industriewerke ihre verseuchten Abwässer in den See? Was für eine Sauerei! Ich spreche eine Rangerin an, deren Aufgabe es ist, den Besuchern auf einem Parkplatz die Schönheiten der Landschaft zu erklären. Sehr aufmerksam hört sie sich meine harsche Kritik an, wobei ihr Gesichtsausdruck immer freundlicher wird. Ruhig erklärt sie mir, woher der See diese extreme Farbe hat: Es handelt sich dabei um Mikroorganismen, die bei der Schneeschmelze in den See gespült werden. Und das nur im Juni und Juli. Die Mikroorganismen stammen von einer bestimmtem Moosart, die hauptsächlich hier wächst. Und übrigens, die Erklärungen bekomme ich in perfektem Deutsch, mit leicht schwäbischen Akzent. Die Eltern der Rangerin sind hierher ausgewandert, als sie 14 Jahre alt war und zu Hause wird immer noch Schwäbisch gesprochen.

Meine ganze Aufregung ist also völlig überflüssig gewesen, und Ursula hat recht gehabt, als sie meinte, sie könne sich nicht vorstellen, dass der US-Staat nicht gegen solche Umweltsünder vorgehen würde.

Stattdessen sind es nun wir, die mit Gift hantieren. Ich habe ja bereits erwähnt, dass sich ab und zu Mäuse als Mitbewohner bei uns einnisten. Wenn man in der Natur lebt, dann ist das ganz normal. Doch seit ein paar Tagen haben wir extreme Probleme. Das kann nicht nur eine Maus sein, es muss sich um mindestens eine ganze Familie handeln. Überall liegen Kötel herum. Alles, was nicht in festen Behältern ist, wird angeknabbert. Und als Krönung finden wir eine Zeitschrift, die zu kleinen Schnipseln verarbeitet worden ist. Die Mäusesippe will sich vermehren und baut Nester. Da weiß auch die schwäbelnde Naturschützerin keinen anderen Rat als Gift.

Stauseen !

Die Hungry-Horse-Talsperre in den Rocky Mountains in Montana staut den Südarm des Flathead River zum Hungry Horse Reservoir auf.

Die Diablo-Talsperre ist eine Talsperre am Skagit River im US-Bundesstaat Washington. Sie wurde 1930 eingeweiht und war zu diesem Zeitpunkt mit ihrer Höhe von 119 Metern die höchste Staumauer der Erde.

Wie bei vielen großen Stauseen in den USA, lohnt auch bei diesen beiden die Besichtigung der Besucherzentren, von denen man über die Mauerkrone gehen kann. Die Zahl der Stauanlagen in den USA wird insgesamt auf circa 75.000 geschätzt.

Nach zwei Tagen ist nachts wieder Ruhe. Wir finden keine neuen Kötel mehr, alles scheint in Ordnung. Aber wo sind die Viecher geblieben? Nach vier oder fünf Tagen beginnt es fürchterlich im ganzen Auto zu stinken. Wir untersuchen alle Ecken, inspizieren das ganze Fahrzeug - nichts. Keine Spur. Bis ich feststelle, dass der Geruch an einigen Stellen stärker scheint als an anderen. Ich entferne die Verkleidung der Duschwanne, und was da zum Vorschein kommt, möchte ich lieber nicht näher beschreiben. Doch nach einer gründlichen Reinigung können wir Mäuse und Gestank vergessen und haben für lange Zeit weder mit Mäusen noch mit sonstigen Mitbewohnern irgendwelche Probleme.

Am Pazifik nördlich von Seattle gibt es kaum Touristen

Trotzdem, denken wir, kann Frischluft nicht schaden, und wir fahren weiter auf dem Highway 20 bis zum Pazifik, nördlich von Seattle. Hier oben, so kurz vor der kanadischen Grenze, direkt am Meer, gibt es fast keine Touristen, die von weiterher kommen als aus den Nordstaaten der USA. Und nun steht auf dem großen Parkplatz, direkt bei den Fähranlegern, ein exotisches Wohnmobil. Am meisten amüsieren wir uns immer über das Rätselraten, wo wir denn herkommen.

Ein junges Paar, beide im Rollstuhl, umkurvt unser Auto, als wir von einem kleinen Spaziergang zurückkommen. Ein freundliches Hallo, und sofort kommen die üblichen Fragen, aber diesmal in schönstem Sächsisch aus der Dresdner Ecke.

Das Wetter ist wunderschön, wir holen unsere Campingstühle aus der Heckklappe, den Tisch dazu und haben ein paar sehr schöne gemeinsame Stunden mit den beiden. Und das alles auf einem öffentlichen Parkplatz.

Behindertengerechte Arbeitsplätze bei Microsoft

Wir erfahren eine unglaubliche Geschichte. Beide kommen tatsächlich aus Dresden, haben sich nach der Wende in einem Behindertensportverein kennen- und liebengelernt. Da sie beide noch in ihrer Ausbildung als Informatiker waren, mussten sie diese Ausbildung erst fertig machen, wussten aber schon da: wir wollen auswandern. Also begannen sie zu recherchieren, wo Behinderte am besten unterstützt werden. Außer Japan, wo sie nicht hinwollten, boten sich vor allem die USA und Kanada an.

Aufgrund ihrer Abschlüsse, aber auch ihrer Energie und ihres Einsatzes war es überhaupt kein Problem, eine gut dotierte Arbeitsstelle zu finden. Und so wanderten sie im Jahre 1994 hierher aus.

Auf meine Frage, warum ausgerechnet hierher, nach Washington, sehen sie erst sich und dann mich fragend an. Da wir wenig mit Computern zu tun haben scheine ich zu den wenigen zu gehören, die Seattle nicht zwangsläufig mit der Konzernzentrale von Microsoft in Verbindung bringen, wo die beiden beschäftigt sind. Doch nicht nur das lernen wir durch unsere Begegnung, sondern auch, wie so ein Weltkonzern mit dem Thema Körperbehinderung umgeht.

Bei der Bewerbung hatte das Paar auf die *Handicaps* hingewiesen, wurde aber bereits bei einem ersten Gespräch, das per Telefon geführt wurde, gefragt, warum man das überhaupt für notwendig gehalten habe. Sie sollten ja nicht als Marathonläufer eingestellt werden. Allein die Tatsache, dass sie sich aus Deutschland, und dazu noch aus den „neuen" Bundesländern beworben hätten, mache ihre Bewerbung für die Firma interessant.

Weder beim ersten persönlichen Vorstellungsgespräch, zu dem die beiden eingeladen wurden, noch seitdem hätte man Zweifel daran aufkommen lassen, dass man ihnen absolut das Gleiche zutraut wie ihren Kollegen. Lediglich bestimmte Dinge, wie ein behindertengerechter Arbeitsplatz, wurden für sie ohne weiteren Kommentar eingerichtet. In sehr kurzer Zeit stellen sie fest, dass sie nicht die einzigen Körperbehinderten im Unternehmen sind, nehmen dies aber selbst immer weniger wahr.

Leider ist der Kontakt abgebrochen, da ich zu dieser Zeit noch nicht über einen Computer verfügte und wir keine E-Mail-Adresse hatten. Offenbar sind sie umgezogen, denn meine Post kam wieder zurück.

Behinderte !

Bittere Ironie der Geschichte: insbesondere die kriegsversehrten Veteranen aus Vietnam, aber inzwischen vor allem die Ex-Soldaten der Golfkriege haben dafür gesorgt, dass die USA gerade auch für Körperbehinderte hervorragende Reisebedingungen bietet.

Bevor wir nun wieder zu Achim und Doris nach Steilacoom fahren, schlendern wir durch die alten Markthallen von Seattle. Ein Stand hat es uns da besonders angetan. Dort wird Fisch verkauft, vor allem Lachse. Auf riesigen Auslageflächen liegen die Fische dort sehr schön dekoriert auf Eis. Man kann nur ganze Fische kaufen, und hat man sich einen ausgesucht, kommt die Attraktion. Der Verkäufer, der außen vor dem Stand steht, packt den Fisch und wirft ihn mit Schwung und großem Geschrei seinem Kollegen zu, der nahe der Waage an der Kasse steht. Nicht ein einziges Mal erleben wir, dass dieses kühne Manöver nicht klappt, trotzdem so ein Fisch mindestens sechs bis acht Kilo wiegt.

www.seattle.gov
www.starbucks.de

Übrigens liegt gegenüber dieser sehr alten Markthalle die Keimzelle des mittlerweile weltumspannenden Unternehmens Starbucks. Es ist der erste Laden, der von der Firma 1971 gegründet wurde. Zuerst nur als Kaffee- und Teehandel, später auch als Café. Bis heute befindet sich das Starbucks Headquarter in Seattle und erfreut sich der alte Laden großer Beliebtheit.

Einer der weiteren großen Arbeitgeber in der Region Seattle sind die Flugzeugwerke von Boeing. Bei einem solchen Traditionsbetrieb gehört dazu natürlich auch ein Museum. Im „Museum of Flight" verbringen wir einen ganzen Tag. Es ist toll, wie lebensnah die einzelnen Exponate präsentiert werden. So perfekt, dass wir manchmal denken, wir sind wirklich mitten in der jeweiligen Zeit.

Boeing !

Das Museum of Flight am Boeing Field in Seattle zeigt eine Reihe von originalen Exponaten zur Geschichte der Luftfahrt. Besondere Ausstellungsstücke sind die erste jemals gebaute Boeing 747 (Jumbo), die Air Force One, eine Boeing 707, mit der unter anderem US-Präsident John F. Kennedy geflogen ist, sowie eine ehemalige Concorde der British Airways.

Ein Besuch, der wie bei vielen Luftfahrtmuseen in den USA lohnenswert ist.

Die ganze Bucht von Seattle/ Tacoma besteht aus unzähligen Inseln und Fjorden. Landschaftlich wunderschön. Und dadurch eine sehr beliebte Region für die Freizeitgestaltung der Bewohner beider Städte. Besucher aus anderen Bundesstaaten sind eher selten. Und Touristen aus Europa sind ausgesprochene Exoten. Überhaupt haben wir festgestellt, dass der gesamte Nordwesten der USA von Europäern kaum wahrgenommen zu werden scheint. Das bezieht sich auch auf die Olympic Mountains, ein Gebirgsmassiv im Nordwesten des Staates Washington. Gipfel von bis zu 2.200 Metern Höhe sind hier zu finden, und auch im Sommer bleiben sie mit Schnee bedeckt.

Sogar am nordwestlichsten Punkt der USA, dem Cape Flattery, sind wir beinahe die einzigen Touristen. Er liegt in einem Reservat der Makah Indianer, die hier einen kleinen Campingplatz betreiben. Etwa 1.000 Indianer leben hier hauptsächlich vom Fischfang, den sie aber nur mit Angeln betreiben, nicht mit Netzen.

Die ganze Ursprünglichkeit der Region beeindruckt uns so sehr, dass wir für eine ganze Woche bleiben und während dieser Zeit den besten Fisch unseres Lebens essen, und zwar fast jeden Tag. Im Campingplatzladen gibt es täglich ab etwa 11 Uhr den frischen Fang zu bestaunen und zu kaufen.

Am nordwestlichsten Punkt der USA leben rund 1.000 Indianer vom Fischfang

Nach anfänglicher Zurückhaltung der Einheimischen gegenüber uns 'Exoten' kommen wir allmählich ins Gespräch. Wir erfahren, dass das Gebiet zwar offiziell als Reservat ausgewiesen ist, seit der Indianerstamm nach dem Zweiten Weltkrieg das Land von der Army für einen symbolischen Preis erworben hatte, aber von den Menschen, die in der Umgebung leben, eigentlich nicht als ein solches wahrgenommen wird.

Dieser ganze Küstenstreifen südlich von Cape Flattery ist Naturschutzgebiet. Der Strand ist übersät mit angespültem Treibholz. Das muss zum Teil von sehr weither kommen, denn so dunkles, hartes Tropenholz sehen wir hier nirgends wachsen.

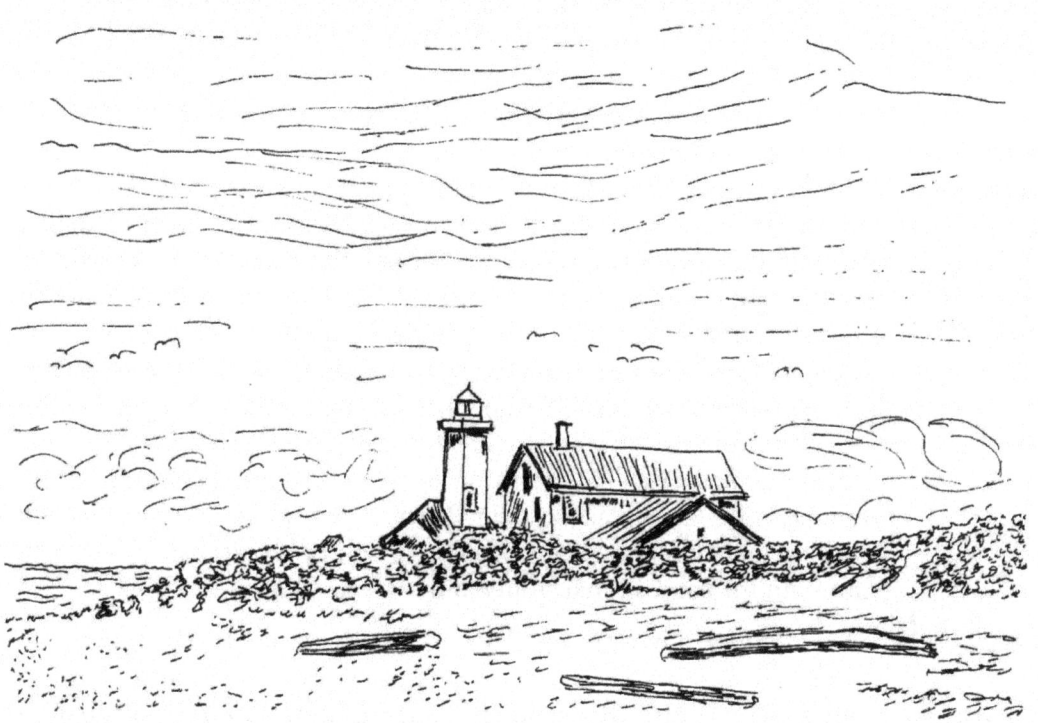

In den sechziger Jahren, in der Hippiezeit, haben offenbar viele Aussteiger hier gelebt. Aus Treibholz gebaute Hütten sind heute noch in einigermaßen intaktem Zustand zu sehen. Um auch mal ein bisschen von diesem Lebensgefühl zu spüren, stellen wir uns in der Nähe der Hütten an den Strand. Kein Mensch weit und breit. Nur das ständige Rauschen des Pazifiks, stetiger Wind und Sonnenschein. Ende August ist es, doch schon recht kühl. Nach einer Woche sind unsere Vorräte aufgebraucht, und es treibt uns weiter Richtung Süden. So ganz, stellen wir fest, ist das Hippieleben doch nicht unsere Welt.

Der Leuchtturm „Cape Flattery Lighthouse" am nordwestlichsten Punkt der USA

Als Kontrastprogramm erleben wir die pulsierende Stadt Portland, deren Zentrum sich, im Gegensatz zu den meisten anderen US-Metropolen, kaum von dem europäischer Innenstädte unterscheidet. Auch mal wieder schön. Ein bisschen schick machen, und in einer richtigen City schlendern gehen.

Außerdem ist vor kurzem am Stadtrand eine riesige Shopping-Mall mit Eisbahn eröffnet worden. Na, die müssen wir uns natürlich ansehen. Kostenlose Shuttlebusse bringen die Kunden aus dem Zentrum von Portland dort hin. Aber auch sonst gibt es in dieser Gegend viele Busse und einen sehr guten öffentlichen Nahverkehr, den wir häufig nutzen, da unser Campingplatz außerhalb der Stadt direkt am Columbia River liegt.

Das Zentrum von Portland unterscheidet sich kaum von europäischen Innenstädten

Der US-Bundesstaat Oregon ist Vorreiter beim amerikanischen Recycling

Als unser Bus einmal an einem großen Supermarkt hält, fällt mir eine große Automatenwand auf, an der viele Leute mit Tüten und Beuteln stehen. Am nächsten Tag steigen auch wir hier aus, da wir etwas einkaufen wollen. Außerdem muss ich doch der Sache mit den Automaten auf den Grund gehen. Schnell wird deutlich: hier geht es um Recycling. Jeder kann hier seine Flaschen und Getränkedosen einwerfen und bekommt dafür Pfandgeld nicht in Form eines Gutschein-Zettels sondern in Quartern ausgezahlt, wie die Vierteldollar-Münzen überall in den USA genannt werden. Wie wirkungsvoll die zum Zeitpunkt unserer Reise erste Testanlage dieser Art ist, zeigt sich eindrucksvoll in der näheren und auch weiteren Umgebung: es ist keine einzige leere Flasche oder Büchse zu finden. Wie inzwischen auch in Deutschland, bessern sich so einige durch systematisches Sammeln ihr karges Einkommen auf.

Lewis und Clark !

Die Lewis-und-Clark-Expedition (14. Mai 1804 bis 23. September 1806) war die erste amerikanische Überlandexpedition zur Pazifikküste und zurück. US-Präsident Thomas Jefferson, ein Befürworter der Expansion gen Westen, ließ den US-Kongress 2.500 Dollar bereitstellen, um „intelligente Offiziere mit zehn oder zwölf Männern" bis zum westlichen Ozean auszusenden. Sie sollten die Indianer, Botanik, Geologie und Tierwelt der Region studieren. Wichtigstes Ziel der Expedition, neben der Suche nach einem schiffbaren Wasserweg zum Pazifik, war die Gründung einer mächtigen Nation zwischen Atlantik und Pazifik. Ausgangspunkt war St. Louis im US-Bundesstaat Missouri.

Vor allem am Vormittag machen wir oft lange Spaziergänge am Ufer des Columbia River. Dieser Fluss ist in der Amerikanischen Geschichte von großer Bedeutung. In den Jahren 1804 bis 1806 beauftragte Präsident Thomas Jefferson eine Expedition, die einen Weg in den bis dahin unerforschten Westen der Vereinigten Staaten bis zum Pazifischen Ozean finden sollte. Das von seinem ehemaligen Privatsekretär Meriwether Lewis und dem Armee-Leutnant William Clark aus Virginia angeführte Unternehmen, dessen Spuren als „Lewis-und-Clark-Expedition" allenthalben in Amerikas Geschichte und Geografie zu finden sind, endete nach sehr vielen Mühen und Abenteuern am Delta des Columbia River, wo heute Portland liegt. (Port = Tor).

Im Bus spricht uns ein alter Herr an, der mitbekommen hat, dass wir uns auf Deutsch unterhalten. Er selbst spricht ebenfalls recht gut unsere Sprache und erzählt uns aus seinem Leben. Seine Großeltern sind in den zwanziger Jahren aus Hessen in die USA ausgewandert. Er selbst ist Historiker und hat sich auf die Geschichte der amerikanischen Eisenbahn spezialisiert. Um uns weiter mit diesem äußerst interessanten Mann unterhalten zu können, stiegen wir mit ihm aus und setzen uns in ein kleines Café. Unter den vielen Geschichten, die wir von ihm hören, ist mir eine ganz besonders im Gedächtnis geblieben.

Als die Eisenbahngesellschaften von den Dampflokomotiven auf Diesellokomotiven umstellten, gab es großen Ärger mit der sehr starken Eisenbahner-Gewerkschaft. Es ging hauptsächlich darum, was mit den Heizern werden sollte, die ja nun nicht mehr gebraucht würden. Die Gewerkschaft drückte durch, dass die Heizer nicht entlassen werden durften. Da sie aber keine andere Ausbildung hatten und deshalb in den neuen Zügen nicht recht gebraucht wurden, fuhren sie einfach so weiter mit, vorn im Führerhaus der Lok. Sie fuhren also nur spazieren und bekamen dafür ihren vollen Lohn. Die einzige Tätigkeit, die sie hatten, war, an den Bahnhöfen dem Lokführer das Zeichen zum Abfahren zu weiterzugeben, das von hinten vom Zugabfertiger kam und nur durch einen Blick aus dem Fenster zu erkennen war. Genauso verlangten die Gewerkschaften auch erfolgreich, dass die wegen der neuen Technik nicht mehr benötigten Bremser, die in den Bremserhäuschen an den Güterwagen saßen, weiterhin mitfuhren. Die Argumentation der Gewerkschaften war, dass die Eisenbahner schließlich nicht schuld seien an dem technischen Fortschritt und deshalb nicht unter seinen Folgen leiden dürften. Eigentlich richtig, aber hätte man nicht doch eine sinnvollere Lösung und neue Arbeit für die Betroffenen finden können? Ich kann die Geschichte kaum glauben, die mir aber später auch noch einmal von Ursulas Cousin Achim bestätigt wird. In ihrem Ruhestand haben die Eisenbahner alle ihre volle Rente so bekommen, als hätten sie die ganze Zeit bei voller Belastung gearbeitet. Wäre das in Deutschland auch möglich gewesen?

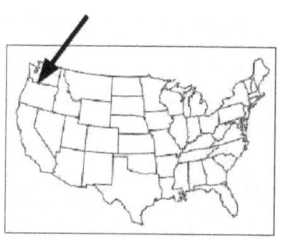

Portland liegt im Norden Oregons zur Grenze des US-Bundesstaates Washington

Durch das fast tägliche Kontrastprogramm zwischen Wildnis und großstädtischer Zivilisation genießen wir diese Unterschiede in besonderem Maße. Der wunderschöne Clear Lake mit seinen Naturstränden ist ein sehr beliebtes Erholungsgebiet für die Menschen aus Portland. Fast jeder, der hierher kommt, bringt eine Angel mit. Nur wir nicht. Weder Ursula noch ich haben es jemals in unserem Leben ernsthaft versucht. Aber eines Nachmittags kommt unser Nachbar auf dem Campingplatz am Strand zu uns und bietet uns zwei Lachsforellen an. Auf unsere Frage, ob er sie denn nicht selber essen wolle, bekommen wir eine sehr verblüffende Antwort: für seine Familie mit acht Personen sei das einfach zu wenig und deshalb gebe es bei ihnen heute Hamburger. Also tauschen wir die Forellen gegen einige Biere, die wir immer in unserem 'Vorratskeller' haben, und freuen uns.

Bier gegen Forellen zum Abendessen getauscht

Nördlich von Portland, noch im Staat Washington, liegt das Naturschutzgebiet rund um den Mount St. Helens. Wo wir nun schon in der Gegend sind, beschließen wir, diesen berühmten Berg nicht auszulassen. Er gehört zur sogenannten Kaskaden-Kette, die im Süden des Staates British Columbia in Kanada beginnt und im Norden von Kalifornien endet. In der Bergkette liegen 15 Vulkane, die zum größten Teil heute noch als aktiv gelten. Der höchste Berg ist mit 4.394 Metern der Mount Rainier im Staat Washington. Der aktivste ist der Mt. St. Helens, der erst 1980 seinen letzten großen, spektakulären Ausbruch hatte. Die obersten 400 Meter seines Gipfels wurden bei

www.mountsthelens.com

der gewaltigen Explosion regelrecht abgesprengt, und binnen Minuten schmolz so viel Gletschereis und Schnee, dass der Wasserspiegel des nahegelegenen Spirit Lake um 70 Meter anschwoll. Dies führte dann zu gewaltigen Überschwemmungen in der gesamten Region. Noch heute sind die Auswirkungen dieser Naturkatastrophe zu sehen, die auch Stoff für den Film „Dante's Peak" lieferte.

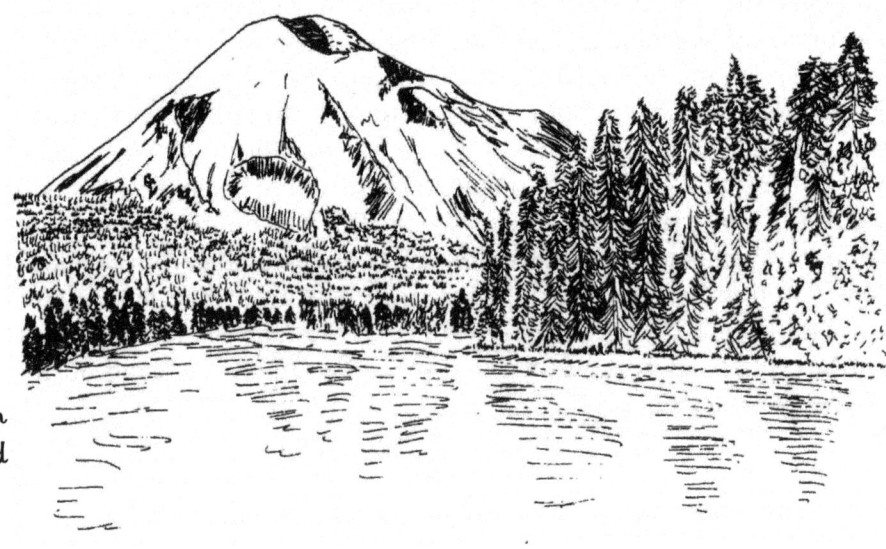

Der Vulkan Mount St. Helens nördlich von Portland

Nach soviel gefährlicher Bergwelt ist uns nach etwas mehr Gemütlichkeit und so lassen wir uns über mehrere Tage entlang der Küste von Oregon Richtung Kalifornien treiben. Kurz vor der Staatsgrenze zu Kalifornien liegt ein Campingplatz, mit dem wir besondere Erinnerungen verbinden. Der Name, „Honey Bear", lässt nicht darauf schließen, aber der Eigentümer stammt aus Berlin–Lankwitz. Bevor er nach Amerika auswanderte hat er dort noch Fleischer gelernt. Inzwischen hat er seinen Fleischerladen zwar aufgegeben, aber auf dem Campingplatz, den er zusammen mit seiner venezolanischen Frau betreibt, bekommt man deutsche Wurst und deutschen Schinken zu kaufen. Zweimal in der Woche wird deutsches Essen serviert, während der Chef, den seine amerikanischen Gäste inzwischen Gary rufen, ein gut gemachtes kleines Showprogramm mit deutschen Schlagern und kleinen Witzchen zum besten gibt.

Deutsche Wurst und deutscher Schinken und dazu deutsche Schlager

Auch hier an der Küste verläuft der Highway #1. Hier ist er wirklich sehr schmal, weshalb er nur von Autofahrern genutzt wird, die viel Zeit haben. Jetzt im Sommer sind hier sehr häufig Radfahrer aus Europa unterwegs, die den Highway in seiner ganzen Länge von 2.200 Kilometern und meist von Nord nach Süd fahren.

Bevor wir in Kalifornien sind, wo es auch diesbezüglich sehr strikte Regeln gibt, stehen wir in Oregon sehr häufig frei an der Küste. Eines Tages kommt ein junges Paar mit seinen Rädern zu uns und fragt, ob es sein Zelt direkt an unserem Flairy aufstellen darf. Die beiden haben in den letzten Nächten unangenehme Erfahrungen mit allerlei Tieren gemacht und hoffen, dass dies in der Nähe eines Wohnmobils nicht der Fall sein wird. Da wir uns bereits in Berlin zwei Marderschreck-Sender haben einbauen lassen, ist es fast ausgeschlossen, dass Tiere sie belästigen werden, denn diese Dinger geben Ultraschallwellen ab, die vor allem geräuschempfindlichen nachtaktiven Tieren sehr unangenehm sein sollen.

Die beiden Radler aber fühlen sich offenbar bei uns so wohl, dass sie ihren Zeitplan etwas verändern und drei Nächte bleiben. Wir treffen sie dann noch einmal in San Francisco und sind für kurze Zeit wohl so etwas wie Ersatzeltern für sie. Schon einige Jahre sind sie ein Paar, leben auch in Darmstadt zusammen und haben nun die Idee zu heiraten, sofern diese gemeinsame Tour mit all ihren Schwierigkeiten gut klappt. Wenn nicht, wollen sie sich bei ihrer Rückkehr trennen. Allerdings bekommen wir tatsächlich einige Jahre später eine Hochzeitsanzeige und freuen uns.

Mit dem Wohnmobil frei an Oregons Küste übernachten

Goldrausch

Etwa 160 Kilometer nördlich von San Francisco liegt der Fort Ross State Historic Park. Ursprünglich befand sich hier ein russisches Fort, gegründet von einer Pelzhandelsgesellschaft, deren Hauptaktionär die russische Zarenfamilie war. Das eigentliche Fort war von einer russischen Kolonie umgeben und hatte sogar eine eigene Fahne. Zur Zeit der Gründung gehörte Kalifornien noch zu Mexiko. Als nicht zuletzt die Nachfrage der Pelzhandelsgesellschaft dafür gesorgt hatte, dass die Seerobben an der Küste im Laufe der Zeit fast ausgerottet worden waren, wurde das Fort uninteressant. Das Zarenhaus bot es Mexiko zum Kauf an, aber niemand wollte dieses wilde, uninteressante Gebiet haben. Nun wurde Kalifornien amerikanisch und die Russen überließen das Gebiet dem amerikanischen Geschäftsmann Mr. Sutter. Die Zarenfamilie verzichtete auf sämtliche Gebietsansprüche, nachdem sie schon Alaska für umgerechnet 7,2 Millionen Dollar an die Amerikaner verkauft hatte.

Niederlassung der Russisch-Amerikanischen Handelskompanie in Kalifornien

Wenn dieser Deal nicht zustande gekommen wäre, hätten die Russen möglicherweise noch heute eine Kolonie in Nordkalifornien, ähnlich wie die Falklandinseln im Atlantik noch immer britisch sind. Wie sich dann wohl die Dinge entwickelt hätten? Das Stöbern in den Ursprüngen der amerikanischen Geschichte macht uns Spaß, und so verändern wir unseren Tourplan etwas, um auch die nächsten Tage auf historischen Wegen zu wandeln.

Und so begegnet uns auf Schritt und Tritt auch Mr. Sutter wieder, der Käufer des Forts. Beim Bau einer Wassermühle für ihn wird 1849 in der Nähe des heutiges Ortes Coloma Gold gefunden.

www.coloma.com/gold

Was dieser Fund auslöste, können wir uns heute wohl gar nicht so richtig vorstellen. Aber es gibt reichlich Literatur darüber, und viele der kleinen Orte, die damals hier entstanden, sind heute noch da. Einige sind originalgetreu restauriert und werden als Museumsdörfer betrieben. Da fast alle, die hier leben, in irgendeiner Form mit dem Tourismus zu tun haben, werden insbesondere an den Wochenenden von so vielen historische Kostüme getragen, dass man sich als Besucher tatsächlich um 150 Jahre in die Vergangenheit versetzt fühlt.

Der Goldrausch führt zur Gründung vieler Städte, die noch heute für Touristen erhalten sind

Noch immer ist die Landschaft hier sehr schön, wenn sie auch durch den Goldrausch gelitten hat. Die total verrückten Goldsucher nahmen auf nichts Rücksicht. Weder auf die Natur, noch auf die Menschen. Die symbolische Zahl 49 für das Jahr des ersten Goldfunds entdeckt man hier immer wieder. Auch der kleine State Highway, der durch dieses Gebiet führt, trägt diese Nummer. Bald entstand in der Zeit des Goldrauschs auch die erste größere Stadt, gelegen am Sacramento River und damit mit direktem Zugang zum Meer. Die folgerichtig Sacramento getaufte Stadt wurde die erste Hauptstadt des Staates Kalifornien und ist es bis heute geblieben, obgleich nicht nur Los Angeles und San Francisco schnell weit größere Bedeutung erworben hatten. Aber Mitte des neunzehnten Jahrhunderts saßen hier diejenigen, die am Goldrausch das richtige, ganz große Geld verdienten. Die Goldaufkäufer nämlich und die Banken. Heute ist die Altstadt von Sacramento ein echter Anziehungspunkt für Einheimische und Touristen.

Unsere Freunde Edith und Rudi, die in den fünfziger Jahren aus Hamburg bzw. Mecklenburg in die USA ausgewandert sind, wohnen, seit sie in den Ruhestand gegangen sind, praktisch dort, wo früher nach Gold gesucht wurde. Auf ihrem Grundstück wurde noch bis in die dreißiger Jahre des letzten Jahrhunderts mit inzwischen modernen Wasserstrahl-Methoden dem Edelmetall nachgespürt. Dafür wurde einfach der Mutterboden weggespült und dann der darunter befindliche felsige Boden auf Goldspuren und -adern untersucht. Als dann wirklich gar nichts mehr zu finden war, wurden die Grundstücke verkauft. Die neuen Besitzer mussten allerdings erstmal viel Arbeit und einiges Geld investieren, um aus dem Brachland bewohnbare Grundstücke zu machen.

Am Millerton Lake, bereits in sicherer Entfernung zum Goldrausch-Trubel ruhen wir uns erst einmal aus. Die Manager des Campingplatzes, ein sehr nettes Ehepaar, vermitteln uns ganz nebenbei in unseren Gesprächen einen interessanten Einblick in das schwierige Thema der Krankenversorgung für Kriegsveteranen.

Tom ist als ganz junger Mann im Vietnamkrieg verwundet worden. Seitdem fehlen ihm ein Unterschenkel und ein Unterarm. Für beides hat er über die Army Prothesen bekommen. Aber das war's dann auch schon. Alle folgenden Maßnahmen, von der Wundbehandlung bis zum Alltagstraining, muss er über seine private Krankenversicherung abwickeln, sofern er eine hat. Und genau da liegt das Problem: wegen seiner Behinderung wollen ihn die meisten nur mit einem erheblichen Zusatzbeitrag aufnehmen. Als Alternative könnte er höchstens in den Bundesstaat zurückziehen, in dem er zur Zeit seines Einzuges in den Vietnamkrieg gelebt hat. Die Staatsregierung würde dann für die erforderlichen Behandlungen in einem der Army-Krankenhäuser einstehen.

Goldrausch !

In Nordamerika gab es drei große „Goldräusche", wobei der Kalifornische Goldrausch von 1848 bis 1854 der Größte war. Bekannt sind auch der "Colorado Gold Rush" und der Goldrausch am Klondike River in Kanada und am Yukon River in Kanada. 1874 wurde bei Custer in den Black Hills in South Dakota Gold entdeckt und es entstand ebenfalls ein Goldrausch, in dessen Verlauf die Cheyenne vertrieben wurden. Bedeutende Goldfunde, jedoch keinen Goldrausch, gab es auch in St. Virginia, Montana (1863), in der Comstock Lode, Nevada (1859), in Oregon (1850), in British Columbia (1850) und Idaho (1863).

So viel Dankbarkeit, wie es zu bestimmten Anlässen gern dokumentiert wird, zeigt Amerika gegenüber seinen Veteranen offenbar doch nicht, zumindest nicht, wenn es ums Geld geht. Und erst im März 2010 hat der Kongress endlich mit knapper Mehrheit für die Einführung einer gesetzlichen Krankenversicherung gestimmt.

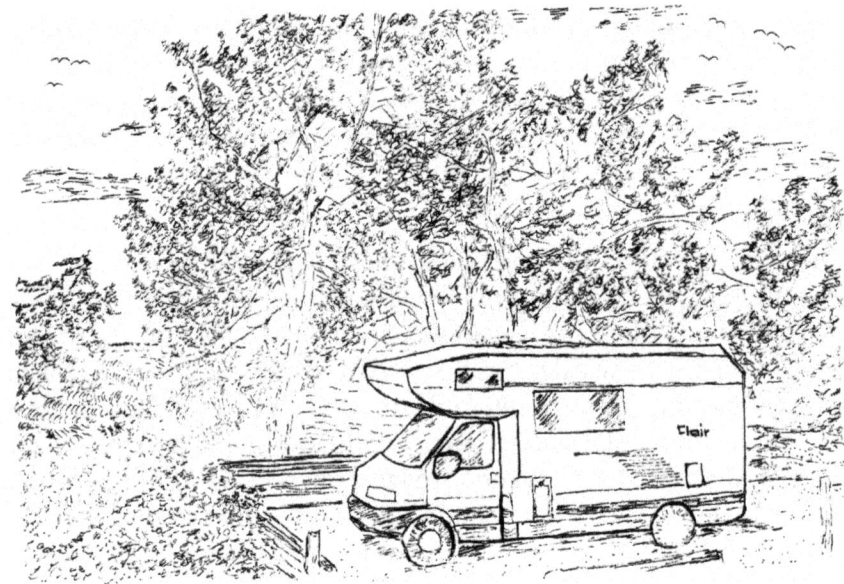

Ein Campingplatz am Millerton Lake, Kalifornien

Golden Gate

San Francisco hat viele Besonderheiten. Es lohnt sich immer wieder, einige Tage hier zu verleben. Diesmal wollen wir als erstes die Golden Gate Bridge zu Fuß erobern – 2.740 Meter pro Richtung, sodass wir hin und zurück auf über 5 Kilometer kommen. Es scheint, dass viele Touristen dies als sportliche Herausforderung ansehen.

Wir haben das ganz große Glück, dass in dem Moment, als wir in der Mitte ankommen, ein großes Containerschiff unter uns hindurch fährt. So wird uns die gewaltige Höhe von 70 Metern über dem Wasserspiegel besonders deutlich. Leider wird die Brücke auch häufig von suizidgefährdeten Personen genutzt, die ihrem Leben von hier oben aus ein Ende setzen. Wie viele es sind, lässt sich nicht genau sagen, aber man schätzt etwa 50 bis 60 pro Jahr.

Die Geschichte der Brücke ist aber auch auf positive Weise mit vielen Schicksalen verknüpft. Als wir 1997 in San Francisco sind, werden wir von einem alten Mann in etwas holprigem Deutsch angesprochen. Natürlich will er wissen, wo wir herkommen. Er hat offenbar mitbekommen, dass wir uns auf Deutsch unterhalten.

Ungläubig sieht er uns an, als wir ihm erzählen, dass wir aus Berlin-Neukölln stammen. Genau dort sei er auch geboren! Und bald kennen wir seine Geschichte. Bereits Anfang der dreißiger Jahre hat ihn Krupp hierher gebracht, und zwar zum Arbeiten an der Golden Gate Bridge, die das Unternehmen mitgebaut hat. Seitdem ist er hier. Denn er blieb, weil er sich in ein süßes Girl verliebt hatte, wie er uns an die sechzig Jahre später lächelnd beichtet. Sie heirateten und lebten viele Jahre glücklich zusammen, bis seine Frau vor einigen Jahren starb. Nun lebt er in einem Seniorenheim und bittet uns zum Abschied, Berlin zu grüßen, wenn wir wieder zu Hause sind. Wir haben es tatsächlich getan.

Ein anderes Bauwerk, das für das Verständnis von San Franciscos Geschichte wichtig ist, obwohl man es eigentlich mit einer anderen Stadt in Verbindung bringt, steht mitten in der Stadt, und zwar fast am Union Square, in einer kleinen Seitengasse. Dort hat der berühmte Architekt Frank Lloyd Wright, bevor er das Guggenheim Museum in New York baute, dieses Gebäude im Kleinformat errichten lassen. Innen genauso dieselben Schneckenrampen, und daran angeschlossen die Ausstellungsräume. Drei Jahre vor dem heute bekannteren Gebäude an der Ostküste wurde die heutige Xanadu Gallery für einen Antiquitätenhändler gebaut, quasi als Generalprobe für die zahlrei-

Die Brücke !

Nach Planung des Bauingenieurs Joseph B. Strauss sollte die Brücke, die 1937 eröffnet wurde, endgültig in gewöhnlichem Grau angestrichen werden. Das Schutzmittel „International Orange" sollte nur ein vorläufiger Anstrich sein. Doch das Orange der Rostschutzfarbe gefiel den Einwohnern von San Francisco, und da sich dieser erdige Orangeton auch gut vor der Kulisse der umgebenden Hügel und Berge machte und die Brücke sich somit gut in das Landschaftsbild einfügte, beschloss Joseph B. Strauss, die Farbe der Brücke so zu belassen.

chen neuen Ideen, die der Architekt damit verwirklichen wollte. Einfach genial.

San Francisco gilt ja heute allgemein als die Welthauptstadt der Schwulen und Lesben. Das war nicht immer so. Noch in den sechziger Jahren wurden Homosexuelle hier sehr stark bekämpft. Über die damaligen gesetzlichen Grundlagen möchte ich mich hier nicht weiter auslassen. Ich möchte eigentlich nur beschreiben, wie wir uns vor allem im Bezirk Castro, der überwiegend von Schwulen und Lesben bewohnt wird, gefühlt haben.

Die Freundlichkeit der Menschen wird hier zur Lebensart stilisiert

Schon als wir das erste Mal mit der Straßenbahn nach Castro fahren, merken wir sehr schnell, dass hier Menschen wohnen, für die schöne Dinge zum Leben gehören. Wir haben nirgends in den USA so viele Läden für Wohndekoration und Wohndesign gesehen wie hier. Aber auch sehr gute Restaurants gibt es hier, die teils sogar recht preiswert sind. Es wird Stil gelebt, privat und öffentlich. Und auch die Freundlichkeit der Menschen wird hier zur Lebensart stilisiert. Dabei fällt uns natürlich auch der eine oder andere Spinner auf. Aber wo gibt's die nicht? Ich kann nur jedem, der San Francisco besucht, empfehlen, einige Zeit in „The Castro" zu verbringen, wie die Einheimischen sagen.

Nun bleiben uns nur noch wenige Wochen. Es ist jetzt Anfang Oktober, und wir haben unseren Rückflug nach Deutschland für den 11. November gebucht. Natürlich unterhalten wir uns viel darüber, wie es mit unseren USA-Plänen weitergehen soll. Wir sind nun fest entschlossen im September nächsten Jahres, vielleicht sogar etwas früher, wiederzukommen und auf jeden Fall zu überwintern. Wir wollen auch mal richtige *Snow Birds* sein, wissen aber noch nicht ganz genau, wo genau. Immer wieder hatten wir von selbsternannten Fachleuten die Gegend um den Lake Havasu empfohlen bekommen, die geradezu ideal für unser Vorhaben sei. Nur sollten wir uns möglichst schon jetzt einen guten Platz auf einem der schönen Campingplätze in Seenähe reservieren.

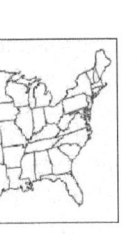

Strecke von San Francisco nach Lake Havasu im Westen Arizonas

Jetzt haben wir die Zeit und auch die Lust, uns das alles schon einmal aus der Nähe anzusehen. Von San Francisco aus liegt der Lake Havasu, ein Stausee des Colorado Rivers, zwar nicht gerade 'um die Ecke', sondern ein gutes Stück weiter südöstlich, auf der Höhe von Los Angeles, an der Grenze zwischen Kalifornien und Arizona, aber was soll's. Anfang Oktober genießen wir immer noch Tagestemperaturen von über 30 Grad, und auch das Wasser ist angenehme 25 Grad warm. Nach einigem Hin und Her finden wir, was wir suchen und reservieren uns einen Platz von Dezember bis Ende Februar. Mit dem Fährboot sind wir vom Platz aus in einer Stunde in Lake Havasu City.

In dieser Stadt gibt es eine Kuriosität, die London Bridge. Wie sie dorthin gelangte, ist eine tolle, typisch amerikanische Geschichte. In der englischen Hauptstadt sollte die alte Steinbrücke über die Themse abgerissen werden, weil sie dem immer stärker werdenden Verkehr nicht mehr standhalten konnte. Davon hörte ein Amerikaner mit zu viel Geld, Robert McCulloch, der Vorstandschef der McCulloch Oil Corporation. Er ließ die Brücke abbauen, jeder Stein wurde gekennzeichnet, alles per Schiff und dann per LKW hierher transportiert, wo man die Brücke auf der Basis einer Stahlbetonkonstruktion originalgetreu rekonstruierte. Nur fehlte das, was eine Brücke gewöhnlich überspannt. Also wurde noch ein Kanal angelegt, und so entstand eine Insel, auf die man über die London Bridge gelangt.

> Eine Themse-Brücke aus London wurde nach Lake Havasu City transportiert

Die vielen Powerboote, und alle anderen Boote auch, dürfen auf dem Kanal und in der Nähe der Brücke nur höchstens 5 Meilen pro Stunde fahren, also etwa 8 Stundenkilometer. Um nach Lake Havasu City zu gelangen, muss aber jeder genau diesen Weg nehmen. Da also selbst die schnellsten, lautesten, teuersten Boote ganz unspektakulär langsam in die City-Marina eintuckern müssen, bevor ihre Besitzer ihren Drink in einer umliegenden Bars nehmen können, ist aus der Ausfahrt im Laufe der Jahre ein besonderer Kick geworden: sobald der vorgegebene Punkt erreicht ist, geben alle Vollgas. Ein Kavaliersstart auf dem Wasser sozusagen. Jeder versucht, der Schnellste zu sein. Da teilweise auch richtige Offshore-Powerboote dabei sind, ist die Lautstärke enorm und es gibt immer wieder Ärger mit den Hotelgästen, die in der Nähe ihre Ruhe genießen möchten. Mehrfach hat man bereits den *Powerpoint* verlegt. Weil aber auch die Powerboat-Racer, die oft nur für die Wochenenden herkommen, um ihrer Leidenschaft zu frönen, ein wichtiger Wirtschaftsfaktor für die Region sind, will man es sich mit dieser Zielgruppe ebenso wenig verderben und versucht, Kompromisse zu finden.

> Powerboat Racing ist ein wichtiger Wirtschaftsfaktor für die Stadt

Während der Finanzkrise höre ich von amerikanischen Freunden, dass viele, viele der teuren Spielzeuge in den Marinas und an den Straßenrändern von Lake Havasu City, teils zu Dumping-Preisen, zum Verkauf stehen. Auch das ist Amerika.

Unser Winterquartier fürs nächste Jahr ist also gebucht. Wir müssen uns nun langsam Richtung St. George orientieren, wo unser Flairy wieder eingelagert werden soll. Westlich von Las Vegas liegt der Lake Mead, ein weiterer, nördlich gelegener Stausee des Colorado Ri-

www.bauforum24.tv
Unter dem Stichwort „Hooverdamm" ist ein Film über den Bau von 1935 zu finden.

vers, der durch den spektakulär anzusehenden Hoover-Damm gehalten wird. Da soll es einen schönen staatlichen Campingplatz geben. Von Lake Havasu aus haben wir nur etwa 250 Kilometer zu fahren. Als wir ankommen, finden wir auf dem großen Gelände des Lake Mead Recreation Area Campground nur etwa 20 Wohnmobile vor. Der See ist höchstens 50 Meter entfernt und noch immer 22 Grad warm, bei einer Lufttemperatur von 25 bis 30 Grad. Mit seinen blühenden Oleanderbüschen erscheint uns der Platz wie das Paradies. Warum sollen wir noch weiter ziehen? Wir bleiben hier, genießen unsere letzten Tage und die entspannte Atmosphäre, in der wir die vielen Erlebnisse der letzten Monate verarbeiten.

Ein Erdbeben mit 5.2 auf der Richterskala lässt das Wohnmobil schaukeln

An eine Nacht, ich glaube, es ist die vom 1. auf den 2. November, werde ich mich immer erinnern. Wir schlafen schon tief und fest, als plötzlich das Auto hin und her zu schaukeln beginnt. Wechselseitig nehmen Ursula und ich beide an, wir würden etwas unruhig schlafen, bis uns die Beständigkeit der Bewegung aufwachen lässt. Es ist tatsächlich ein Erdbeben mit der Stärke 5,2 gemäß Richterskala, wie wir am nächsten Tag erfahren, mit Zentrum im nicht einmal 50 Kilometer entfernten Las Vegas. Während dort immerhin einiger Gebäudeschaden entstanden ist, kommen wir mit einem gehörigen Schrecken davon.

Nach neun Monaten Rundreise wieder zurück am Flughafen Tegel in Berlin

Als wir wieder nach Berlin fliegen, sind wir nicht traurig. Wieder sind zwar die neun Monate, die wir diesmal hier verbracht haben, sehr schnell vergangen. Aber wahrscheinlich kommt uns das nur so vor, weil wir so viel erlebt haben. Am Flughafen in Tegel erwartet uns unsere Familie. Aufgereiht wie die Orgelpfeifen sind als Empfangskomitee nicht nur unser Sohn André und unsere Schwiegertochter Agnes mit den Enkelkindern Vincent und Pauline angetreten, sondern auch noch mein Bruder Joachim, genannt Aki. Wir haben viel zu berichten!

Schicksalsjahr 2000

Dieses Jahr beginnt für uns mit einem Paukenschlag. Ursula will sich im Januar einen Bruch im Bauchbereich operieren lassen. Bei der näheren Untersuchung im Krankenhaus wird festgestellt, dass dieser vermeintliche Bruch eigentlich ein Tumor am Darm ist, der jedoch in seinem Ursprung auf einen Brusttumor zurückgeht. Sie hat also Brustkrebs mit starker Metastasierung im ganzen Körper.

Ich möchte hier nicht zu ausführlich darauf eingehen, was diese Nachricht für sie bedeutet und damit auch für mich. Aber natürlich wird sie zum Dreh- und Angelpunkt für unsere weiteren Reisepläne.

Vorwürfe muss Ursula sich nicht machen, dass sie nicht zur Vorsorge gegangen wäre. Jedes Jahr pünktlich werden die Termine eingehalten. Gerade mal 1 Meter 60 ist sie groß, wiegt selten mehr als 50 oder 52 Kilo. Sie ist körperlich also nicht sehr stark, aber dafür mental um so mehr. Ich breche nach dieser Schreckensnachricht zunächst einmal zusammen. Sie sagt: „Wir werden beide kämpfen. Noch ist das Leben nicht vorbei."

Und der Kampf beginnt. Mehrere schwere Operationen, und dann insgesamt acht massive Chemotherapien. Achtmal durch die Hölle bedeutet das für sie. Der Verlust der Haare ist dabei völlig unwichtig. Viel schlimmer sind die körperlichen Strapazen und die Gewichtsabnahme auf plötzlich nur noch 39 Kilo.

Nach der vierten Chemotherapie hat selbst Ursula die Hoffnung fast aufgegeben. Der Verfall ist so schlimm, dass wir uns voneinander verabschieden.

Nach der fünften Chemotherapie stellt sich ein Wunder ein. Die Metastasen werden weniger, und die Hoffnung kehrt zurück, woran die Abteilung des St. Joseph Krankenhauses in Berlin Tempelhof großen Anteil hat.

> Alle neuen Amerika-Pläne sind plötzlich völlig nebensächlich und unwichtig

All unsere USA-Pläne sind jetzt völlig nebensächlich und unwichtig. Alles wird einfach abgeblasen. Es gibt für uns nur einen Gedanken: schafft sie es, oder schafft sie es nicht?

Ende August kann Ursula zeitweise das Krankenhaus verlassen, und die letzten Chemotherapien werden ambulant durchgeführt. Und ausgerechnet bei der Injektion der letzten Chemo gibt es ein großes Problem. Das hochdosierte Gift wird nicht in ihre Vene, sondern in das Gewebe injiziert. Der rechte Arm ist so vergiftet, dass eine Amputation bevorsteht. Aber im letzten Moment kann das Können eines Spezialisten diesen Schritt verhindern. So bleibt der Arm zwar in seinen Funktionen eingeschränkt, doch damit kann und will sie leben.

Anfang Januar des Jahres 2001 kommt Ursula nach Hause. Sie verbringt noch die meiste Zeit im Bett, erholt sich aber zusehends. Irgendwann frage ich sie vorsichtig, was wir denn nun mit unserem Flairy machen sollen. Der steht ja noch immer im Lager in St. George. Nach nur sehr kurzem Überlegen antwortet sie mir, ich solle für Ende März Flüge buchen. Sie meint, das sei noch lange genug hin, um für den langen Flug Kräfte zu sammeln. Und sterben könne sie drüben genauso wie in Berlin, wenn es denn so kommen sollte. Bloß hätte ich dann natürlich die Probleme mit ihrem Leichnam. - Es gibt Dinge im Leben, die vergisst man nie. Und dazu gehört für mich diese Antwort. So typisch für sie. Pragmatisch. Realistisch. Und voller Humor.

Es geschieht, wie sie es sich vorstellt. Ende März fliegen wir wieder rüber.

Nach schwerer Krebstherapie soll es doch wieder losgehen

Und weiter geht es

Ursula hat sich entschieden, unsere Reisepläne nicht aufzugeben. Fast hatte ich es nicht anders erwartet, aber zuletzt den Glauben an die Möglichkeit verloren. Jetzt kümmert sie sich mit besonderem Einsatz um die Stärkung ihrer körperlichen Leistungsfähigkeit. Die hat durch die Krankheit so stark gelitten, dass es ihr schwerfällt, ohne Pausen in unsere Wohnung in der zweiten Etage zu gelangen. Weiterhin ist ihr rechter Arm stark behindert und völlig ohne Kraft. Aber immerhin ist er dran und musste nicht amputiert worden. Mit großem Elan ist sie bemüht, alles einigermaßen wieder herzustellen. Ihr selbst formuliertes Ziel: AMERIKA, ich komme wieder! Was interessiert mich der Krebs?

Ihr Ziel: „Amerika, ich komme wieder! Was interessiert mich der Krebs?"

Meine Aufgabe ist es jetzt, die Voraussetzungen zu schaffen, damit dieser Plan aufgehen kann. Das Wichtigste: zunächst einmal brauche ich die Meinung der Ärzte zu unserem Vorhaben.

Zuerst frage ich den Chefarzt des St. Joseph-Krankenhauses in Berlin-Tempelhof, der Ursula mehrfach operiert hat.

Seine Antwort ist spontan und deutlich. Bei dieser Frau sei alles möglich. Aus medizinischer Sicht bestünden keinerlei Bedenken. Im Gegenteil, je besser die psychische Verfassung, um so besser würde sich möglicherweise auch der Körper erholen. Er ermuntert mich, trägt mir aber auch auf, aufzupassen, dass sie sich nicht zu viel zumutet.

Ein Okay habe ich also schon mal.

Der nächste, den wir fragen, ist unser Hausarzt, Herr Malzbender. Auch er hat keine Bedenken. Aber in den USA sollen wir die erforderlichen Blutwerte in bestimmten Abständen kontrollieren lassen, wofür er uns ein Attest in englischer Sprache mitgibt, in dem alle notwendigen Informationen enthalten sind. Am wichtigsten sind natürlich die sogenannten Tumormarker.

Detaillierte Vorbereitungen unter neuen Umständen

Nun kommt die Frage, welche Medikamente sie benötigen wird. Auch das können wir relativ schnell klären. Ich mache mir eine Liste, auf der alle möglichen Probleme, die eventuell auftreten könnten, vermerkt werden. Für eines nach dem anderen treffen wir Vorkehrungen und haken sie ab. Ganz besonders wichtig ist natürlich, ob unsere Auslands-Krankenversicherung eventuell notwendige Behandlungen übernehmen würde. Nach einigem Schriftverkehr kommt schließlich das JA. Jetzt ist alles andere lediglich organisatorischer Kram, aber trotzdem buche ich die Flüge erst, nachdem alles erledigt ist. Wir fliegen am 25. März, über London und Los Angeles bis nach Las Vegas. Auf den einzelnen Airports habe ich vorher jeweils einen Rollstuhl für Ursula gebucht, weil ich mir nicht sicher bin, ob sie die teils langen Wege zu Fuß bewältigen kann. Eine gute Entscheidung, wie sich vor Ort erweist. Das Verabschiedungskomitee ist noch größer als das, was uns beim letzten Mal empfangen hat. Alle drücken uns noch etwas fester als sonst.

Das Verabschiedungskomitee ist noch größer als beim letzten Mal

In den vergangenen Wochen haben natürlich lange Gespräche mit unserer Familie und mit unseren Freunden stattgefunden, in denen es immer wieder um die Frage geht, ob wir wieder losziehen sollten oder nicht. Denn uns allen ist klar, dass niemand sagen kann, ob der Krebs besiegt ist.

Es erleichtert mir den Abschied sehr, dass vor allem unser Sohn André uns immer wieder ermuntert, unseren Amerika-Traum weiter zu verfolgen.

Mit großem Geheule werden wir in St. George von Don und Vicky, den Hütern unseres Flairy, sowie ihren Kindern sehr herzlich begrüßt. Auch sie haben mit uns gebangt und freuen sich nun umso mehr, uns zu sehen.

Der Flairy ist wieder schön saubergemacht und zur Abfahrt bereit. In den letzten Tagen sind wir zu dem Entschluss gekommen, es erst einmal sehr ruhig angehen zu lassen, quasi als Kur. Am Lake Mead, denken wir, ist es schön warm. Es ist ruhig, wir können die schöne Landschaft genießen, und wir haben keinen Stress, weil wir irgend etwas erleben oder besichtigen müssen.

Die Reise beginnt mit einer defekten Lichtmaschine

Also los, Richtung Las Vegas. Eine knappe halbe Stunde vor der Stadtgrenze beginnt es plötzlich fürchterlich zu stinken im Auto. Wir machen alle Fenster auf und quälen uns langsam bis zum RV-Platz am Kasino Circus-Circus, wo wir immer stehen, wenn wir hier sind. Wir haben Glück, denn gerade als wir ankommen, steht dort ein mobiler Autoreparatur-Servicedienst. Der Profi weiß sofort, was los ist. Der Regler in der Lichtmaschine ist kaputt und dadurch wird die Batterie überladen. Unsere kocht bereits und wäre explodiert, wenn wir noch ein Stückchen weitergefahren wären.

Na prima, das fängt ja gut an, denken wir und stellen uns vor, dass es schwierig sein müsste, eine Lichtmaschine für einen Fiat Ducato zu finden. Ausnahmsweise scheint der Mechaniker mal zuversichtlicher zu sein als seine Kunden, denn er lacht und verspricht, bald zurück zu sein. Tatsächlich dauert es kaum länger als eine halbe Stunde, bis er mit einer neuen Lichtmaschine und einer neuen Batterie erscheint, beides einbaut und unsere Welt wieder in Ordnung bringt. Mit fachmännischem Blick hatte unser Engel sofort gesehen, dass die Ducato-Lichtmaschine baugleich ist mit der vom Chevy, und eine Batterie ist ja ohnehin kein Problem. Wie schön, dass wir gerade jetzt einmal richtig Glück haben und an einen Meister seines Fachs geraten, die es eben auch in den USA gibt.

In unserem 'Kurort' am Lake Mead ist uns das Glück weiter hold, und wir bekommen den schönsten Stellplatz auf dem ganzen Gelände. Die Gäste sind sehr angenehm, und bald lernen wir Edith und Rudi kennen, die ich im Zusammenhang mit den Goldgräbergebieten bei Sacramento schon erwähnt habe.

In der Nacht hören wir das mittlerweile fast vertraut klingende Heulen der Kojoten, und am Tage beobachten wir allerlei Tiere, beispielsweise einen Roadrunner beim Verspeisen einer giftigen Vogelspinne. Er fliegt kurz hoch, hackt mit seinem spitzen Schnabel von oben in den Körper und reißt dann der Spinne ein Bein nach dem anderen aus.

Nicht weit weg liegt der kleine Ort Boulder City, der beim Bau des Hoover-Damms gegründet wurde. Dort gibt es eine gute Physiotherapie-Praxis, bei der Ursula vor zwei Jahren war, als sie starke Rückenschmerzen hatte. Als selbständige Massage-Therapeutin arbeitet dort Jan, eine etwas abgedrehte Dame mit großem Hang zur Mystik. Eigentlich wollen wir ja nur kurz Hallo sagen, als wir sowieso zum Einkaufen im Ort sind. Aber als wir die Praxis betreten, schlägt uns so viel Wiedersehensfreude von Jan und ihrem Chef Ted entgegen, und nach unseren Erzählungen darüber, warum wir es im letzten Jahr nicht, wie versprochen, geschafft hatten wiederzukommen, so viel Anteilnahme, dass mehr daraus wird. Jan muss schrecklich weinen, als sie hört, was Ursula durchgemacht hat, und lässt sich von ihr erst allmählich trösten.

Das Ergebnis der Begegnung ist, dass Ursula ab jetzt alle zwei Tage in die Praxis geht, um sich von Jans 'goldenen Händen' den lädierten rechten Arm behandeln zu lassen. Auf keinen Fall will sie dafür ein Honorar von uns. Es sei doch das Einzige, was sie für ihre „Freundin" Ursula tun könne.

Bevor wir nach drei Wochen weiterziehen, gelingt es uns aber immerhin, Jan und ihren Mann sowie Ted und seine Frau zu einem schönen Abendessen einzuladen.

Für mich ist natürlich in dieser Zeit das Wichtigste, zu sehen, wie sich Ursula fühlt und wie sich ihr Befinden entwickelt. Die körperli-

Nachts hört man das vertraut klingende Heulen der Kojoten

Kojoten !

Der Kojote (Coyote) ist ein Präriewolf oder Präriehund, die einem kleineren Wolf ähnelt. Kojoten bewohnen den nordamerikanischen Kontinent vom subpolaren Norden Kanadas und Alaskas über die gesamten USA und Mexiko bis nach Costa Rica. Sie haben sich einer Vielzahl von Lebensräumen angepasst und können in dichten Wäldern ebenso leben wie in der Prärie.

Wichtig: Kojoten sind sehr scheu und greifen niemals Menschen an.

che Kondition wird ganz langsam besser. Nach unserer 'Kur' kann sie schon wieder etwa fünf Minuten im See schwimmen, was eine große Leistung ist.

Ihre mentale Kondition ist schon nach kurzer Zeit hervorragend. Schnell kommen zwischendurch wieder lockere Sprüche. „Was interessiert mich mein Krebs? Ich freue mich an meinem Leben und habe die Absicht, das noch lange zu tun."

Mesa !

Mesa im US-Bundesstaat Arizona ist eine von 27 Städten des Ballungsraums Phoenix. Wegen des milden Winterklimas ist Mesa eine der am schnellsten wachsenden Städte der USA und wuchs zwischen 1990 und 2000 um 37 Prozent auf circa 450.000 Einwohner.

Mesa wurde 1878 von Mitgliedern der Kirche Jesu Christi der Heiligen der Letzten Tage (Mormonen) gegründet.

Auf dem Wege nach Mesa in Arizona, wo Achim und Doris ihr Winterquartier haben, kommen wir wirklich durch Zufall an einem kleinen State Park-Campingplatz am Colorado River vorbei. Eigentlich wollen wir nur eine etwas längere Mittagspause machen. Wir richten es jetzt immer so ein, dass wir nach dem Essen noch Zeit für ein Schläfchen einplanen, wenn wir unterwegs sind. Auch mir ist das sehr recht.

Aus dieser Mittagspause allerdings werden einige Tage. Der *Campground* ist erst vor einigen Monaten modernisiert worden. Es gibt Wasser und Strom am Stellplatz, durch die wunderschöne Landschaft zieht sich der Fluss, in dem wir sogar baden können.

Diesen Platz werden wir uns merken. Bei Ursula merke ich bald, dass sie schon jetzt wieder beginnt, Pläne für die nächste Reise zu schmieden. Für sie scheint völlig klar, dass es auch im nächsten Jahr wieder in die USA geht. Darüber, wie viel Zeit wir zur Verwirklichung unserer Ziele überhaupt noch haben werden, machen wir uns beide niemals Gedanken.

Durch unseren Zwischenstopp kommen wir einige Tage später in Mesa an als vorgesehen, hatten Doris und Achim aber natürlich Bescheid gesagt. Auch hier ist die Wiedersehensfreude diesmal besonders herzlich. Ein wenig merkt man all unseren Wieder-Begegnungen an, dass viele schon befürchtet hatten, Ursula nicht mehr wiederzusehen. Aber jetzt strahlt sie eine derartige Lebensfreude aus, dass solche Gedanken schnell wieder weg sind.

Acht Wochen lang ist die Blütezeit der großen Kandelaber-Kakteen

In Mesa erleben wir die ersten Anzeichen der beginnenden Kakteenblüte. Wie mag es jetzt im Saguaro National Park mit seinen großen Kandelaber-Kakteen aussehen? Wir fahren hin und schauen uns die Pracht an. Insgesamt erstreckt sich die Blüte über etwa acht Wochen, sodass man im Süden von Arizona während dieser Zeit auf immer verschiedene blühende Arten trifft.

Wir messen 40 Grad im Schatten. Aber wo ist schon Schatten? Im Flairy steigt das Thermometer am Tage auf über 50 Grad. Das ist selbst Ursula zu viel. Unseren Mittagsschlaf machen wir deshalb draußen unter unserem Schattenzelt. In den Nächten kühlt es auf immerhin 25 bis 30 Grad ab.

Bei einem meiner kleinen morgendlichen Spaziergänge überquert etwa fünf Meter vor mir ein Prachtexemplar von Klapperschlange den Weg. Sehr langsam und sehr sehr entspannt. Anschließend rollt sie sich unter einem Gebüsch am Wegrand zusammen und blieb dort liegen. Kurz darauf begegnet mir einer der Ranger auf seiner Rundtour mit dem Fahrrad. Ich zeige ihm das schöne Tier und frage mich, wie er sich verhalten wird. Wortlos steigt er aufs Rad und ist verschwunden, um kurz darauf mit einer Kiste und einem speziellen Greifwerkzeug zurückzukehren. Er lockt die Schlange an, greift sie und steckt sie in die Kiste. Hier, wo so viele Menschen sind, könne sie nicht bleiben, erklärt er mir, und dass er das Tier etwa 20 Meilen weit an einen Ort in der Natur bringen würde, wo selten jemand hinkommt. Ich erfahre, dass das Töten von Klapperschlangen unter hoher Strafe steht. Wenn ich mich recht erinnere, spricht er von 7.500 Dollar Geldstrafe.

Am nächsten Morgen überrascht mich Ursula mit der Idee, ob wir nicht ein bisschen mit dem Fahrrad durchs Gelände fahren wollen. Meine Frage, ob sie sich das mit ihrem Arm zutrauen würde, wischt sie weg. Wenn sie es nicht versucht, meint sie, könne sie es nicht herausfinden.

Eine halbe Stunde sind wir unterwegs, und ich glaube, dieses Strahlen auf ihrem Gesicht werde ich nie vergessen. Ohne Ziel und Plan fahren wir einfach so durch die Gegend. Ursula genießt die Wärme, die interessanten Eindrücke, fühlt sich wohl und ist stolz auf ihre Leistung. Wenn es ihr gut geht, geht es auch mir gut.

Jetzt trauen wir uns zu, Richtung San Diego aufzubrechen und einen Abstecher nach Mexiko zu planen, nach Tijuana. In San Diego schlendern wir durch die zauberhafte Altstadt und entdecken dabei eine jener kleinen Boutiquen, vor denen Frauen gern einfällt, dass sie nichts passendes anzuziehen haben. Diesmal und in Ursulas besonderem Fall ist ein Stück Wahrheit daran. Ursulas Körper ist durch die Krankheit noch immer so zierlich, dass sie oft Schwierigkeiten hat, in unserem Schrank etwas zu finden, worin sie sich wohlfühlt.

Der Herr, der uns bedient, spricht uns auf Deutsch an, sobald er uns ein paar Worte wechseln gehört hat. Er ist aus Hamburg und seit sechs Jahren hier. Ich glaube, wir verbringen fast vier Stunden in dem

Saguaro !

Der Saguaro-National-park befindet sich bei Tucson, Arizona, in der Sonora-Wüste, die sich bis weit nach Mexiko erstreckt, und gilt als einer der schönsten und artenreichsten Regionen dieser Wüste.

Eine herausragende Pflanze hat dem Park seinen Namen gegeben: der Kandelaber-Kaktus (Saguaro), dessen Hauptsprosse bis zu 20 Meter hoch und bis zu 70 cm dick werden können.

Das Töten von Klapperschlangen steht hier unter hoher Geldstrafe

Laden und kaufen natürlich auch einiges. Aber das Lustigste ist das Angebot, das er Ursula ganz ernsthaft macht. Er fragt sie tatsächlich, ob sie nicht seine Boutique übernehmen möchte. Er habe noch eine zweite in San Diego und könne einfach keine gute Fachkraft für den Verkauf finden. Wegen der Arbeitsgenehmigung bräuchten wir uns keine Sorgen zu machen, das würde er schon alles regeln.

Ein überraschendes Angebot, eine Boutique in San Diego zu übernehmen

Wir erzählen ihm nun, welch schwere Krankheit Ursula gerade erst überwunden hat. Doch das hält er im Hinblick auf die guten Ärzte für unproblematisch, und außerdem könne ich ihr ja helfen.

Im Hinblick auf Ursulas berufliche Laufbahn hat er sicherlich recht, dass ihm eine so gute Kraft nicht wieder so schnell begegnen würde. Als junges Mädchen hat sie in einem der renommiertesten Fachgeschäfte von Berlin Pelzfachverkäuferin gelernt. Seitdem ist das qualifizierte Verkaufen eine Leidenschaft von ihr. Im Laufe der Jahre eignet sie sich so gute Kenntnisse der Damenoberbekleidung an, dass sie später in Berlins Edelkaufhaus KaDeWe in der Saison die Damen in Sachen Pelze und ansonsten ganz allgemein in Kleiderfragen erfolgreich berät.

Diese Fachkenntnis hat der Boutiquebesitzer offenbar bemerkt und versucht nun, sie davon zu überzeugen, dauerhaft nach San Diego zu kommen. Es ist nicht einfach für Ursula, ihn davon wieder abzubringen, denn natürlich ist sie auch sehr stolz, dass man ihr, selbst in ihrem momentanen körperlichen Zustand, ein solches Angebot macht. Das Gespräch verläuft in einer sehr freundlichen, fast schon freundschaftlichen Atmosphäre. Wir bleiben auch in lockerem Kontakt, und immer mal wieder fragt er an, ob sie es sich nicht doch noch einmal überlegen wolle, bis wir schließlich fünf Jahre später von ihm die Nachricht bekommen, dass er beide Läden verkauft habe.

In Palm Springs steht der erste Blut-Check auf der Reise an

Nun ist es an der Zeit, den ersten Blut-Check außerhalb Deutschlands zu organisieren. In Palm Springs gibt es mehrere Krankenhäuser. Wir haben keine Ahnung, für welches wir uns entscheiden sollen. Aus dem Bauch heraus fällt die Wahl auf das Sinatra Desert Hospital. Ursula hat extra nichts gegessen, damit die Blutabnahmen gleich durchgeführt werden können.

Am Empfang erklären wir der sehr freundlichen Dame, was wir wollen. Interessiert studiert sie das Attest von Herrn Malzbender, Ursulas Hausarzt und Onkologen. Wir werden von einer älteren Dame in die zweite Etage begleitet. Diese Begleitpersonen sind, wie wir später erfahren, fast ausschließlich Rentner, die diese Tätigkeiten freiwillig und fast immer ohne Bezahlung machen, dafür jedoch eine gute ärztliche Betreuung zugesichert bekommen, sofern sie sie einmal nötig haben sollten.

Oben im Laborbereich werden wir wieder in Empfang genommen, erzählen erneut unsere Geschichte und unser Anliegen, woraufhin Ursula in den Behandlungstrakt gebeten wird. Auch ich darf mit, da sie ziemlich aufgeregt ist. Nicht, weil Umgebung und Abläufe neu für sie sind, sondern vor allem wegen der zu erwartenden Resultate.

Die eigentliche Prozedur wird professionell in wenigen Minuten erledigt. Dann begrüßt uns der Chefarzt des Labors, dem man offensichtlich von unserem nicht alltäglichen Besuch erzählt hat. Er will von Ursula möglichst viel über ihre Krankheit und die Behandlung in Deutschland wissen, vor allem auch, wie das mit dem Arm passiert ist. Schnell merken wir, dass wir bei dem notwendigen Fachvokabular an die Grenzen unserer Sprachkenntnisse stoßen. Prompt erscheint kurz darauf eine Schwester, die beim Übersetzen hilft. Sie ist in Heidelberg geboren, als Kind eines amerikanischen Soldaten und einer Deutschen. Alle gemeinsam gehen wir in das sehr schicke Restaurant des Krankenhauses, wo wir fast eine Stunde lang quatschen, bevor wir mit vielen guten Wünschen verabschiedet werden.

Hervorragende ärztliche Betreuung mit deutscher Übersetzung

In drei Tagen können wir die Ergebnisse abholen. Das bedeutet weitere drei Tage Spannung, die wir im Joshua Tree National Park verbringen. Auch hier blühen die Kakteen, und es ist sehr warm. Trotzdem können wir mit dem Fahrrad durch die Gegend fahren, was Ursula als Training für ihren lädierten Arm sehr gut tut. Trotz ihrer körperlichen Einschränkungen sieht sie eigentlich alles positiv, und ich habe sie nicht ein einziges Mal jammern hören.

Joshua Tree !

Der Joshua Tree Nationalpark ist eine Region zwischen der Mojave-Wüste und der Colorado-Wüste im Südosten Kaliforniens.

Die touristische Infrastruktur ist relativ wenig entwickelt, trotzdem ist ein Besuch wegen der reizvollen und einsamen Campingplätze besonders zu empfehlen.

Drei Tage später fahren wir sehr schweigsam zurück nach Palm Springs. Jeder von uns hängt seinen eigenen Gedanken nach. Das Ergebnis steht uns bevor, ohne dass wir uns gegenseitig in irgendetwas hineinsteigern wollen. Die Blutwerte sind, für die gegebenen Umstände, sehr gut. Und was das Wichtigste ist: die Tumormarker-Werte sind nicht gestiegen, sondern bewegen sich in Richtung n o r m a l. Wir liegen uns in den Armen und heulen erst mal. Die Menschen um uns herum sind uns dabei völlig egal. Aber als sie mitbekommen, dass wir nicht aus Verzweiflung, sondern vor Freude weinen, beginnt jemand zu klatschen und alle anderen schließen sich an. Auch das eine Situation, die man einfach nicht vergessen kann.

Auf in die Zukunft

Nach dieser freudigen Nachricht entschließen wir uns nach vielen Überlegungen, unser weiteres Programm so zu verwirklichen, als ob es die Krankheit nicht gäbe. Natürlich werden wir die erforderlichen Therapien und Blutuntersuchungen durchführen, aber ansonsten so leben, dass die Krankheit in unserem Alltag möglichst keine Rolle spielt. Diese Einstellung kommt hauptsächlich von Ursula, die mir immer wieder vor Augen hält, dass, wenn wir der Krankheit Prioritäten einräumen würden, wir eigentlich auch wieder nach Hause fliegen könnten. Das Tour-Leben soll das Wichtigste sein.

Also los!

Vorbei an den schwarzen Flecken amerikanischer Geschichte

Der Highway 395 ist geradezu ideal, um eine lange Strecke in schöner Landschaft zurückzulegen. Fährt man ihn in Richtung Norden, liegen links die Berge der Sierra Nevada und rechts die Mojave Wüste. Auf dem Weg kommen wir an einem der schwarzen Flecken der amerikanischen Geschichte vorbei, dem Internierungslager Manzanar. Hier wurden ab 1941, wie in etlichen anderen ähnlichen Lagern in den USA, Amerikaner mit ganz oder teilweise japanischer Abstammung interniert. Die Behörden stuften diese Menschen in Anbetracht der Kriegsgegnerschaft mit Japan als Sicherheitsrisiko ein. Die meisten dieser Lager, in denen insgesamt fast 120.000 Menschen bis zu drei Jahre lang auf engstem Raum zusammengepfercht lebten, befanden sich in Gegenden, die vom Klima und von der Lage her sehr beschwerlich waren. Erst im Jahre 1967, also lange nach dem Ende des des 2. Weltkrieges, gestand die amerikanische Regierung offiziell ein, dass diese umfassende Internierung als nicht angemessen zu bezeichnen sei und gewährte allen zu dieser Zeit noch lebenden Lagerinsassen oder aber deren Erben eine Entschädigung von je 20.000 Dollar zu.

Brot !

Tatsächlich entspricht das typisch amerikanische Brot nicht unbedingt europäischem Geschmack, weil es hauptsächlich aus Weizenmehl besteht und eher weich und pappig ist.

Wer auf deutsches Brot in seiner Vielfalt nicht verzichten möchte, findet es neben lokalen und Öko-Bäckereien auch z.B. bei der Handelskette *Trader Joe's*, die mittlerweile zum Aldi-Konzern gehört, oder aber häufig bei einer Aldi-Filiale selber.

Etwa 50 Kilometer weiter bekommen wir für kurze Zeit zwischendurch mal wieder heimatliche Gefühle. Wir wundern uns sehr, warum mit einem Mal mehrere große Parkplätze vor uns auftauchen, auf denen eine Unmenge von Touristenbussen parkt. Da sehen wir auf der westlichen Seite des Highways einen riesigen Bäckereiladen. Der Inhaber ist ein Holländer, der offenbar festgestellt hat, dass inzwischen auch viele Amerikaner europäisches Brot mögen. Es gibt kaum eine deutsche Brotsorte, die hier im Sortiment fehlt. Der Bäcker beschäftigt 100 Angestellte, und die Kunden kommen aus der ganzen Umgebung, um hier einzukaufen. Da der Highway 395 außerdem eine der meist befahrenen Durchgangsstrecken Kaliforniens ist, halten auch viele Reisende an und versorgen sich mit wunderbarem Brot. Außerdem gibt es hier hausgemachtes Beef Jerky. Dieses dünn geschnittene, marinierte Rindfleisch, das an der Luft getrocknet wird, gilt als nahrhafter Snack, dessen Ursprung bei den Indianern liegt. Die unterschiedlichen Marinierungen und Gewürze sind eine Wissenschaft für sich und werden von Beef Jerky-Fans mit fast religiösem Eifer diskutiert. In den folgenden Tagen kauen wir andauernd Jerky und stellen mit dem zähen Trockenfleisch die deutsche Wertarbeit unseres Berliner Dentallabors auf eine ziemlich harte Probe.

Auf unserem Trip besuchen wir auch wieder viele Punkte, an denen wir schon einige Male waren. Jetzt sehen wir sie manchmal mit anderen Augen, intensiver und viel mehr auf Einzelheiten bedacht.

Den Tioga Pass haben wir aber noch nie befahren. Immer, wenn wir bisher am Yosemite National Park (ausgesprochen übrigens „Yo-SEM-i-ti") waren, war die Straße wegen Schnee gesperrt, oder es war so voll, dass wir keine Lust hatten, uns Stoßstange an Stoßstange bis auf 3.000 Meter Höhe zu quälen. Diesmal ist alles perfekt. Der Pass ist erst seit einer Woche geöffnet und oben ist es auch noch ganz schön kalt. Aber erstens haben wir im Flairy eine hervorragende Heizung und zweitens auch noch schöne warme Decken an Bord. Die Sonne scheint, die Luft ist klar und die Stimmung wie im Paradies. Zumindest stelle ich es mir so vor.

Auf einem der Campingplätze etwas außerhalb des Yosemite treffen wir eine Gruppe Bergsteiger aus Schwaz in Tirol. Alle vier Männer und drei Frauen sind von der Bergrettung und haben vor, sich einen großen Lebenstraum zu erfüllen. Am übernächsten Tag wollen sie die Steilwand des El Capitain bezwingen. Mit 1.066 Metern Höhe soll er der größte freistehende Granitblock der Welt sein. Das muss für Kletterer etwa so sein, als ob sie an einer Olympiade teilnehmen dürfen. Eine Woche zuvor haben sie schon einen Versuch unternommen, aber einer ihrer Kameraden hat auf der Hälfte schlapp gemacht, und so sind alle, ohne irgendwelche Vorwürfe, wieder abgestiegen.

Den zweiten Versuch wollen wir miterleben. Morgens um 5 Uhr soll es losgehen, etwa zwei Stunden später sind wir unterhalb des El Capitain und denken, wir träumen. Etwa 50 bis 60 Kletterer sind dort insgesamt versammelt. In Gruppen zu vier oder mehr Personen bereiten sie sich auf das große Ereignis vor. Es scheint, als seien wir die einzigen, die mit der Kletterei nicht direkt etwas zu tun haben.

Beef Jerky **!**

Beef Jerky muss nicht zäh sein und vor allem bringt es Spaß, es selber mit gekaufter oder eigener Gewürzmischung herzustellen.

In heißen Regionen mit niedriger Luftfeuchtigkeit kann man die dünnen Fleischstreifen auf Fäden aufziehen und draußen trocknen. Ansonsten tut ein Dehydrierer, der auch zum Trocknen und Konservieren anderer Lebensmittel geeignet ist, hervorragende Dienste.

Wichtiges Argument für die Eigenherstellung: Es ist viel preiswerter als industrielles Jerky. Und man weiß, was drin ist.

Besteigung des größten freistehenden Granitblocks der Erde

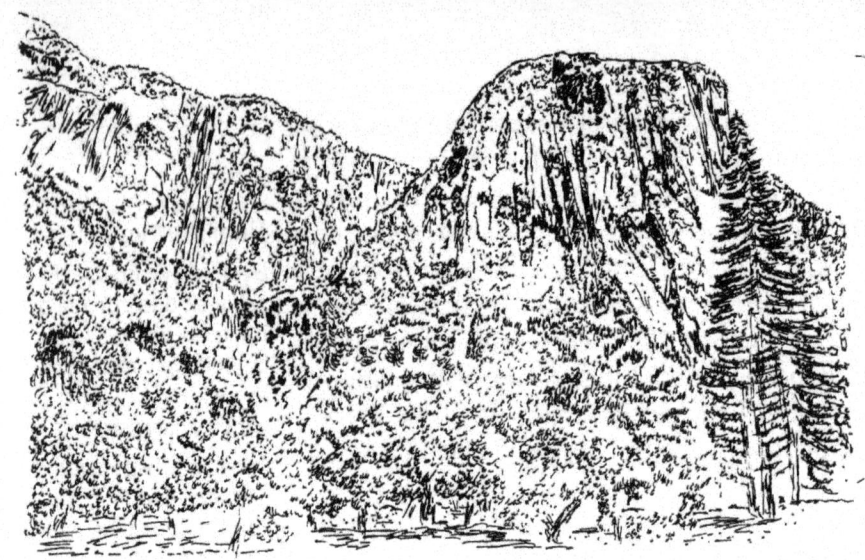

El Capitain –
der Monolith im Yose-
mite-Nationalpark

Da die Seilschaften in der Wand übernachten müssen, bieten wir der Truppe an, dass sie ihre wichtigsten Dinge bei uns im Auto deponieren können. Was natürlich bedeutet, dass wir auf jeden Fall hier auf ihre Rückkehr warten müssen, was wir auch gern tun wollen. Es werden die mit Sicherheit spannendsten Tage dieser ganzen Tour. Wir können die Kletterer in den ersten Stunden mit unserem Fernglas gut beobachten, aber je höher sie kommen, umso schlechter können wir sie noch erkennen.

Das Wetter ist ideal. Wir vertreiben uns die Zeit mit Naturbeobachtungen, schwatzen mit anderen Leuten, die auch die Seilschaften beobachten und baden ein bisschen in dem a....kalten Bach. Das Tollste ist, dass wir, weil wir nun zu einer der Seilschaften gehören, direkt auf dem Parkplatz übernachten können, wo nur fünf Wohnmobile stehen können. Ist das ein Erlebnis! Überall sind Tierstimmen zu hören, das Gluckern des Baches und ab und zu, ganz in der Ferne, ein ganz leise vernehmbarer 'Jodler' der Tiroler.

Nach genau 50 Stunden kommt die ganze Truppe superglücklich zurück. Außer einigen kleinen Hautabschürfungen ist alles prima verlaufen. Wir haben den Eindruck, die Frauen scheinen das Ganze letztlich am besten durchgestanden zu haben.

Die mit Sicherheit spannendsten Tage der ganzen Tour

Schnell sind auf dem Parkplatz die Zelte aufgestellt, aus denen schon bald, nachdem das von uns besorgte Bier getrunken ist, kein Mucks mehr zu hören ist.

Am nächsten Morgen gibt es für alle noch ein kräftiges Frühstück, das wir während der Wartezeit vorbereitet haben. Dann verabschieden wir uns voneinander. Irgendwann später erfahren wir, dass zwei Paare aus der Gruppe geheiratet haben, aber auch dieser Kontakt ist im Laufe der Jahre verloren gegangen, wie oft im Leben.

Jetzt zieht uns erneut ein Ort wie magisch an: San Francisco. Diese Stadt hat so viel zu bieten, dass man immer wieder Neues entdecken kann. Ob es ein chinesischer Tempel in der dritten Etage eines

Wohnhauses ist oder der Spielplatz für die Schulkinder in China Town. Hier sitzen wir mindestens drei Stunden und verspeisen unser Mittagessen, das wir uns vorher bei einem der zahlreichen chinesischen Imbisse gekauft haben. Die Kinder zu beobachten ist eine richtige Freude. Besonders interessant finden wir, wie diszipliniert sie bei aller kindlichen Lebensfreude wirken.

Einer lustigen Begebenheit verdanken wir, dass wir für wenig Geld eine ausführliche Schiffstour durch die nördliche San Francisco Bay bekommen. Eigentlich wollen wir nur bis Sausalito, als wir plötzlich feststellen, dass unser Schiff direkt nach Larkspur fährt. Offenbar hat der Kapitän am falschen Pier angelegt oder die Beschilderung ist falsch gewesen, aber wir haben ja Zeit. Auf diese Weise kommen wir auch an dem berühmt-berüchtigten Zuchthaus San Quentin vorbei, das noch heute in Betrieb ist. Kein schöner Anblick. Sausalito hingegen, wo wir schließlich doch noch hinkommen, ist ein hübscher Ort mit vielen Freizeitangeboten. Hier leben vor allem betuchte Geschäftsleute, die in San Francisco arbeiten.

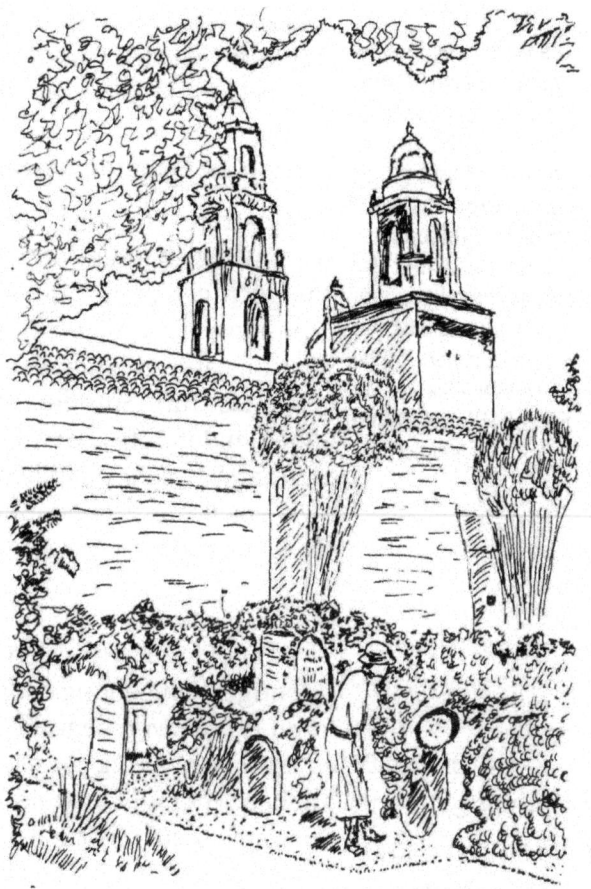

Das älteste Bauwerk in San Francisco von 1776: Mission Dolores

Nach dem Abstecher in die vertraute Großstadt nehmen wir uns jetzt ein Stück Natur vor, das wir noch nicht kennen: das Napa Valley, Heimat der berühmten kalifornischen Weine. Die wachsen hier allerdings nicht wie in Deutschland an Berghängen, sondern auf Feldern.
Der Sugar Loaf State Park bietet genau das, was wir jetzt brauchen. Natur pur. Am Abend sitzen wir am Lagerfeuer vor unserem 'Haus' und Ursula spricht davon, dass sie fest vorhat, mit mir zusammen alt zu werden. Wir haben das Gefühl, dass, wenn es das Leben gerade so gut mit uns meint, auch das klappen könnte.

Am Interstate Highway 5, etwa 200 Kilometer nördlich von Sacramento, gibt es einen Ort mit Namen Corning. Unspektakulär bis auf eine ganz besondere Attraktion, die Besucher von überallher anzieht. „Olive Pit" (Olivenkern) nennt sich die riesengroße Olivenhandlung, die hier seit über 40 Jahren von der Familie Craig geführt wird. Keine

173

Ahnung, wie viele verschiedene Sorten Oliven und Olivenöl es hier gibt. Jedenfalls kaufen wir für fast 40 Dollar ein, dürfen aber auch auf dem sehr schön gelegenen Parkplatz über Nacht stehen bleiben.

@

www.olivepit.com

Nicht weit weg gibt es einen großen Münzwaschsalon. Unzählige derartiger Salons müssen wir unterwegs angesteuert haben, wenn unser Wäschebeutel wieder einmal voll war. Nie war es ein Problem, einen zu finden, denn tatsächlich scheinen insbesondere kleine Haushalte in den USA oft auf eine eigene Maschine zu verzichten. Während des Waschens kommen wir natürlich meistens mit irgendwem ins Gespräch und müssen dann die üblichen Fragen nach dem Woher und dem Wohin beantworten. Allzuviel Zeit, solche Kontakte zu vertiefen, bleibt allerdings nicht. Wer an die Waschzeit deutscher Maschinen von ein bis zwei Stunden gewöhnt ist, staunt nicht schlecht bei der Feststellung, dass US-Modelle kaum mehr als eine Viertelstunde bis zum letzten Schleudergang brauchen. In einer knappen Stunde kann man die getrocknete, gefaltete Wäsche also wieder im Schrank haben.

Waschsalon !
Die Waschzeit in einer amerikanischen *Laundry* (oder *Laundromat*) ist kurz, das Wasser meist nicht heiß genug und das Ergebnis damit oft nicht zufriedenstellend. Bei echter Verschmutzung kann man auf zusätzliche Fleckenentferner und bei weißer Wäsche auf *Bleach* (Bleiche) kaum verzichten.

Unseren Weg zum Lassen National Park treten wir sauber und mit einem ungeheuren Vorhaben an, das wir noch vor kurzem nicht für möglich gehalten hätten. Unser Campingplatz liegt auf einer Höhe von etwa 1.800 Metern, und am Tag nach unserer Ankunft machen wir uns auf zu einer Bergwanderung in Richtung Gipfel. Wir brauchen fast fünf Stunden, um die 500 Höhenmeter hin und zurück zu überwinden, aber Ursula schafft es tatsächlich. Sie ist zwar richtig fertig, aber sehr glücklich. Allerdings bin auch ich ziemlich k.o., da wir solche anstrengenden Unternehmungen lange nicht mehr gemacht haben.

Wer urige Natur erleben will, ist im Lassen National Park in der richtigen Umgebung. Es gibt gut markierte Wanderwege, aber rechts und links davon beginnt der Urwald. Und in dem lebt eine vielfältige Tierwelt. Wichtig ist es, immer kleine Glöckchen am Rucksack zu haben. Hier gibt es viele Bären, denen man mit dieser Vorsichtsmaßnahme nicht plötzlich und unvermutet gegenübersteht. Wenn sie einen hören, halten sie einen gebührenden Sicherheitsabstand ein.

Bären halten meistens einen gebührenden Sicherheitsabstand zu Menschen

Es ist meist von Vorteil, wenn man auf den Campingplätzen schnell Kontakte knüpft und mit den Nachbarn Erfahrungen austauscht. Dadurch bekommen wir oft interessante Hinweise auf besonders schöne Plätze, die wir in den Campingplatzführern nicht als solche erkannt hätten. Etwa in der Mitte des Staates Oregon liegt die bereits erwähnte die Cascade Range. Eine Bergkette, die am ehesten mit den höheren Mittelgebirgen in Europa zu vergleichen ist und wo man sehr viele Wasserfälle und kleine Seen entdecken kann.

Sowohl der James H. Stewart State Park als auch der Lake Owyhee State Park, der etwas außerhalb der Gebirgsregion liegt sind solche Geheimtipps. Sehr gepflegt, große Einzelplätze und eingebettet in eine wunderschöne Landschaft.

Sofern ein See in Platznähe ist, sollte man darauf achten, dass nur das Befahren mit Elektromotor erlaubt ist. Die Liebe mancher Amerikaner zu Fahrzeugen mit starkem Sound kann einem sonst leicht die Nerven rauben.

Quer durch das Gebirge geht es dann wieder an die Küste, zum Honey Bear Campingplatz, den wir schon kennen. Wir wollen dort unsere Post entgegennehmen, die zwischenzeitlich bei Achim aufgelaufen ist.

Der Campingplatzchef und ehemalige Fleischer Gary warnt uns. Es sollen in den nächsten Tagen schwere Unwetter über den westlichen Teil von Oregon ziehen. Wir sollten lieber zusehen, dass wir wieder durch die Berge Richtung Osten kommen, bevor uns das Wetter für mehrere Tage unfreiwillig festhält oder in Gefahr bringt.

Also packen wir schnell alles zusammen, füllen unser Wasser auf, entleeren unseren Grauwassertank und unsere Toilette, füllen Diesel auf und entfernen uns Richtung Osten von der Küste. Während unserer zweitägigen Fahrt haben wir keine Probleme, hören aber später, dass das Unwetter viel Schaden angerichtet hat.

Erst an der Grenze von Oregon nach Idaho halten wir uns ein bisschen auf. Wir entdecken Baker City, ein wenig verschlafen, aber Heimat eines hochinteressanten Oregon Trail Museums. Genau hier kam der Strom der Siedler auf dem Weg nach Westen durch. An verschiedenen Stellen kann man heute noch die Wagenspuren erkennen, die sich in den weichen Sandstein eingegraben haben. Teils erstrecken sie sich über eine Breite von bis zu 500 Metern.

Im Museum ist wieder einmal alles unglaublich realistisch dargestellt. Die Besucher erleben den Alltag der Menschen auf ihrem 3.000 Kilometer langen Weg in ein besseres Leben. Einzelpersonen und

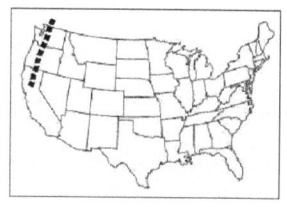

Die Kaskadenkette erstreckt sich vom Süden *British Columbias* (Kanada) über die US-Bundesstaaten Washington und Oregon bis hin nach Nord-Kalifornien

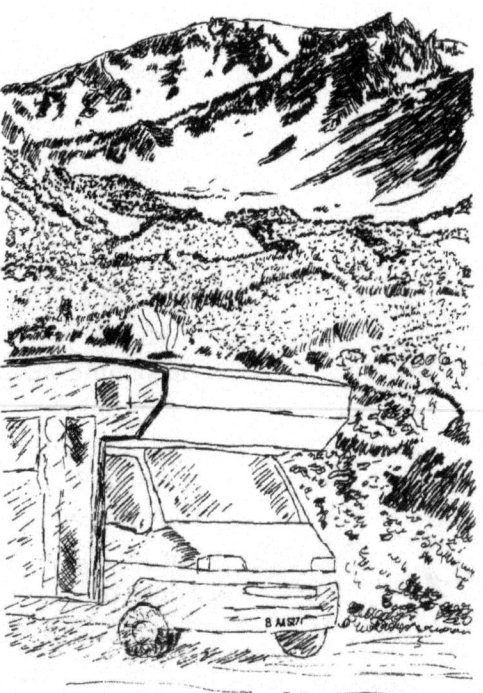

Übernachtung unterhalb des Mount Shasta, der zur Cascade Range gehört

Gruppen werden so vorgestellt, dass man mit ihnen zu fühlen beginnt. Es wird geboren und es wird gestorben, gearbeitet und gefeiert. Und nicht zuletzt dank der entsprechenden Akustik ist man als Museumsbesucher mittendrin.

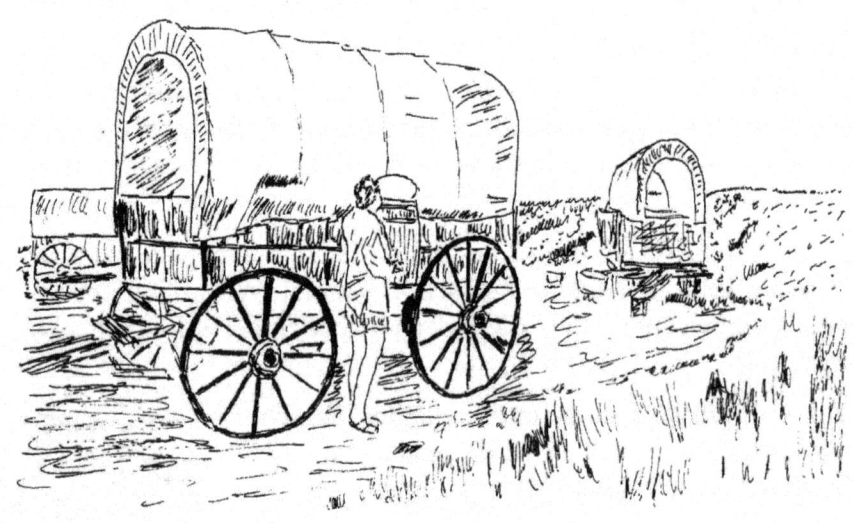

Planwagen am
Oregon Trail Museum

Wir sind schon wieder unterwegs, auf dem Interstate Highway 84 nach Süden, Richtung Salt Lake City, als uns von hinten ein roter Truck immer mehr auf die Pelle rückt. Erst habe ich tatsächlich den Eindruck, er will uns rammen, aber als er nach einer Weile hautnaher Verfolgung ausschert, uns überholt und uns zu verstehen gibt, wir sollen auf den nächsten Parkplatz fahren, wird mir das Ganze fast noch unheimlicher. Ganz zu unrecht, wie sich herausstellt. Der Ex-Berliner Hans ist mit seinem Truck nur so dicht aufgefahren, um die USA-Karte auf unserem Heck besser betrachten zu können. In diese Karte trage ich nämlich regelmäßig unsere bislang zurückgelegte Route ein.

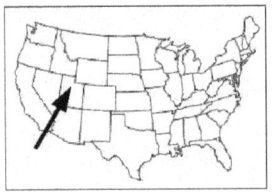

Salt Lake City, Utah

Hans entpuppt sich als ehemaliger Busfahrer aus Berlin. Lange hat er die Schüler zu der deutsch-amerikanischen John F. Kennedy-Schule gefahren, deren Eltern für die Army in Berlin stationiert waren. Während dieser Zeit verliebte er sich in eine der amerikanischen Lehrerinnen. Als die meisten der US-Soldaten nach der Wende nicht mehr gebraucht wurden, kehrten sie nach Hause zurück und der Anteil 'offizieller' amerikanischer Schüler an der Schule sank so drastisch, dass Hans und seine Freundin ihre Jobs verloren. Also heirateten sie und gingen Mitte der neunziger Jahre in die USA. Hier wurde er Trucker, fährt aber inzwischen nur noch Ladung, bei der er nicht mehr als zwei Tage am Stück unterwegs ist, um jedes Wochenende zuhause verbringen zu können. Hier im Norden von Kalifornien ist seine Frau Lehrerin für Deutsch und Mathematik an einer privaten Bildungseinrichtung.

Wir laden Hans zum Mittagessen bei uns ein. Ursula hat kurz vorher typisch Berliner Bouletten gemacht, von denen noch einige da sind. Unser Gast ist begeistert, und mit lautem Hupkonzert verabschieden wir uns voneinander.

Den nächsten Deutschen treffen wir zwei Tage später in Salt Lake City. Dort ist vor einigen Wochen das neue Kongress-Zentrum der Church of Jesus Christ of Latter-day Saints eröffnet worden, das im Hinblick auf die Olympischen Winterspiele 2002 geplant wurde. Der große Saal mit atemberaubenden 21.000 Sitzplätzen ist für Großveranstaltungen, der kleine Saal mit 900 Sitzplätzen für Theateraufführungen und Konzerte gedacht.

Wir erkundigen uns nach einer Führung in deutscher Sprache, woraufhin sich uns eine Viertelstunde später ein etwas älterer Herr vorstellt, und zwar als Hans J. Fröhlich aus Hannover. Er bietet an, uns durch das beeindruckende Gebäude zu führen. So lernen wir auch die Räume kennen, zu denen Besucher normalerweise keinen Zugang haben.

In den großen Foyerräumen hängen die Originale der sehr schönen Bilder mit religiösen Szenen, die auch die populärste Ausgabe der 'Bibel' der Mormonen zieren, das „Book of Mormon". Sie stammen von Arnold Friberg, einem Künstler, den wir Jahre später kennenlernen werden, was wir zu diesem Zeitpunkt natürlich noch nicht ahnen.

Diesmal wollen wir in Salt Lake City etwas für unsere Bildung tun und besichtigten das Capitol und das Brigham Young Museum, das die Anfänge der Mormonenbewegung zeigt.

Auf dem KOA Campingplatz in Salt Lake City haben wir ein bemerkenswertes Erlebnis, das einiges über das Verhalten mancher deutscher Touristen im Ausland aussagt. Wir stehen seit etwa vier Tagen dort, als nachmittags einer jener Busse mit eingebauten Schlafkabinen einfährt, die uns immer mal wieder begegnet sind. Das Rotel-Gefährt stellt sich in etwa 30 bis 50 Meter Abstand zu uns auf, und durch unser offenes Fenster ist für uns auch ohne große Neugier festzustellen, dass es sich fast ausschließlich um Deutsche handeln muss. Aufgrund der Nähe bekommen wir das Leben und Treiben der Reisegruppe mit. Aber trotzdem wir aufgrund unseres Berliner Kennzeichens als Deutsche nicht zu übersehen sind, gelingt

Planungen für die Olympischen Winterspiele 2002 in Salt Lake City

Temple Square !

Sämtliche Einrichtungen in Salt Lake City, die den Glauben der Mormonen dokumentieren und natürlich auch propagieren, sind für Besucher aller Nationalitäten ausgelegt. Mit mehrsprachigen Beschriftungen, Audiosystemen oder sogar kostenlosen, persönlichen Führungen von Mormonen, die als Missionare im Ausland waren.

Unabhängig vom eigenen Glauben muss man die öffentlichkeitswirksame und beeindruckende Selbstdarstellung der Mormonen im Temple Square mit dem gigantischen Besucherzentrum, dem Konferenzzentrum und vielen andere Gebäuden mehr gesehen haben.

es diesen Leuten, wirklich keinerlei Kontakt zu uns aufzunehmen. Kein Hallo, nichts! Am nächsten Morgen verschwindet die Gruppe grußlos. Das passiert uns selten.

Ganz anders eine Truppe Holländer, die etwas abseits in einem Zeltcamp auf dem Platz wohnen. Die geführte Fahrradtour besteht aus 15 Männern und einer Frau. Alle haben ihre eigenen Räder dabei, die aus Holland bis nach Utah transportiert worden sind. Drei Wochen lang wollen sie den Bundesstaat radelnd erkunden, und wir verbringen einen sehr netten Abend mit dem Austausch von Reiseabenteuern.

Da die Olympiade bevorsteht, sehen wir uns beeindruckt noch die im Bau befindlichen Wettkampfanlagen an, bevor wir uns auf die Strecke von 2.250 Kilometern zu unserem nächsten Ziel begeben.

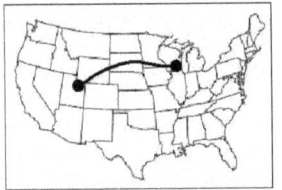

Die Strecke von Salt Lake City, Utah, bis Chicago, Illinois

Wir wollen nach Chicago! Schon auf dem Weg ist viel zu sehen und zu erleben. Erst einmal geht es durch Wyoming. Auf die defekte Zylinderkopfdichtung wollen wir diesmal gern verzichten. Im Amtsgebäude von Cheyenne erledigen wir wieder die Formalitäten der Verlängerung der Aufenthaltsgenehmigung. Das ist nun schon fast Routine für uns.

Spannender finden wir das große Rodeo, das in Cheyenne anlässlich der seit über 100 Jahren zelebrierten „Frontier Days" stattfindet. Wie bei vielen Veranstaltungen, ist auch hier alles sehr teuer. Aber da wir so etwas sicherlich nicht noch mal in diesem Leben erleben werden, stürzen wir uns hinein ins Vergnügen. Wir scheinen zu den wenigen Europäern weit und breit zu gehören, denn wir werden bestaunt, egal wo wir hinkommen.

Indianer-Tanzgruppen und Pferdeshow beim Rodeo in Cheyenne

Ein richtiger Campingplatz ist nirgendwo zu bekommen. Also machen wir es wie alle anderen und bleiben auch über Nacht auf einem der riesigen Parkplätze. Das ist zwar etwas unruhig, gehört aber offenbar dazu.

Wir erfahren, dass aus Anlass des Rodeos die besten Indianer-Tanzgruppen aus allen Nordstaaten der USA angereist sind. Kein Wunder, dass uns die Tänze im Vergleich mit anderen Veranstaltungen, die wir schon erlebt haben, besonders gut gefallen. Aber auch das Rodeo und die dazu gehörige Pferdeshow sind gigantisch.

Natürlich gibt es auch viel 'Indianerkunst' zu kaufen. Ich finde für Ursula eine wunderschöne Silberkette mit einem schwarzen Jadestein. Die Verkäuferin aus dem Stamm der Shoshonen ist so begeistert, dass ihr Schmuck nun auch in Deutschland zu sehen sein wird, dass sie Ursula noch einen passenden Anhänger dazu schenkt.

Der Standnachbar bietet an, Moccasins nach Maß aus Büffelleder anzufertigen. Lange überlege ich, ob ich mir das gönnen soll, bis mich Ursula schließlich überzeugt. Also Maß nehmen und das Muster und die Farbe aussuchen. Ich muss mich entscheiden zwischen Hellbraun, Rotbraun und Dunkelbraun, wobei unsere Wahl auf ein rotbraunes Leder fällt. Klar ist, dass die fertigen Schuhe an Achim geliefert werden sollen, nur beim Vorab-Bezahlen per Kreditkarte habe ich zunächst ein bisschen Bauchschmerzen. Ob ich die Moccassins je sehen werde? Na klar! Alles klappt wunderbar, und während ich hier an meinem Laptop sitze, viele Jahre später, habe ich sie an. Ich glaube, sie werden mich überleben.

Moccasins nach Maß aus Büffelleder

An Rapid City und dem Mount Rushmore mit seinen Präsidentenköpfen vorbei, fahren wir schließlich ostwärts, Richtung Chicago.

Direkt am Interstate Highway 90, dem wir hunderte von Meilen durch South Dakota und Minnesota folgen, liegt der Badlands National Park. Den Eindruck, den die wörtliche Übersetzung „schlechtes Land" vermitteln könnte, teilt man als Durchreisender nicht auf den ersten Blick, denn die Ebenen sind schön grün. Aber die Berge deuten darauf hin, wie der Name entstanden sein mag: fast ohne irgend eine Vegetation ragen weiße Sandsteinformationen in den Himmel. So stelle ich mir den Mond vor.

Bei dem, was wir dann zu sehen bekommen, trauen wir unseren Augen kaum. Uns kommen immer mehr Motorradfahrer entgegen. Heerscharen von Bikern. Wo die wohl alle hin wollen? Auf einem Campingplatz, den wir zum Übernachten ansteuern, treffen wir auf eine dieser wilden Truppen. Für unsere Frage nach dem Ziel ernten wir fast mitleidige Blicke. Ob wir denn nicht wüssten, dass hier in der Nähe das größte Motorradtreffen der Welt stattfindet? Seit 1938 findet alljährlich in der ersten Augustwoche die Sturgis Motorcycle Rally statt, die uns bis zu diesem Zeitpunkt tatsächlich kein Begriff ist. Und bei den Teilnehmern verschätzen wir uns um eine Null vor dem Komma. Nicht 50.000, sondern 500.000 Motorrad-Fans kommen in dem ansonsten verschlafenen Kaff zusammen. Kaum vorstellbar, wie viel Bier da wohl durch die Kehlen fließen wird und wie viele Mobilklos man aufstellen muss.

Das größte Motorradtreffen der Welt mit 500.000 Teilnehmern

Wir haben an diesem Abend sehr viel Spaß, auch wenn Schwärme von Mücken sich bemühen, ihn uns zu verderben. Zum Schluss sitzen alle bei uns im Flairy, denn hinter offenen, aber mit Insektengittern versehenen Fenstern können sie uns nicht ärgern.

Bei knapp 40 Grad und 70 Prozent Luftfeuchtigkeit nach Chicago

Vor allem die Frauen, die mit von der Partie sind, wollen besonders Ursula davon überzeugen, doch unbedingt mit nach Sturgis zu kommen. Aber das ist nicht ihre Welt, selbst wenn sie nach dem, was sie durchgemacht hat, sicherlich auch noch das Bikertreffen überstehen würde.

Bei etwa 38 Grad Hitze und mindestens 70 Prozent Luftfeuchtigkeit entpuppt sich unsere Strecke nach Chicago als langweilige Tortur. Nicht nur der Hitze wegen, die ohne Klimaanlage besonders in der Großstadt unangenehm werden kann, nehmen wir uns vor, in einem Hotel zu wohnen. Etwas außerhalb und möglichst nicht so laut, was nicht leicht zu finden ist. Aber es klappt.

Windy City

So, nun sind wir also in der Stadt, über die wir so viel gehört haben. Gutes und Schlechtes. Wir sind sehr gespannt.

Besonders in unserem Alter ist es sinnvoll, einen derartigen Stadtbesuch in Ruhe und Gelassenheit zu machen. Gut planen und bloß keinen Stress.

So weit wie möglich wollen wir auf Fahrten mit unserem Flairy verzichten. Und sind immer wieder begeistert von der Hilfsbereitschaft der Damen an der Rezeption des Hotels. Die erste Überraschung ist: man braucht hier nicht bis zu irgendeiner Bushaltestelle zu gehen. Wenn man einen Bus mit der Liniennummer sieht, die einen ans Ziel bringt, winkt man einfach. Und das klappt tatsächlich.

Der Bus fährt uns zur S-Bahn, und mit der S-Bahn fahren wir weiter bis in die Innenstadt. Alles ganz einfach. In einer Stunde sind wir da.

Um einen guten Überblick über die Stadt zu bekommen, scheint es uns am besten, den höchsten Punkt weit und breit zu erklimmen: den Sears Tower, der inzwischen Willis Tower heißt. Die Aussichtsplattform liegt auf etwa 410 Meter. Und wir haben riesiges Glück. Es herrscht weder Nebel noch Smog. Durch die klare Luft können wir fast 80 Kilometer weit sehen. Immerhin ist Chicago die drittgrößte Stadt der USA.

Die Aussichtsplattform ist ringsherum voll verglast, und trotzdem gibt es Menschen, die nicht hinunterschauen können, weil sie extreme Höhenangst haben. So eine Dame erleben wir hier oben. Sie steht an der Innenwand, fast sechs Meter von der Glasfront entfernt, ist ganz blass und hat Angstschweiß auf der Stirn. Als Ursula sie anspricht, stellt sich heraus, dass sie aus Deutschland ist. Ihr Freund, mit dem sie reist, steht vorn an der Glasfront und genießt ungerührt um den Zustand seiner Freundin die Aussicht.

Nachdem wir abwechselnd die Aussicht genossen haben, fahren wir gemeinsam mit Claudia hinunter und setzten uns mit ihr in ein Kaffee. Als ihr Freund irgendwann auftaucht, kann er ihr Verhalten überhaupt nicht verstehen.

Wir sehen uns an und zweifeln wortlos an einer gemeinsamen Zukunft dieses Paares. Tatsächlich bekommen wir einige Monate später einen Brief, aus dem wir erfahren, dass Claudia früher und allein nach Deutschland zurückgeflogen ist.

Stellplätze !

RV-Stellplätze sind in Chicago so gut wie unmöglich zu finden. Erst in Union, etwa 60 Meilen westlich der Stadt, und in Elgin, 40 Meilen in gleicher Richtung, in der Nähe des Chicagoland Speedway, gibt es einige Möglichkeiten. Drei schöne State Parks gibt es, aber sie liegen ebenfalls 45 bis 60 Meilen weit entfernt. In Citynähe kann es sogar schwierig werden, einfach nur einen Parkplatz fürs Mobil zu finden, von dem aus man sich mit öffentlichen Verkehrsmitteln weiter bewegt. Diese allerdings sind so zahlreich und gut organisiert wie selten in den USA. Planung ist also angesagt, denn bei der Größe des Stadtgebietes liegen die Sehenswürdigkeiten und Attraktionen sehr weit verteilt.

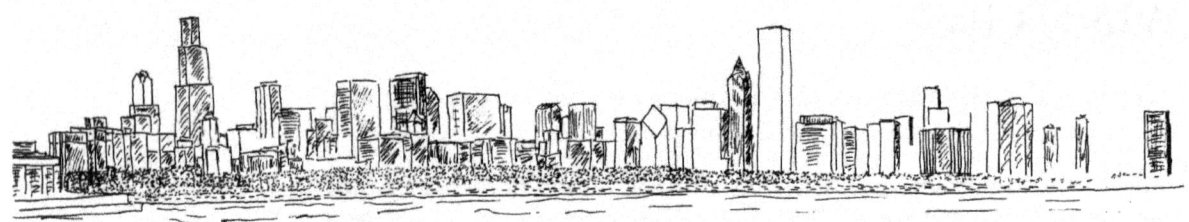

Die Skyline von Chicago

Chicago gilt als die Stadt der internationalen Architekten. Jeder große Baumeister hat sich hier mit mindestens einem Gebäude verewigt. Ob Mies van der Rohe oder Frank Lloyd Wright, Louis Sullivan oder Fazlur Khan, alle sind hier vertreten.

Chicago wird ja auch „Windy City" genannt, was durch die Luftströme kommt, die ständig vom Lake Michigan durch die Häuserschluchten ziehen. Trotzdem die Stadtplaner durch das Anlegen von kleinen Plätzen eine gewisse Entspannung der Windbelastung versucht haben, reicht das oft nicht aus. Aber die kleinen Plätze, die überall in der City angelegt sind, haben sich im Laufe der Zeit zu Freizeit- und Spiel-Oasen entwickelt. Auf einem steht z.B. eine große Skulptur von Picasso, die inzwischen von den Kindern als Klettergarten genutzt wird, und niemand stört sich daran.

Casual Friday !

Als Unternehmenstrend stammt die Erholung vom Dress Code am letzten Tag der Arbeitswoche aus dem Kalifornien der neunziger Jahre mit seinen boomenden Computer- und Internet-Unternehmen. Die Wurzeln gehen allerdings bis in die fünfziger Jahre zurück, als auf Hawaii zunächst gelegentliche Aloha Days, dann der regelmäßige Aloha Friday eingeführt wurden, an denen Schlips und Kragen in den Verwaltungsetagen von Honolulu gegen bunte Haiwaii-Hemden getauscht wurden.

Durch die Nähe des großen Michigan Sees hat die Stadt auch sonst ein besonderes Flair. Unmittelbar an den Uferzonen wirkt die Großstadt Chicago wie ein großer Freizeitpark, aber kaum 100 Meter stadteinwärts merkt man, dass man sich in einer Mega-Geschäftsmetropole befindet.

Am Freitag werden wir Zeugen eines interessanten Phänomens: ab spätestens 18 Uhr sieht man in der City statt der sonst üblichen Anzüge und Krawatten und der schicken Hosenanzüge und Kostüme bei den Damen plötzlich nur noch Jeans und Shirts. Das Ganze nennt sich *Casual Friday* und wird von immer mehr Unternehmen auch bereits tagsüber praktiziert.

Wir kommen mit einem jungen Mann ins Gespräch, der von Daimler Benz von Deutschland nach Chicago versetzt worden ist. Für seine etwa 90 Quadratmeter große Wohnung in Seenähe muss er annähernd 3.500 Dollar Miete zahlen. Ein stolzer Preis, der allerdings bereits die wöchentliche Reinigung der Räume, monatliches Fensterputzen, einen permanenten Sicherheitsdienst am Eingang und einen Anlegeplatz am Bootssteg beeinhaltet.

Wir wundern uns, dass wir in Chicago noch öfter als sonst auf Deutsch angesprochen werden. Ein Umstand, über den uns ein pensionierter Geschichtslehrer bei einem kleinen Mittagessen aufklärt. Tatsächlich leben in Chicago die meisten Amerikaner mit deutschen Wurzeln, aber auch die größte Zahl derer mit polnischer oder tschechischer Herkunft.

Gleichzeitig gilt Chicago gilt als <u>die</u> Bildungshauptstadt der USA. Mit mehr als 10 Millionen Bänden ist die Chicago Public Library die größte öffentliche Leihbücherei des mittleren Westens.

So viel zu den positiven Seiten der Stadt. Bei den negativen tut man gut daran, sich von ihnen fernzuhalten. Eine ist die kriminelle Szene von Chicago, die ebenso alt ist wie real. Es gibt Viertel, in denen man sich als Fremder nicht allzu lange herumtreiben sollte. Warum aber sollte man das tun, wenn es so eine große Anzahl beeindruckender Museen gibt.

Besonders fasziniert uns das Museum für Bleiverglasungen. Die Kunst hat wegen der tschechischen Einwanderer seit den zwanziger Jahren eine große Tradition in der Stadt. Etliche große Künstler ihres Fachs haben sich hier niedergelassen. An einigen der Exponate im Museum werden gerade Restaurierungsarbeiten durchgeführt. Wiederum von Kunsthandwerkern, die man eigens zu diesem Zweck aus Tschechien geholt hat.

Für eine Stadt wie Chicago sind selbst zehn Tage nicht genug. Aber wir können einfach nicht mehr, trotzdem wir nicht die ganze Zeit herumlaufen. Oft sitzen wir einfach irgendwo, wo viel Publikum ist, und beobachten die Menschen. Wir lesen und hören viel, was wir noch nicht wussten oder worüber wir noch nie nachgedacht haben. Dass Chicago auch eine Stadt der Biker ist, liegt unter anderen daran, dass hier die besonders von Motorradfahrern geliebte Route 66 startet. Auf mehr als 3.600 Kilometern führt sie quer durch das Land bis nach Los Angeles.

Geschichte schrieb die Stadt nicht nur, weil hier die ersten Gewerkschaften der USA gegründet wurden, und zwar von den Arbeitern der riesigen Schlachthöfe mit unglaublich katastrophalen Arbeitsbedingungen. Hier wurden auch der erste afroamerikanische Bürgermeister gewählt und die erste weibliche Bürgermeisterin der USA. Kein Wunder vielleicht, dass Barack Obama als der erste afroamerikanische Präsident der Vereinigten Staaten hier seine politische Karriere begann.

Am letzten Tag, einem Sonntag, machen wir mit unserem Flairy eine kleine Rundfahrt durch die Außenbezirke. Wie in den meisten großen US-Städten sind sie, offiziell oder inoffiziell, nach den ethni-

www.explorechicago.org
www.dnr.state.il.us
www.transitchicago.com

Sears Tower **!**
Der als *Sears Tower* bekannte Wolkenkratzer ist das höchste Gebäude der Vereinigten Staaten und das fünfthöchste nicht abgespannte Bauwerk der Erde (Gesamthöhe mit Antenne 527 Meter, 108 Stockwerke). Allerdings trägt der Sears Tower heute offiziell den Namen *Willis Tower*, nachdem der Londoner Versicherungskonzern Willis Group Holdings am 16. Juli 2009 rund 13.000 Quadratmeter Bürofläche im Gebäude gemietet und die Namensrechte am Hochhaus gekauft hat. In den USA stößt der Namenswechsel Umfragen der Chicago Tribune zufolge noch immer auf Ablehnung.

schen Gruppen benannt, die sich dort ursprünglich einmal niedergelassen und ihr kulturelles Leben maßgeblich bestimmt haben. Es gibt das mexikanische Viertel, natürlich das italienische (man denke nur an Al Capone und seine Freunde), das polnische, das asiatische und das afroamerikanische Viertel, um nur einige zu nennen. In den Randbezirken dazwischen haben sich schon immer die Bevölkerungsgruppen gemischt. Interessant ist, dass es selbstverständlich keinerlei Vorschriften gibt, wer sich wo ansiedelt, es aber trotz multikultureller Lebensformen besonders unter den jungen Leuten immer noch klarer erkennbare Abgrenzungen gibt als beispielsweise in New York.

Trotz multikulureller Lebensformen klare Abgrenzungen zwischen den Nationalitäten

Eine weitere kuriose Entdeckung, die wir in Chicago machen, ist unser erster amerikanischer Aldi-Laden. Erst meinen wir, wir haben etwas mit den Augen, aber nein, vor uns an einer Straßenecke ist tatsächlich deutlich ein Aldi-Logo zu erkennen, und zwar das, was in Deutschland von Aldi-Süd geführt wird. Na, das müssen wir uns doch ansehen.

Wir kommen uns vor wie in Berlin, so ähnlich ist die Einrichtung, die gesamte Aufmachung. Anders ist in speziell dieser Filiale, dass man für den Einkaufswagen keinen Chip oder keine Quarter-Münze benötigt. Ansonsten hat Aldi auch diese Tradition – ebenso wie die kostenpflichtigen Plastiktüten – zur Verblüffung vieler Amerikaner flächendeckend in allen US-Läden durchgesetzt. Im Warenangebot gibt es manches, was uns vertraut ist. Beispielsweise Deligurken aus dem Spreewald.

Aldi hat mittlerweile auch die Vereinigten Staaten erobert

Wir sind offenbar die ersten deutschen Touristen, die diesen Laden betreten. Eine der Angestellten ruft den Marktleiter, der uns fragt, ob wir etwas suchen? Sofort hören wir den leichten Berliner Akzent und erfahren, dass er aus Berlin-Köpenick stammt. Er bittet uns in sein Büro zu Kaffee und Kuchen und erzählt uns seine Geschichte. Nach seinem Abi in Berlin und einer Ausbildung zum Flugzeugnavigator bei der DDR-Fluglinie Interflug war er nur drei Monate im Einsatz. Dann löste sich die DDR auf und mit ihr die staatliche Fluglinie. In den westlichen Fluglinien waren keine Navigatoren erforderlich, also musste er überlegen, was er noch für sich ins Feld führen konnte. Durch seine Ausbildung sprach er gut Englisch und konnte schon so einigermaßen mit einem Computer umgehen, aber sonst? Durch einen Freund erfuhr er, dass Aldi USA offenbar gezielt auf der Suche war nach Leuten wie ihm, die umgeschult und zu Marktleitern ausgebildet werden sollten.

Inzwischen ist er seit drei Jahren hier und fühlt sich sehr wohl. Er hat keine Familie, ist also ungebunden, was ihm sehr geholfen hat, da die Ausbildung von Aldi an sehr verschiedenen Orten abgehalten wird. Inzwischen gibt es übrigens mehr als 1.000 Aldi-Filialen in 28 Staaten der USA.

Das Wasser-Wunder

Weiter geht es Richtung Nordosten, wo wir uns die Neuengland-Staaten anschauen möchten. Zwischenstopp sollen jedoch die Niagarafälle sein, bis zu denen uns wieder der Interstate Highway 90 führt. Für die Straßennutzung muss eine Gebühr bezahlt werden, die sich aber in Grenzen hält. Die Landschaft erinnert uns sehr an Norddeutschland. Nach etwa 800 Kilometern Fahrt durch die Staaten Illinois, Indiana, Ohio, kommen wir nach einem Stückchen Pennsylvania in Buffalo im Staat New York an.

Die Niagarafälle und selbst die Stadt Niagara Falls – beides spricht man hier übrigens dreisilbig 'Naiägra' aus - liegen zum Teil in den USA, zum anderen Teil in Kanada. Die Grenze geht mittendurch. Auf einem sehr schönen, aber natürlich recht besuchten KOA Campingplatz machen wir für einige Tage Station. Der Platz liegt in einem großen Park. Bereits hier hören wir ein gewaltiges Rauschen. Mit unseren Fahrrädern machen wir uns auf den Weg und stoßen zunächst auf den Niagara River. Nun ist uns klar, woher das gewaltige Rauschen kommt. Der Fluss hat schon hier eine Breite von etwa einem Kilometer, wird dann durch eine Insel geteilt, um schließlich reißend wie ein Wildbach in Richtung der eigentlichen Felskanten zu strömen, wo er über 50 Meter und unter riesigem Getöse in die Tiefe stürzt. Ein gewaltiges Naturschauspiel, eingehüllt in Wasserschleier.

Interessant ist für uns, dass man trotz der riesigen Menschenmenge, die hier unterwegs ist, nirgends den Eindruck einer überlaufenen Touristenattraktion hat. Alles ist überaus professionell organisiert. Jede der Aussichtsplattformen vermittelt uns einen neuen Eindrücke von dem gigantischen Naturschauspiel.

Sicher gibt es auf der Welt noch gewaltigere Wasserfälle, aber selten wohl auf einer solchen Fläche und Länge, und ganz besonders selten so zugänglich.

Auf dem Campingplatz geht es sehr international zu, und so kommen wir wieder mal mit Menschen verschiedenster Nationen ins Gespräch. Bei einem abendlichen Spaziergang über das große Gelände sehen wir an einem der Wohnwagen ein Namensschild. Besonders unter den vielreisenden Pensionären gibt es eine Menge, die diese meist handwerklich gearbeiteten Schilder aufstellen, sobald sie länger als eine Nacht irgendwo stehen.

Dieses hölzerne Schild allerdings verblüfft uns total. Denn es besagt, dass hier Hans Ulmer und seine Frau wohnen.

Niagarafälle !

Die Niagarafälle gehören mit Recht zu den beliebtesten und berühmtesten Reisezielen in Nordamerika. Obwohl es sich hier eigentlich um einen Naturpark handelt, gibt es auf beiden Seiten der Fälle – neben üblichen Touristenangeboten - zahlreiche Attraktionen, die einen ursprünglichen und absolut faszinierenden Charakter haben.
So zum Beispiel die Fahrten mit den *Maid of the Mist*-Booten, die bereits seit 1846 angeboten werden oder auch eine Führung hinter den Wasserfall.

Empfehlenswert und eher preiswert ist der offizielle *Adventure Pass*, der zahlreiche Attraktionen beinhaltet, und mit dem man die Niagarafälle hautnah erleben kann.

Achtung: Getränke und Essen sind hier, wie meist an Touristen-Brennpunkten, sehr teuer – also Verpflegung am besten im Rucksack mitbringen.

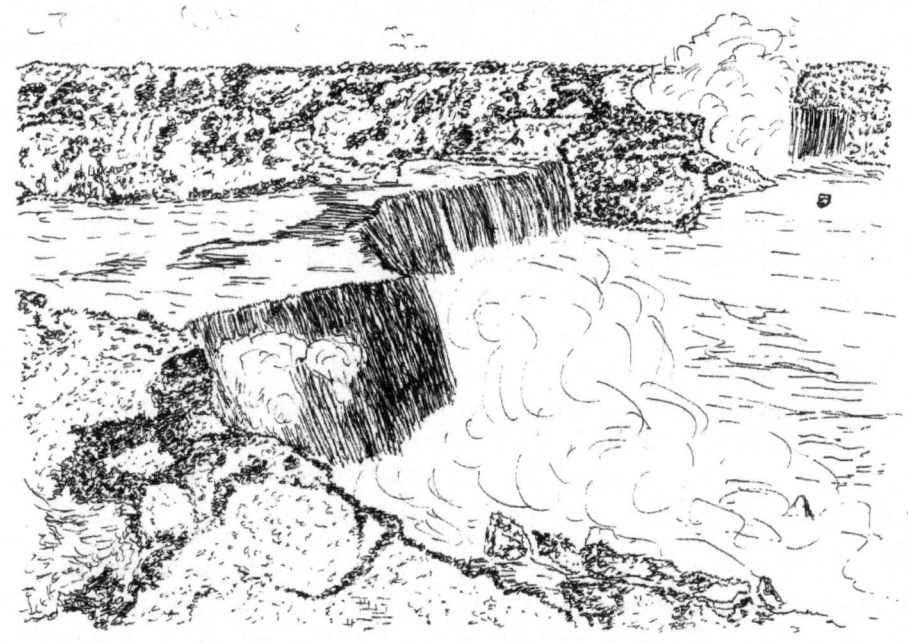

Die Niagarafälle liegen sowohl in den USA als auch in Kanada

Wundern sich die beiden ebenfalls älteren Herrschaften bereits, dass wir so lange stehen bleiben und ihr Schild anschauen, kommen sie aus dem Staunen gar nicht wieder heraus, als wir uns ihnen vorstellen. Leider fotografiere ich die Gesichter der beiden dabei nicht.

Wir werden natürlich sofort zu einem Drink eingeladen. Nachdem ich meinen Pass herausgezogen habe, den ich nur zufällig bei mir habe, versuchen wird herauszufinden, wie diese Gemeinsamkeit entstanden sein könnte. Seine Urgroßeltern sind in den zwanziger Jahren aus Süddeutschland in die USA ausgewandert. Und da der Name Ulmer ursprünglich aus Süddeutschland stammt, müssen dabei, oder auch schon früher, ein paar Ulmers in Norddeutschland hängen geblieben sein.

Ein bisschen Mecklenburg Vorpommern und sehr viele Seen

Die Strecke in die Neuengland-Staaten ist landschaftlich wunderschön. Ein bisschen Mecklenburg Vorpommern mit sehr vielen Seen und entsprechenden Aktivitäten. Überall im Nordosten ist zu merken, dass die Besiedlung hier wesentlich früher begann als im Westen der USA. In Gloucester beispielsweise, direkt an der Atlantikküste, finden wir ein Denkmal für die auf See gebliebenen Fischer. Es trägt die Jahreszahlen 1623–1923. Im 'Wilden' Westen undenkbar, der ja sich erst in der zweiten Hälfte des neunzehnten Jahrhunderts langsam besiedelte.

Wir haben nun unsere Norddurchquerung der USA von West nach Ost geschafft, sind aber noch nicht am Ziel. Dieses heißt Maine, wo uns insbesondere vom Acadia National Park von vielen Seiten sehr viel Positives berichtet wurde. Außerdem sollte man dort natürlich Hummer essen, die Stadt Bar Harbor besuchen, und das alles möglichst im Frühherbst. Denn die eigentliche Touristenattraktion der Region ist der *Indian Summer*, bei dem die Blätter der zahlreichen Laubwälder in bunten Farben leuchten. Wir sind etwas zu früh hier, aber das Laub beginnt sich schon langsam zu verfärben. In zwei Wochen, heißt es, ist hier alles überlaufen von Touristen. Der Acadia National Park selbst ist eine felsige Halbinsel im Atlantik, dicht bewachsen von Kiefern. Einmalig schön und unbedingt sehenswert, aber nicht später als September, da es dann auch hier sehr kalt wird. Die Küste von Maine ist rau, oft stürmisch, sehr felsig, aber unglaublich schön. Für uns der Inbegriff der Atlantikküste.

Die eigentlichen Touristenattraktionen sind der Indian Summer und der Hummer

Die kleine Stadt Bar Harbor empfinden wir als eine jener amerikanische Touristenfallen, in denen zwar viel Betrieb herrscht und deren touristische Attraktionen nach Disney-Art einer Familie sehr schnell sehr viel Geld aus der Tasche ziehen können, die uns aber nicht begeistern können.

Wir bleiben nur zwei Nächte. Unsere Nachbarn auf dem Campingplatz sind Deutsch-Amerikaner. Beide in jungen Jahren in die USA ausgewandert, haben sie sich im Deutschen Club kennen gelernt. Heute leben sie als Rentner auf Long Island bei New York. Long Island? Da wohnen doch nur die Reichen? In Anbetracht des VW-Campers scheint dieses Bild nicht ganz zu passen, weshalb wir sie, ganz direkt, wie auch die Amerikaner das machen, auf das Klischee ansprechen.

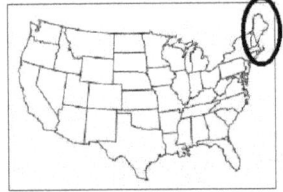

Zur Region Neuengland gehören die Bundesstaaten Connecticut, New Hampshire, Maine, Massachusetts, Rhode Island und Vermont

Nicht Reichtum, sondern eine glückliche Fügung hat sie zu Bewohnern von Long Island gemacht. Er, Manfred, war in einem kleinen Ort auf Long Island *Postmaster* gewesen, Elke seine Mitarbeiterin. Beide machten die gleiche Arbeit, aber er war eine Rangstufe höher als sie. Einer muss ja der Boss sein, und das sind auch in den USA noch im Zweifel eher die Männer, vor Jahrzehnten allemal. Inzwischen sind sie beide Rentner, können aber auf absehbare Zeit in der Dienstwohnung bleiben, da das Postamt aus Kostengründen geschlossen wurde. Denn in einer Postwohnung wohnt immer ein Postbediensteter, ob er noch im Dienst ist oder nicht. Der Post wurden gute Preise für die offenbar sehr schöne Wohnung in Traumlage geboten, aber zum Glück ihrer Bewohner kommt ein Verkauf nicht in Frage. Es könnte ja mal sein, dass das Postamt wieder eröffnet wird, und dann gäbe es keine Dienstwohnung mehr. Eine Behördenmentalität, über die wir uns in Deutschland aufregen würden. Für Elke und Manfred hat's uns gefreut.

Mensch, wie die Zeit vergeht. Für Ursula steht schon wieder der nächste Blut-Check an. Drei Monate ist es her, als der letzte in Palm Springs gemacht wurde. Diesmal wollen wir das „Brigham and Womens Hospital" in Boston zu diesem Zweck aufsuchen. Es ist ein spezielles Krankenhaus für Frauenkrankheiten, bei dem wir davon ausgehen, dass Ursula hier am besten aufgehoben ist.

Wir verhandeln mit einem Parkwächter, ob wir eventuell über Nacht auf einem der Krankenhaus-Parkplätze stehen können. Zehn Dollar und die Sache ist perfekt.

Bereits in Deutschland hatte ich mir die Namen und Adressen von geeignet erscheinenden Krankenhäusern herausgesucht, noch ganz ohne Computer. Von diesem 'neumodischen Kram' habe ich noch keinerlei Ahnung. Stattdessen haben mir kompetente Stellen, zum Beispiel das Berliner Amerika Haus, viel geholfen.

So, also rein und unseren Wunsch geäußert. Zuerst schickt man uns zum Labor, wo uns eine der Schwestern sofort erklärt, das ginge nicht. Ursula müsse erst zu einem Arzt hier in Boston. Am besten solle sie sich hier im Krankenhaus untersuchen lassen, und dann mit den Anforderungen dieses Arztes wieder hierher kommen. Wörtlich: wir könnten doch nicht einfach kommen und einen komplizierten Blut-Check haben wollen, als ob wir ein Brot kaufen wollten.

Weder unser englischsprachiges Attest noch der Hinweis auf die Untersuchung in Palm Springs können die Schwester beeindrucken. Ursula ist schon völlig fertig, fängt an zu weinen und schimpft eigentlich zum ersten Mal über ihre Krankheit. Der Schwester ist das völlig egal.

Bis ein kleiner älterer Japaner im Arztkittel vorbeikommt. Er fragt kurz, was wir für Probleme haben. Und als ich ihm erzähle, worum es geht, hat er nur noch eine Frage. „Wer bezahlt den Check?" Obgleich ich auch der Schwester bereits mehrfach gesagt hatte, dass wir die Kosten selbst bezahlen, ist nun alles ganz einfach. Der Chef des Labors verspricht Ursula, sofort alles zu veranlassen. Und selbst die Schwester, die uns vorher so abweisend behandelt hat, ist plötzlich sch...freundlich.

Sie schickt uns in einen Raum, wo wir bitte warten möchten. Als die Tür aufgeht, erscheint eine sehr große und recht stramme Afroamerikanerin, die uns beide mit breitem Lächeln begrüßt. Ursula mit ihren nun immerhin schon wieder fast 45 Kilo sieht sie fast mitleidig an. „Komm, setz dich auf meinen Schoß, das geht am besten.

Du bist ja leicht wie ein Mädchen." Ursula versucht ihr klar zu machen, dass Blutabnahme bei ihr sehr schwierig sei, da die Venen von den vielen Injektionen geschädigt seien. Aber ehe sie es so richtig begriffen hat, ist alles bereits erledigt.

Nach dieser Aktion möglichst schnell weg aus Boston

Wir bezahlen an der Krankenhauskasse die Rechnung, wo uns noch mitgeteilt wird, dass die Ergebnisse zu unserem Arzt nach Deutschland gefaxt werden. Die ganze Aktion hat Ursula so aufgeregt, dass sie möglichst schnell wieder aus Boston weg will. Also holten wir unseren Flairy vom Parkplatz, der Parkwächter gibt uns sogar das Geld zurück, und nach nur zwei Stunden verlassen wir die Stadt wieder.

Erschütterung

Unser Ziel ist New York City. Es ist der 10. September. Auf einem sehr schönen Campingplatz etwa 200 Kilometer vor der Stadt wollen wir eigentlich nur übernachten. Dass daraus mehr wird, lässt das Datum erahnen. Der 11. September 2001 ändert vieles auf dieser Welt, vor allem in den USA. Auf die Ereignisse selbst brauche ich sicherlich nicht näher einzugehen. Ich möchte nur unsere Eindrücke von Menschen, deren Reaktionen und einige Erlebnisse schildern.

Am 11.September schlendern wir nach einem ausgiebigen Frühstück gemütlich zum Büro des Campingplatzes. Ich will unsere Rechnung bezahlen und mir noch eine Zeitung mitnehmen. Als ich in das große Büro komme, weinen alle vier Mitarbeiterinnen. Auf meine Frage, was geschehen sei, deuten sie nur auf den Fernseher, der auch sonst läuft.

Der 11. September 2001 verändert Amerika und die ganze Welt

Ungläubig sehe ich einen der beiden Türme des World Trade Centers brennen. Und erstarre, als im nächsten Augenblick in den anderen Turm ein Flugzeug kracht. Eine der Frauen schreit auf. Für einen kurzen Moment glaube ich, das Ganze sei ein Film, bis ich begreife: es ist die Realität. Ich bin wie gelähmt, renne dann zurück zu Ursula, berichte ihr kurz, was gerade in New York geschehen sein muss. In diesem Moment klopft unser Nachbar und bietet an, bei ihm im Fernsehen zu verfolgen, was passiert ist.

Wir alle sind fassungslos. Relativ schnell ist uns klar, dass diese Situation nicht zufällig eingetreten sein kann. Dies ist kein Unfall, sondern etwas ganz anderes. Langsam kommen die ersten Nachrichten über den Bildschirm. Auf dem gesamten Campingplatz herrscht Totenstille. Jeder, dem wir begegnen, hat Tränen in den Augen. Kaum jemand spricht. Erst gegen Mittag scheint sich die Starre des Schweigens zu lösen, als es allmählich genauere Nachrichten über den Hergang gibt. Die Reaktionen der Menschen sind verschieden.

Vietnam-Veteranen wollen sich freiwillig zum Kampf gegen den Terrorismus zur Verfügung stellen

Während die einen meinen, man solle sofort alle Araber, die in den USA wohnen, verhaften und als Geiseln festhalten und die anderen ernsthaft vorschlagen, sämtliche arabischen Staaten zu bombardieren und überall gleichzeitig einzumarschieren, gibt es auch welche, die eine grundsätzlich andere Auffassung vertreten. So, wie man sich der arabischen Bevölkerung gegenüber verhalten habe, hätte es ja wohl irgendwann so kommen müssen. Doch das scheint die Ausnahme zu sein. Die alten Vietnam-Veteranen wollen sich sogar freiwillig zum Kampf gegen den Terrorismus zur Verfügung stellen.

Ground Zero ❗

An der Stelle des am 11. September 2001 bei Terroranschlägen zerstörten *World Trade Centers* am *Ground Zero* befindet sich das *One World Trade Center* im Bau. Das über einen halben Kilometer hohe Gebäude (541,3 Meter) wird bei seiner geplanten Fertigstellung im Jahr 2013 das höchste Bauwerk der Vereinigten Staaten sein.

Zum Vergleich: Die ehemaligen Zwillingstürme waren 417 und 415 Meter hoch.

www.wtc.com

mit faszinierenden Animationen, Bildern und Filmen

Dutzende von Gespräche und Diskussionen führen wir in den kommenden Tagen und Wochen über dieses Thema. Das Schlimmste scheint zu sein, dass das amerikanische Volk feststellen muss, wie verwundbar das Land auch ohne großen Waffeneinsatz ist. Gerade die amtierende Bush-Regierung hat dem Volk immer wieder vor Augen zu führen versucht, wie überlegen und großartig die USA dastehen, und nun dieser Angriff auf *God's Own Country*.

Sehr gespenstisch ist, dass der gesamte Flugverkehr eingestellt ist. Es herrscht absolute Ruhe am Himmel, aber als dann doch eine kleine Maschine auftaucht, herrscht sofort Panik. Wer ist das? Wo wollen die hin? Alles ist nun anders.

Auch die Ergebnisse des Blut-Checks können nicht per Fax nach Deutschland geschickt werden, da die gesamte interkontinentale Telekommunikation blockiert ist. Nach vielen Versuchen bekommen wir immerhin eine Telefonverbindung zu Achim an die Westküste, um ihm mitzuteilen, wo wir sind, und dass alles in Ordnung ist. Nun kann er wenigstens unsere Familie in Deutschland beruhigen.

Unsere New York-Pläne müssen wir natürlich erstmal aufgeben. Uns ist klar, dass die Stadt über Wochen schwer beeinträchtigt sein wird, und zu den Sensationstouristen zählen wir uns nun wirklich nicht.

Für uns ist das Wichtigste im Moment sowieso, wann die Blutergebnisse wohl per Fax an Dr. Malzbender, unseren Berliner Arzt, übermittelt werden können. Offenbar schneller als befürchtet, denn bei unserem dritten Anruf, 12 Tage nach dem Terroranschlag, haben wir Erfolg und bekommen eine frohe Botschaft aus Berlin. Alles in Ordnung! Was für ein Jubel.

Zu diesem Zeitpunkt sind wir bereits in Foxwoods. Von diesem Ort haben wir bislang nichts gehört. Als Achim uns den Tipp gibt, macht er es spannend. Wir sollen auf dem Interstate Highway 95 Richtung New York fahren bis wir wir ein Schild sehen, auf dem „Foxwoods" steht. Diesem sollten wir dann einfach folgen.

Genau das tun wir. Fahren lange durch einen Wald, bis wir schließlich auf einer riesigen Lichtung mehrere Gebäude von gigantischen Ausmaßen sehen. Wie in einem schlechten Film.

Wir finden heraus, dass es sich bei Foxwoods nicht um eine Stadt, sondern um das zu dieser Zeit größte freistehende Kasino der Welt handelt, das auch seitdem nur von einem Kasino in Macao übertroffen worden ist.

Wie die meisten Spieler-Oasen in den USA wird auch dieses Kasino von Indianern betrieben, denn es befindet sich in einem Pequot-Indianer-Reservat. Von Boston aus in zwei, von New York City aus in drei Stunden zu erreichen, kommen täglich bis zu 50.000 Besucher, um hier ihr Glück zu versuchen.

www.foxwoods.com

Es gibt nicht nur verschiedene Kasinos, sondern auch mehrere große Hotels und Shopping Center. Für die sehr zahlreichen Wohnmobile ist extra ein Parkplatz angelegt, auf dem die Fahrzeuge frei stehen können.

Wir nutzen diese Gelegenheit, um uns nach der Nachricht des guten Ergebnisses der Blutuntersuchung einen richtig schönen Abend zu gönnen. Feingemacht besuchen wir nicht eines der zahlreichen Buffet-Restaurants, sondern entscheiden uns für feine chinesische Spezialitäten. Nichts fehlt, weder echt chinesische Bedienung, noch die entsprechende Musik. Ein unvergesslicher Abend, bei dem wir die schrecklichen Weltereignisse für ein paar Stunden fast vergessen.

Als wir am nächsten Tag durch die vielen Gebäude schlendern, können wir nur noch mehr staunen. Offenbar scheint auch gut zu funktionieren, dass hier die Indianer klar in der Arbeitgeber-Position sind, während viele der Angestellten weiß oder afroamerikanischen Ursprungs sind.

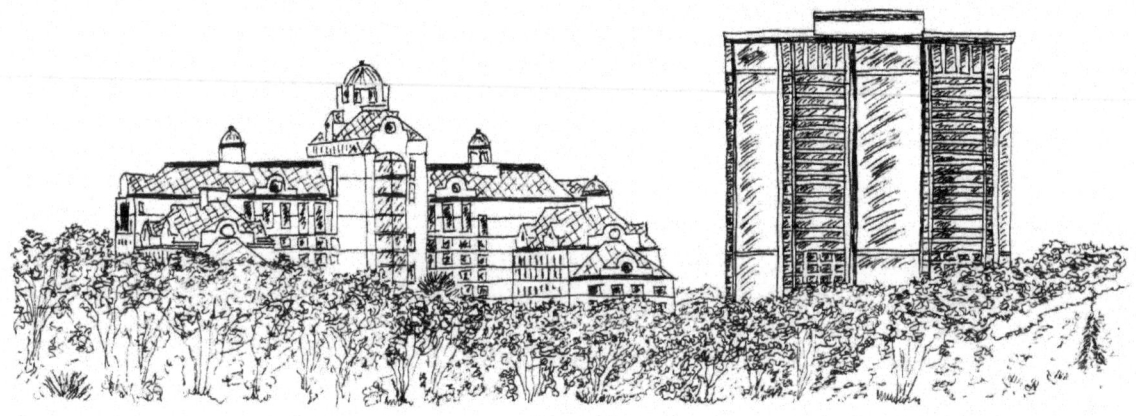

Das Foxwoods Resort-Kasino in Mashantucket

Wir beschließen, aus den bekannten Gründen unseren geplanten Besuch in New York ganz zu streichen und von hier aus gleich Richtung Pennsylvania zu fahren, wieder ins Amish Land.

Nach langer Zeit ist uns mal wieder danach, shoppen zu gehen. Und wie bestellt kommen wir an mehreren großen *Malls* vorbei. Wir

Nur noch zwei Monate bis zum erneuten Abflug nach Deutschland

schauen uns an, fahren auf den nächsten Parkplatz, machen uns ein wenig hübsch, und los geht es. Erst ganz vorsichtig, aber dann mit Methode.

Ich muss einige Male rausgehen, um schon mal Tüten ins Auto zu bringen. Wir nutzen die Gelegenheit, um jede Menge Mitbringsel für die Familie in Berlin zu kaufen, denn bis zu unserem Abflug im November sind es 'nur' noch zwei Monate. Deshalb orientieren wir uns auch so langsam wieder Richtung Westen.

Wir bekommen einen Korb

Unser Weg führt uns durch Pennsylvania, West Virginia und Ohio. Hier machen wir einen längeren Stopp, denn wir haben von einer besonderen Attraktion gehört, die wir uns nicht entgehen lassen sollten. Es geht um eine Korbfabrik. Wir können uns zwar noch nicht so recht vorstellen, was daran so außergewöhnlich sein soll, folgen aber den Empfehlungen.

Die „Longaberger Company" liegt in unmittelbarer Nähe der kleinen Stadt Dresden und ist ein Riesenunternehmen mit etwa 8.000 Mitarbeitern. Sie ist in den sechziger Jahren aus einer kleinen Korbflechterei entstanden, in der die Eltern des Gründers vor fast 100 Jahren begonnen haben, handgefertigte Spankörbe herzustellen. Bis heute ist Longaberger ein Familienunternehmen.

Alles in der direkten und auch weiterer Umgebung ist „Longaberger": Die weit verstreuten Fabriken, die riesigen Shoppingcenter, die nicht nur Körbe verkaufen, sondern alles, was zu einem schönen Heim gehört. Viel Holz, Keramik, Schmiedeeisen, oft Dinge, die man eigentlich nicht unbedingt braucht, aber haben will. Außerhalb von Ohio werden diese Dinge übrigens im Direktvertrieb über selbstständige „Home Consultants" angeboten, so wie beispielsweise Tupperware oder Avon-Kosmetik. Zu der ganzen Anlage gehören natürlich auch etliche Restaurants, ein Campingplatz und ein Hotel. Da das Ganze in einer traumhaft schönen Landschaft liegt, kommen Touris-

Eine riesige Touristikanlage rund um eine Korbfabrik

@
www.longaberger.com

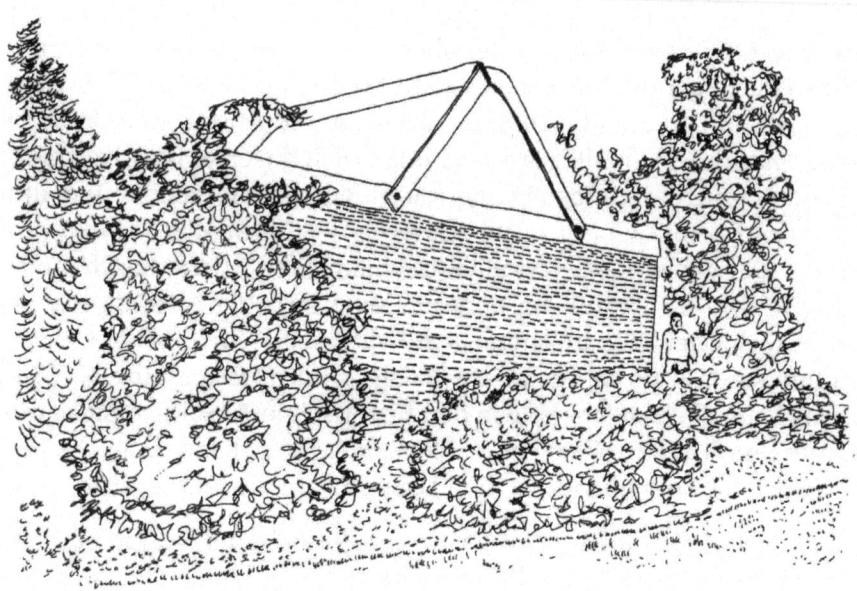

Der größte Korb der Welt bei der Longaberger in Dresden, Ohio

195

ten selbst von weiterher angereist, vor allem aber aus den umliegenden Städten wie Cincinnatti, Cleveland oder Columbus, um hier ein, zwei schöne Tage zu verbringen.

Auch wir können nicht widerstehen und kaufen einen der typischen Henkelkörbe, der uns lange begleitet.

Weiter geht es durch Kentucky und Indiana bis nach St. Louis am Mississippi. Auf der Fahrt lassen wir uns viel Zeit, machen ausgedehnte Pausen auf sehr schönen Campingplätzen, aus der Not heraus jedoch leider auch auf einem ausgesprochenem gammeligen. Und der ist auch noch staatlich. Außer, dass einmal am Tag ein Ranger vorbei kommt, um das Geld einzusammeln und sofort wieder zu verschwinden, kümmert sich offenbar niemand darum, wie es hier aussieht. Als ich den Ranger auf die dreckigen Toiletten und Duschen anspreche, zuckt er nur mit den Schultern und meint, wir könnten ja auf einen anderen Platz fahren. Dabei scheint ihm durchaus bewusst zu sein, dass es im Umkreis von 100 Kilometern keine weiteren Plätze gibt, was in den USA sehr selten ist. Eine Nacht überstehen wir, brechen aber auf, als es auch noch anfängt zu regnen. Wie der Platz nach einem heftigen Regen aussehen mag, wollen wir uns nicht vorstellen.

Soulard !

Der Soulard Farmers Market wurde bereits 1779 gegründet, als Händler aus der Umgegend die Gelegenheit bekamen, auf einer freien Fläche Obst, Gemüse, Vieh und mancherlei Waren feilzubieten. Heute sind die historischen Hallen von Mittwoch bis Samstag geöffnet, wobei man gerade zum Marktschluss am letzten Wochentag so manches Schnäppchen machen kann. Neben üblichen Wochenmarkt-Produkten kann man hier auch Spezialitäten wie Waschbär- oder Krokodilfleisch kaufen. Darüber hinaus gibt es ein sehr gutes Angebot für Gewürze sowie europäische Brote und eine Art Discount-Stand für internationalen Käse, der ansonsten in Amerika extrem teuer ist.

@

www.soulardmarket.com

Über die wunderbare Stadt St. Louis muss ich etwas ausführlicher berichten. Bei unserer Anfahrt kommt uns natürlich der St. Louis Blues von Glen Miller in den Sinn, und wir stellen fest, dass wir gar keine rechte Vorstellung davon haben, was uns in der Stadt erwartet. Wir wissen eigentlich nur, dass sie am Mississippi liegt, der die Grenze zwischen den Staaten Illinois im Osten und Missouri im Westen bildet. Am östlichen Ufer erwartet uns gleich die erste positive Überraschung: ein Campingplatz, der zu einem Kasino gehört und uns deshalb sogar mit einem wunderbaren Frühstücksbuffet *for free* verwöhnt. Das eigentliche Kasino ist in einem alten Mississippidampfer eingerichtet. Gleich auf der anderen Seite liegt die Altstadt von St. Louis, in der neben deutschen vor allem französische Einflüsse zu erkennen sind. Nach Jahrzehnten sozialer und infrastruktureller Probleme entwickelt sich gerade in den historischen Altstadt-Quartieren buntes, multikulturelles Leben. Besonders gut kann man es von Mittwoch bis Sonnabend auf dem Soulard Farmers Market studieren.

Ein beeindruckendes Bauwerk ist der alte Bahnhof, Union Station, der heute ein Hotel, kleine Restaurants und eine Einkaufspassage beherbergt. Seit bereits vor dem Eisenbahn-Zeitalter galt St. Louis dank seiner Lage als letztes Bollwerk der Zivilisation und als das Tor zur neuen Welt, von dem aus unzählige Siedlertrecks ins Ungewisse aufbrachen. Nach Fertigstellung des Bahnhofs in der letzten Dekade des neunzehnten Jahrhunderts fuhren dann viele Züge von hier gen Westen. Sehr viele Auswanderer, vor allem Deutsche, brachen von diesem Bahnhof auf, um sich eine neue Heimat zu suchen.

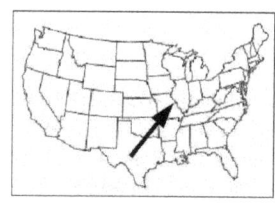

St. Louis, Missouri

Symbol der Brückenfunktion zwischen Osten und Westen ist seit 1965 der „Gateway Arch", ein beeindruckender, 190 Meter hoher Stahlbogen des Architekten Eero Saarinen, der nicht nur schön anzusehen ist. Mit Hilfe eines Fahrstuhls können Besucher auch hinauffahren und einen beeindruckenden Rundum-Blick genießen.

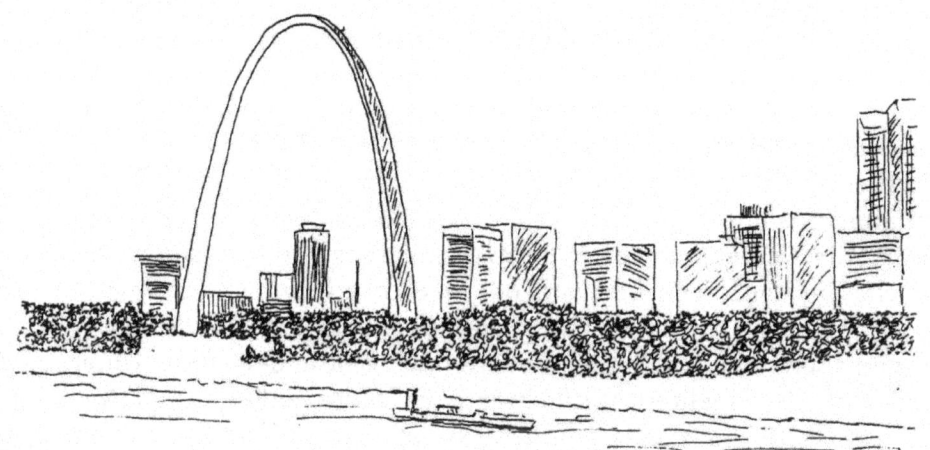

Das Tor zum Westen: Der St. Louis Arch ist 200 Meter hoch

Einmal im Jahr treffen sich in St.Louis die besten Marching-Bands der Highschools aus den Staaten Illinois und Missouri. Das Ganze nennt sich „Greater St. Louis Marching Band Festival" und findet traditionell an einem Samstag statt. Aber wir bekommen mit, dass sich etliche der Bands bereits am Abend zuvor vor der großen Sportarena, dem „Dome", versammeln, um sich aufzuwärmen und schon mal zu zeigen, was sie drauf haben. Sie ziehen eine Menge Schaulustige aus der hauptsächlich afroamerikanisch geprägten Nachbarschaft an, sodass ich das Gefühl habe, wir sind die einzigen 'Weißen', die dieses Spektakel miterleben. Alles ist so voller Lebensfreude, so voller Temperament , dass es unmöglich scheint, diesen Bands zuzusehen und zuzuhören, ohne den Körper im Rhythmus zu bewegen. Nach etwa einer Viertelstunde ist der große Platz vor dem Dome eine einzige Tanzfläche und wir beiden 'Alten' mittendrin. Ein tolles Erlebnis.

www.stlouisunionstation.com
www.explorestlouis.com

197

Nördlich von St. Louis liegt der Ort Hannibal. Hier verbrachte der berühmte Schriftsteller Mark Twain seine Kindheit und Jugend. Dieses hübsche kleine Städtchen, direkt am Mississippi gelegen, ist der Schauplatz seiner Romane um die Abenteuer von Tom Sawyer und Huckleberry Finn. Auch heute noch hat die Stadt mit ihren alten Häuschen eine Atmosphäre, die einen glauben lässt, die beiden Burschen könnten einem jeden Moment entgegenkommen. Dass Mark Twain weit mehr war, als der Autor seiner ungeheuer populären Jugendbücher, beginnen wir bei einem Besuch des vielfach preisgekrönten kleinen Museums zu verstehen und nehmen uns vor, mehr von ihm zu lesen.

Hannibal !

In dieser Kleinstadt mit rund 18.000 Einwohnern, die Mark Twain als Vorlage für das fiktive Dorf St. Petersburg in „Tom Sawyer und Huckleberry Finn" diente, läuft man teilweise wie durch eine Filmkulisse. In vielen historischen Häusern sind Szenen aus dem Jugendbuch-Klassiker nachgestellt, und es gibt zahlreiche Gebäude aus der Zeit des Schriftstellers mit immer noch authentischem Charakter.

Nun weiter durch Missouri mit seinen vielen Wäldern, immer der historischen Route 66 nach, die den Staat von St. Louis bis Joplin im äußersten Südwesten fast diagonal durchquert. In der Nähe des kleinen Ortes Cuba entdecken wir einen sehr schönen Campingplatz mit großen Pferdekoppeln. Es ist ein privater Platz, der von Mutter und Tochter betrieben wird. Die Mutter ist die Managerin, und die Tochter arbeitet auf dem Gelände als Pferdetrainerin. Meist neu erworbene Pferde werden von ihren Besitzern hierher zur Ausbildung gebracht. Für uns ist es sehr spannend, bei diesen Trainingsstunden dabei zu sein, und wir lernen eine Menge über das Verhalten der Tiere. Es gibt aber nicht nur Pferde, sondern noch viele andere Tiere. Unter anderem leben mehrere Wildschweine in einem großen Gatter, was zu einer lustigen Freundschaft geführt hat: eine der Wildsauen und der zum Platz gehörende Dalmatiner-Rüde sind unzertrennlich und bringen uns oft zum Lachen.

Aber auch menschlich bemerkenswertes Verhalten können wir studieren. „Mama", wie sie von allen genannt wird, hat nämlich eine besondere Lebensgeschichte zu erzählen. Etwa die Hälfte aller, die auf diesem Platz wohnen, sind irgendwie gestrauchelte Existenzen.

Ein Campingplatz für Pferdeliebhaber aus vielen US-Bundesstaaten

Sie kommen aus den unterschiedlichsten Staaten und leben in teils abenteuerlichen Behausungen. Uralte Wohnwagen, große Zelte, die mit Brettern zu festen Buden umgebaut wurden, Wohnmobile jenseits der Fahrbereitschaft. Mama kümmert sich um alle. Jeder bekommt von ihr regelmäßig Aufgaben auf dem Platz zugeteilt, die er auch zuverlässig zu erledigen hat. Die Sanitärgebäude müssen sauber gehalten, die Wege geharkt und das Gras geschnitten werden. Außerdem gibt es Arbeit in den Pferdeställen und auf den Koppeln. Morgens, pünktlich um 9 Uhr, ist Arbeitsbeginn und um 16 Uhr ist Feierabend, bei einer Mittagspause von nur einer halben Stunde. Mama führt ein recht strenges, aber sehr liebevolles Regiment. Niemand traut sich, etwas gegen ihre Anordnungen zu sagen. Und wenn doch, wird es sehr laut. Trotz ihrer schmalen Statur wird sie von allen dieser recht schrägen Vögel voll respektiert. Warum das so ist, erklärt uns die „Pferdeflüsterin". Mama muss nämlich bis vor sechs Jahren ebenfalls als eine Art Stadt- oder Landstreicherin unterwegs gewesen sein. Selbst ihre Tochter wusste oft nicht, wo sie war, und ob sie überhaupt noch lebte. Da wurde die Tochter plötzlich schwer krank, und auf sehr verschlungenen Wegen gelang es ihr, Kontakt zu Mama aufzunehmen. „Ich brauche dich", hat sie ihr signalisiert. Und nur wenige Tage später stand Mama am Krankenbett ihrer Tochter. Sie hat ihr nie erzählt, woher sie zu jener Zeit kam, und wie sie es fertigbrachte, so schnell bei ihrer Tochter zu sein. Sie war einfach da. Und blieb.

Nachdem Sally, wie die Tochter heißt, ihren Krebs überwunden hat, beschließen die beiden Frauen, etwas Gemeinsames zu machen. Sie pachten dieses riesige Gelände, bauen die Ställe und beginnen mit der Pferdeschule, die sehr schnell überregional bekannt wird. Da es genug Platz gibt und viele Pferdebesitzer ohnehin mit einem Camper anreisen, entwickelt sich bald der Campingplatz, mit dem Mama ihre eigene Aufgabe bekommt. Ein wichtiger Teil davon ist für sie, ebenfalls Gestrauchelten wieder eine Heimat zu geben.

Wir sind die ersten Europäer, die auf diesem Platz auftauchen. Es herrscht übrigens absolutes Alkoholverbot, auch für die Gäste, was uns gleich beim Einchecken mitgeteilt wird. Mitarbeiter und Helfer fliegen sofort raus, wenn sie sich daran nicht halten. Und Mama hat durch ihre Vergangenheit ein untrügliches Gespür dafür entwickelt, wen sie im Auge behalten muss und wen nicht. Bei Campingplatzgästen ist sie nicht so streng. Sie sind nur gehalten, nicht außerhalb ihrer Wohnwagen Alkohol zu trinken oder den Dauerbewohnern welchen anzubieten. Für uns ist dieser Aufenthalt ein besonderes Erlebnis.

Doch nun heißt es endgültig „Go West". Durch Oklahoma und Texas bis nach Albuquerque in New Mexico, wo um diese Zeit, also Anfang Oktober, das große Heißluftballon-Festival stattfindet. Schon bei unserem letzten Besuch in Albuquerque haben wir uns vorgenommen, dieses Spektakel einmal selbst mitzuerleben. Natürlich gibt es keinen Platz mehr auf einem der Campingplätze. Alles ist rappelvoll. Also entschließen wir uns, einmal selbst zu probieren, auf dem Parkplatz eines Walmart-Supercenters zu übernachten. Wie oft schon wurde uns von dieser Möglichkeit berichtet, eigentlich überall

Alkohol !

Die Alkoholgesetze in den USA sind zwar unterschiedlich, aber in allen Bundesstaaten vergleichsweise restriktiv: Kein Kauf oder Konsum von Alkohol (auch Bier) unter 21 Jahren. Wer im Restaurant, Supermarkt oder *Liquor Store* nicht deutlich älter aussieht, wird nach einem Ausweis gefragt. Unerlaubter Verkauf kostet schnell den Job und führt zu hohen Geldstrafen.

In vielen Bundesstaaten gilt striktes Alkoholverbot in der Öffentlichkeit, in manchen Counties wird sogar kein Alkohol verkauft. Auch z.B. einige Indianerreservate oder Campingplätze haben besondere Regeln..

Grundsätzlich gilt: In den USA wird nicht weniger getrunken als anderswo, aber man hält sich pro forma an die Gesetze.

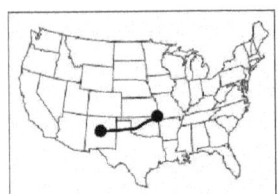

Von Joplin, Missouri, über die Staaten Oklahoma und Texas bis nach Albuquerque in New Mexikco

in den USA auf den Parkplätzen des Unternehmens kostenlos übernachten zu können – getan haben wir es bislang nie. Ich muss gestehen, mir war nie ganz wohl bei dem Gedanken, vor allem wegen der Sicherheit. In Albuquerque gibt es drei solcher Center, die 24 Stunden am Tag geöffnet haben. Als wir auf einen dieser Parkplätze fahren, trauen wir unseren Augen kaum. Wir zählen sage und schreibe 36 Wohnmobile. Sicher sind es durch das Ballonfestival besonders viele.

Preußisch wie man als Deutscher eben manchmal ist, gehe ich zur Kunden-Information im Laden und frage höflich, ob auch wir noch über Nacht stehenbleiben dürfen. Fast erstaunt über meine Nachfrage bekomme ich zur Antwort, wir seien selbstverständlich *very welcome*.

Warum wir das bloß nicht schon öfter gemacht haben. Hier jedenfalls lernen wir Leute kennen, die ausschließlich auf diese Weise durch das ganze Land fahren. Über meine Bedenken muss ich jetzt fast lachen: die ganze Nacht fährt ein Sicherheitsdienst durch die Parkplatzreihen und kontrolliert, ob auch alles in Ordnung ist. Der einzige Nachteil ist wirklich, dass es nie ruhig wird. Denn auch nachts um drei kommen noch Leute mit ihren Autos zum Einkaufen. Junge Menschen auf dem Heimweg von einer Party. Schichtarbeiter auf dem Weg von oder zu ihrer Arbeit. Wir haben trotzdem gut geschlafen.

Walmart **!**
Siehe Tip auf Seite 23

Am nächsten Morgen, es ist noch gar nicht richtig hell, schaut Ursula aus dem Fenster und schreit auf. Ich bin sofort wach und sehe beim Blick aus dem Fenster bestimmt über 50 Feuer, die den gegenüberliegende Berghang hinaufkriechen. So jedenfalls mutet es auf den ersten Blick an. Bei genauerem Hinsehen erkenne ich, dass es Dutzende bunte Heißluftballons sind, die dort vor der schönen Bergkulisse aufsteigen. Und da die Gasbrenner ständig gezündet werden, um immer mehr Heißluft zu erzeugen, scheint der ganze Hang in Flammen zu stehen. Ein grandioser Anblick.

Ballon-Festival **!**
Mit jährlich über 750 teilnehmenden Heißluft-ballon-Mannschaften ist das Festival in Albuquerque das größte Ballon-Festival weltweit. Besonders faszinierend die Figuren-Ballons und die spektakulären Nacht-Wettbwerbe.

www.balloonfiesta.com

Vielen der anderen Wohnmobil-Bewohner haben schon ihre Campingstühle rausgestellt und sitzen mit ihren Kaffeebechern in der Hand staunend vor dem Schauspiel. Natürlich kommen wir wieder mit einigen ins Quatschen. Unser 'exotisches' Auto, na klar. Ein Ehepaar aus Las Vegas erzählt uns gleich, dass sie uns schon zweimal gesehen haben. So oft, wie wir nun schon in Las Vegas waren, war das kaum verwunderlich.

Ganz stolz erzählen uns die beiden, dass ihr Sohn in einem der Ballons sitzt und jedes Jahr an diesem Festival teilnimmt. Wir treffen ihn prompt am folgenden Abend, und irgendwann fragt er uns, ob wir denn nicht einmal mit aufsteigen wollen. Für Ursula ist das seit vielen Jahren ein geheimer Wunsch. Für mich eher eine unangenehme Vorstellung. Aber nach einigem Hin und Her sagen wir zu.

Ich habe eine sehr unruhige Nacht. Ursula schläft sofort ein und mit einem seligen Lächeln durch bis zum Morgen. Wir sind schon beim Frühstück, als es an unsere Tür klopft. Mit betretener Miene verkündet uns der Sohn unserer Mobil-Nachbarn, dass die Ballonfahrt wegen zu starker Winde leider ausfallen müsse. Obwohl für Ursula eine Enttäuschung, lache ich erleichtert in mich hinein. Da das Wetter in den nächsten Tagen nicht besser wird, ziehen viele der Ballonfahrer wieder ab und auch wir reisen weiter. Das ist gerade noch mal gut gegangen!

Eine Ballonfahrt muss wegen schlechter Wetterbedingungen ausfallen

Nun müssen wir uns schon fast ein bisschen beeilen, damit die letzten drei Wochen unserer Kur-Tour nicht noch hektisch werden. Am Lake Mead, wo wir sie begonnen haben, wollen wir sie auch beenden. Und bis dahin sind es von New Mexico aus immerhin noch 1.000 Kilometer. Nach einigen Zwischenübernachtungen am Petrified Forest und in Flagstaff landen wir wieder auf unserem fast schon vertrauten Campingplatz am See. Fast erkennen wir ihn nicht wieder. Statt beschaulicher Ruhe schlägt uns vom Wasser her ein regelrechter Höllenlärm entgegen.

Ob wir denn nicht wüssten, dass hier jedes Jahr um diese Zeit die Weltmeisterschaften im Wasserskirennen stattfinden? Wasserski ist uns natürlich ein Begriff, aber Wasserski*rennen*? Was um alles in der Welt ist das? Wir können die Verrückten noch bisschen beim Training beobachten, denn die Wettbewerbe finden ersten morgen und übermorgen, also Samstag und Sonntag, statt. Wir können uns ausrechnen, dass das, mit heute, dreimal mindestens sechs Stunden Krach bedeutet, aber wir bleiben hier. So etwas haben wir schließlich noch nie erlebt!

Bis zu 140 kmh Geschwindigkeit bei bei den Weltmeisterschaften im Wasserskirennen

Hinter einem sehr starken und schnellen Motorboot befindet sich der Wasserskiläufer. So weit, so gut. Im Unterschied zu dem Freizeitvergnügen, wie wir es kennen, ist hier die Leine aber wesentlich länger, und es gibt einen durch Bojen abgesteckten Rundkurs. Im Boot sitzen zwei Personen, ein Fahrer und ein Beifahrer, der immer rückwärts blickt, um den Rennläufer im Blick zu behalten. Gewonnen hat, wer in einer festgesetzten Zeit die längste Strecke durch den Bojen-Parcour zurückgelegt hat. Dabei werden Höchstgeschwindigkeiten von bis zu 140 Stundenkilometern erreicht. Wir hören, dass es auch Amateure gibt, die diesen verrückten Sport betreiben. Bei dieser Weltmeisterschaft treten allerdings nur Profis an, die hauptsächlich aus Australien, Neuseeland, den USA und England stammen, ein paar kommen aber auch aus Deutschland und anderen europäischen Ländern, insbesondere Skandinavien.

Was für eine Ruhe, als alles vorbei ist! Alle Tiere, die sich verzogen haben, als die Horde der Verrückten vorübergehend den See eroberte, sind nun plötzlich wieder da. Wir genießen ein paar wunderschöne Tage. Sonne, Wasser, Natur.

Die Entscheidung der Rehabilitation auf der Reise ist richtig gewesen

Das Leben ist so schön. Vor über sieben Monaten sind wir von hier aus gestartet, mit einigen inneren Zweifeln, ob unsere Entscheidung richtig war, nach Ursulas schwerer Krankheit trotzdem auf Tour zu gehen. Jetzt können wir nur immer wieder sagen, wie gut und wie richtig dieser Entschluss war. Ursula hat sich so gut erholt, wie ihr das zu Hause wohl kaum gelungen wäre. Die kleinen Einschränkungen, die sie hat, sind bei der Fülle der neuen Eindrücke und Herausforderungen unwichtig geworden. Sie fühlt sich so wohl, ist so stolz auf sich, dass sie das alles geschafft hat. Was könnte besser zu einer weiteren Genesung beitragen? Wir haben uns deshalb schon vor einiger Zeit entschieden, unser Reiseleben, wie wir es in den letzten Jahren geführt haben, noch eine Weile fortsetzen zu wollen.

Wieder in St. George, sprechen wir die wichtigsten Dinge für die nächsten Monate mit Don ab und müssen dann vor allem entscheiden, was hierbleiben soll und was wieder zurück nach Deutschland geht. Oft nicht ganz einfach. Wir verbringen einige Tage damit, ein- und wieder auszupacken. Aber irgendwie gelingt es uns am Ende, Koffer und Taschen zu schließen und nach Las Vegas zu kommen.

Zurück in Deutschland wird der Erfolg des Genesungsprozesses bestätigt

In Berlin werden wir, wie immer, von der gesamten Familie freudig begrüßt. Diesmal ruhen die Augen natürlich vor allem auf Ursula. Besonders unser Sohn André beobachtet sie immer wieder aufmerksam, aber heimlich aus den Augenwinkeln. Geht es ihr wirklich gut, oder tut so nur so?

Wie hervorragend sie sich erholt hat, bestätigen in den nächsten Wochen diverse Untersuchungen. Der Chefarzt, der von unserer Reise wusste, hatte gebeten, dass Ursula sich nach der Rückkehr für drei Tage im Krankenhaus untersuchen lässt. Kopfschüttelnd und ungläubig studiert er am Ende die Ergebnisse, die vor ihm auf dem Tisch liegen. Medizinisch scheint der Genesungsprozess absolut ungewöhnlich verlaufen zu sein, deshalb hoffen wir, dass die daraus abzuleitenden Erkenntnisse auch anderen Patienten zugute kommen werden. Uns ist in diesem Moment eigentlich völlig egal, warum sich Ursula so wohl fühlt. Die Hauptsache ist, es geht ihr gut. Hier und heute.

Nach der Tour ist vor der Tour

Als wir im nächsten Herbst erneut aufbrechen, tun wir das mit dem Ziel, so in den USA zu überwintern, wie wir es vor zwei Jahren vorhatten. Wir wollen *Snow Birds* sein.

Weg von dem Schmuddelwetter in Berlin. Auf zu den wunderbaren Regionen mit Sonnenschein und Wärme. Am 3. Oktober fliegen wir in Berlin los, um in St. George, unserer 'zweiten Heimat', einen diesmal noch herzlicheren Empfang als sonst bereitet zu bekommen. An die verstohlenen Blicke, ob es Ursula wohl wirklich so gut geht, wie es scheint, werden wir uns wohl gewöhnen müssen, wenn wir Leute treffen, die ihre Geschichte kennen.

Als Snow Birds der grauen und kalten Jahreszeit entfliehen

Nach den üblichen Zeremonien - Saubermachen, Kleinreparaturen, Lebensmittellager auffüllen – geht es los. Aber wohin eigentlich? Zum Überwintern ist es ja noch etwas zu früh. Wir hören, der Bryce Canyon soll um diese Jahreszeit in einem besonderen Licht erstrahlen und leicht mit Schnee überpudert sein. Das müsse man unbedingt gesehen haben.

Es ist ein tolles Erlebnis. Um diese Zeit sind kaum noch Touristen in dieser Gegend unterwegs. Wir sind tief beeindruckt von der Schönheit der Landschaft. Aber nachts herrschen minus fünf Grad. Das hatten wir uns anders vorgestellt, trotzdem wir uns dank der unglaublich guten Heizung im Flairy sehr wohl fühlen.

Mit einigen Umwegen landen wir deshalb im Death Valley. Der heißeste Punkt der USA. Im Sommer kann es hier bis 57 Grad heiß werden. Am Tag liegen die Temperaturen jetzt bei um die 30 Grad. Das ist es, was wir suchen.

Senioren treffen sich im Death Valley zu Country Music mit Jam Sessions

Die Camper, die um diese Zeit auf den Plätzen anzutreffen sind, ziehen vielfach entweder schon seit Jahren durch die Gegend oder kommen immer wieder zu bestimmten Zeiten oder Anlässen hierher.

Aus Spaß an der *Country Music* treffen sich beispielsweise in jedem Jahr um diese Zeit Senioren, um selbst mal wieder die Instrumente rauszuholen. Jeden Abend gibt es *Jam Sessions* und spontane Konzerte.

Wer zuhören will, schnappt sich einfach seinen Campingstuhl und setzt sich auf einen der großen Plätze, wo sich die Gruppen treffen, und freut sich an der Musik. Das muss nicht immer so perfekt klingen wie bei den Profis, lässt aber viel Leidenschaft spüren. Für uns ist es ein riesiger Spaß. Aber auch hier ist um 22 Uhr Schluss. Das scheint ebenso zu den ungeschriebenen Gesetzen zu gehören wie die Tatsache, dass niemand auf die Idee käme, bei einem solchen Anlass in der Öffentlichkeit Alkohol zu trinken. Das höchste der Gefühle ist hier und da eine Dose Light-Bier, schamhaft versteckt in einem jener kleinen Isolierbehälter, die mit ihrem Schaumstoff nicht nur das Getränk so eiskalt halten, wie Amerikaner es lieben, sondern auch den Dosenaufdruck diskret verbergen.

Wir sind wieder mal die einzigen Europäer in der großen Runde. Angesicht der Frage, ob es denn bei uns auch solche Treffen gibt, wird uns deutlich, wie selten in Deutschland noch echte Volksmusik gespielt und gepflegt wird. Denn natürlich ist Country so etwas wie die Volksmusik der Amerikaner, entstanden aus den vielen Musikrichtungen der Einwanderer, vor allem der Iren.

Hitze !

Die hohen Temperaturen von leicht über 40 Grad Celsius sind im Death Valley auch während des Sommers recht gut zu ertragen. Grund dafür ist die sehr niedrige Luftfeuchtigkeit.

Bei Wanderungen und Ausflügen gilt trotzdem – wie überall mit hoher Sonneneinstrahlung – ausreichend Wasser, Creme mit hohem Sonnenschutzfaktor und mineralstoffhaltigen Proviant mitnehmen.

Die Jahreszeit ist ideal, um Wanderungen in den ausgedehnten Dünengebieten des Death Valley zu unternehmen. Wie viele Spuren von Tieren im Sand zu sehen sind, ist schon sehr erstaunlich. Vor allem finden wir Schlangenspuren. Die Wüste lebt eben wirklich. Auch hier sind die gleichen Vorsichtsmaßnahmen beim Wandern zu treffen wie überall in der *Wilderness*: festes Schuhwerk, möglichst knöchelhohe Bergschuhe, und immer mit festem Schritt laufen. Die feinsten Bodenvibrationen werden von den Schlangen wahrgenommen und veranlassen sie dazu, rechtzeitig das Weite zu suchen oder sich zu verstecken. Anders die Dickhornschafe, die es überhaupt nicht interessiert, ob Menschen in der Nähe sind oder nicht. Erst wenn der Abstand zu gering wird, entfernen sie sich ein bisschen, aber flüchten tun sie nicht. Nachts sind um diese Jahreszeit die Kojoten sehr aktiv und so nah an unserem Standort, dass wir häufiger mal aufwachen.

Als unspektakulär erweist sich der Besuch des tiefsten topografischen Punktes in Nordamerika, der 86 Meter unter NN liegt. Stünde nicht ein Schild dort, wären wir glatt daran vorbei gefahren. Interessanter sind da schon die *Sailing Stones*, die segelnden oder wandernden Steine. Sie befinden sich in einem Gebiet, das nur von Rangern und auch von denen nur mit besonderer Genehmigung und am Rande betreten werden darf. Dort liegen auf ausgetrockneten Ebenen bis zu 350 Kilo schwere Felsbrocken, die sich vorwärts bewegen. Man sieht die Spuren ganz deutlich, aber niemand weiß, wovon die Giganten, scheinbar ohne Krafteinwirkung von außen, angetrieben werden. Da wegen des besonderen Schutzes keine Messgeräte aufgestellt

Der tiefste topografische Punkt in Nordamerika ist relativ unspektakulär werden dürfen, könnte dies wohl noch eine ganze Weile ein Geheimnis bleiben. Bisher hat man die Spuren nur aus der Luft, von Kleinflugzeugen aus, aufnehmen können.

Von einem warmen Plätzchen zum nächsten wollen wir nun dem Lake Mead erneut einen kurzen Besuch abstatten. Der Platz ist ausgebucht, aber Dank unserer guten Beziehungen wird ein Wohnwagen, der von seinem Eigentümer für einige Wochen abgestellt worden ist, für uns weggefahren. Das Wetter ist schön, das Wasser ist warm. Wir genießen das Leben. Aber nur bis zur nächsten Nacht. Da bekommt Ursula starke Ohrenschmerzen. Vorsorgend, wie ich oft bin, finde ich schnell sehr starke Schmerzmittel in meiner Hausapotheke, die noch aus der Zeit der Krebstherapie stammen.

Bis zum Morgen hält Ursula durch, aber natürlich passiert sowas meist am Wochenende. Es ist Sonntag, und wir fahren ins Krankenhaus nach Boulder City. Nach sehr kurzer Zeit kommt ein Arzt, untersucht das Ohr und stellt eine starke Entzündung fest. Antibiotika, Tropfen und viele gute Worte begleiten uns. Zum Abschied stellt uns

Lake Mead !

Der Lake Mead, der seit 1936 den Colorado River staut, ist mit einer Länge von circa 170 Kilometern und einer Tiefe von bis zu 180 Metern der größte künstlich geschaffene See der Vereinigten Staaten.

Er wird durch den Hoover-Damm aufgestaut. Beim Bau mussten mehrere Gemeinden aufgegeben und evakuiert werden, darunter auch der Ort St. Thomas in Nevada, dessen Ruinen bei niedrigem Wasserspiegel noch geisterhaft zu sehen sind.

Frei verkäufliche Medikamente sind in den USA meist günstiger als in Deutschland

Medikamente !

Während es vollkommen unnütz ist, einfache Medikamente wie leichte Schmerzmittel, Hydrocortison und andere Mittel zur Juckreiz-Bekämpfung, Magenmittel, Augentropfen usw. mit in die USA zu bringen, da sie in jedem Supermarkt bzw. Drugstore erhältlich sind und das auch noch billiger als in Deutschland, lohnt sich in anderen Bereichen vorausschauende Planung.

Auf längeren Reisen, die einen auch mal in die Einsamkeit führen, sollte man nicht nur ausreichende Vorräte der Medikamente dabeihaben, die regelmäßig einzunehmen sind, sondern sich darüber hinaus ein paar Dinge vom Hausarzt verschreiben lassen. Wichtig sind ein starkes Schmerzmittel und ein ebenfalls starkes Beruhigungsmittel, um zur Not beispielsweise einen Knochenbruch bis zum nächsten Krankenhaus erträglich zu machen. Ein Breitbandantibiotikum sollte ebenfalls mitgeführt werden.

Rezeptkopien helfen bei der Ersatzbeschaffung von gestohlenen oder sonstwie abhandengekommenen verschreibungspflichtigen Präparaten. Erfahrungsgemäß gibt es keinen Apotheker, der bei Vorlage einer solchen Kopie nicht hilft und gegen Bezahlung die benötigten Medikamente aushändigt. Bei ungewöhnlicheren Präparaten kann es auch sinnvoll sein, extra für diesen Zweck ein Rezept dabei zu haben, auf dem die Wirkstoffzusammensetzung vermerkt ist, mit der auf Englisch formulierten Bitte, eine 'baugleiche' Medizin auszuhändigen.

Sprechzeiten, Telefon- und Faxnummern bzw. E-Mail-Adressen seiner Haus- und Facharztpraxen für alle Fälle im Gepäck zu haben, kann sich in diesem Zusammenhang für Rückfragen ebenfalls als sinnvoll erweisen.

die betreuende Schwester wieder mal die Frage, wie die Behandlung bezahlt werden soll. Wir denken, es geht um Bargeld oder Karte, bieten beides an, sind aber verblüfft, als sie uns daraufhin 20 Prozent Discount einräumt. Die meisten Patienten nutzen offenbar das vierwöchige Zahlungsziel, um die Rechnung bei ihrer Versicherung einzureichen und so nicht selbst verauslagen zu müssen. Viele sind auch gar nicht versichert und müssen vielleicht an anderen Dingen sparen, bis sie die Behandlung bezahlen können.

Wir fragen nach, wie sie denn in unserem Fall sicher sein könnte, das Geld in vier Wochen tatsächlich zu bekommen, wo wir doch gar nicht hier wohnen? Kein Problem, meint sie, dann würde sie sich ja unsere Kreditkartennummer notieren. Ich stelle mir die gleiche Situation in Deutschland vor ...

In Kliniken gibt es häufig Discount bei Barzahlung ärztlicher Behandlung

Wieder auf unserem Platz, genießen wir die einmalige Ruhe. Keine lauten Motorboote, keine laute Musik, aber viele Geräusche der Natur. Die Kojoten heulen jetzt sogar schon am Tage. Sicher, weil es so ein schöner Sonntag ist.

Angesichts einer solchen Beschaulichkeit stört sogar das Motoren-Geräusch eines einzelnen Wohnmobils, das ganz langsam an uns vorbei fährt. Es ist eines der größeren Sorte, 36 Fuß, also etwa 12,50 Meter lang.

Kaum haben sich die die Nachbarn hingestellt und ihre Automatikstützen ausgefahren, als sie auch schon zu uns herüberkommen. Sie stellen sich als Odile und Jean-Claude aus Frankreich vor und dass sie froh seien, mal wieder andere Menschen zu treffen, als immer nur Amerikaner. Sie waren offenbar der Meinung, Deutsche sprächen im Gegensatz zu den Menschen hier eigentlich immer auch ein bisschen Französisch. Wir müssen sie zwar enttäuschen, da wir außer Ja und Nein kein Wort beherrschen, aber da sie etwas Deutsch können, ist ein Gespräch doch einigermaßen möglich.

Beste französische Kochkunst im Wohnmobil

Für den Abend sind wir bei ihnen zum Essen eingeladen, und was Odile da auf die Teller zaubert, ist einfach unglaublich. Es gibt tatsächlich einen Klassiker der französischen Kochkunst: Ente in Orangensauce mit Kroketten und dazu Spargel. Auf diese Weise kommt die in diesen großen amerikanischen Wohnmobilen installierte Komplett-Küche mit Backofen und Mikrowellenherd endlich mal zum Einsatz.

Es wird ein wunderbarer, lustiger Abend. Unsere Gespräche, die sich hauptsächlich um Reiseerlebnisse drehen, werden in einem bunten Sprachgemisch aus Deutsch und Englisch mit ein paar Brocken

Herumziehen ohne Termine, Stress und Druck, etwas unbedingt sehen zu müssen

Französisch geführt. Beide sind wirklich nett. Wobei wir feststellen, dass der Wert, den vor allem Jean-Claude, etwa Mitte sechzig, aufs Essen und Trinken legt, auch kuriose Blüten treibt. Am nächsten Abend fahren wir gemeinsam mit ihrem Auto, das sie wie einen Anhänger hinter dem großen Wohnmobil herziehen, zu einem Kasino unmittelbar am Hoover-Damm. Wir wollen nicht spielen, sondern in dem wirklich sehr guten Buffet-Restaurant zu Abend essen. Schon als wir aussteigen, wundern wir uns, dass Odile eine Tüte mit hinein nimmt. Wie wir feststellen, enthält sie den Lieblingswein ihres Mannes und vier verschiedene Saucen, die sie extra für ihn zubereitet hat. Ketchup, Barbeque-Soße und Fertig-Dressing scheinen unter seiner Würde als Franzose zu sein und der angebotene Wein zur Not nicht genießbar. Andere Länder, andere Sitten.

Unsere diversen Vorratslager sind wieder mal leer. Einkaufen fahren? Weiterziehen? Wir entscheiden uns für das Letztere. Wir lieben dieses Herumziehen, ohne Termine, ohne Stress und Druck, irgendetwas unbedingt sehen zu müssen. Es ist einfach wunderbar und für uns immer wieder reizvoll und spannend.

Wir wollen den Colorado River hinunter bis in die Nähe von Lake Havasu City fahren, wo wir einen Platz kennen, auf dem es um diese Jahreszeit nicht ganz so voll sein dürfte. Und richtig, es sind nur fünf Wohnmobile außer uns da.

Mäuse !

Gegen die Ansiedlung von Mäusen im Wohnmobil oder Camper hilft tatsächlich, so verrückt es klingen mag, überall an „gefährdeten" Stellen – in Stauklappen, unter den Betten, im Kellerkasten etc. - Vliestücher zu verteilen, die man sonst zur Aromatisierung der Wäsche bzw. anstatt Weichspüler mit in den Wäschetrockner tut. Diese *Dryer Sheets* sind in jedem Supermarkt bei den Waschmitteln zu finden. Angenehmer Nebeneffekt: sie duften frisch und können deshalb auch dauerhaft und vorsorglich deponiert werden.

Am ersten Morgen, nachdem wir gut geschlafen haben, finden wir auf dem Tisch wieder einmal Mäusekötel. Na prima, haben wir also wieder mal einen blinden Passagier. Aber wo? Unserem Lebensmittellager scheint die Maus jedenfalls schon einen Besuch abgestattet zu haben. Eine Spagettipackung ist aufgeknabbert, und die Nudeln finden wir in Stückchen hinter der Rückenlehne einer der Sitzbänke. Eine Meisterleistung! Die der Maus allerdings nichts nützt, denn nun kommt wieder die Mausefalle zum Einsatz. Ursula hat wunderbaren Hackbraten gemacht und abends, bevor wir schlafen gehen, lege ich ein Stückchen davon noch warm in die Falle. Nur kurz kann sie widerstehen, bevor die Falle zuschnappt.

Auf dem Platz lernen wir ein etwas 'abgedrehtes' Paar aus der Schweiz kennen. Sie ist eine sehr temperamentvolle Malerin und Schriftstellerin, er ein sehr ruhiger, besonnener Kunsttischler. Zusammen sind die beiden ein Bild für die Götter und ein echtes Erlebnis. Die Szene, die wir verfolgen können, bis sie sich geeinigt haben, wohin sie von hier aus fahren wollen, wäre es wert, in das Programm des Schweizer Kabarettisten Emil aufgenommen zu werden.

Vor einigen Tagen haben wir auf einem Flohmarkt vier Kolibri-Futterstationen erstanden. Sie bestehen aus je einer leuchtenden Plastikblüte, in deren Mitte ein Loch Zugang zu einem kleinen Behälter für Zuckerlösung gewährt. Das Ganze sitzt auf einem Metallstiel, den man in die Erde steckt. Wir stecken unsere vier künstlichen Blumen also in die Erde und warten ab, was passiert. Ob das wirklich funktioniert? Und ob! Nach kaum fünf Minuten schwirren die ersten Vögelchen an, und zeitweise haben wir Besuch von bis zu 20 Kolibris.

Das klappt ab jetzt übrigens überall, wo wir sind. Sofern es sich um eine Region handelt, in der Kolibris leben, halten sie sich bei uns auf. Ursula ist bald eine richtige Fachfrau und besorgt sich sogar ein entsprechendes Buch. Sie weiß, um welche Arten es sich bei den verschiedenfarbigen Vögeln handelt und wo sie beheimatet sind. So weit komme ich nicht. Ich finde es einfach nur schön, sie zu beobachten.

Allerdings beginnen wir uns auch zu überlegen, wie wir hier überhaupt überwintern wollen, wenn das Thermometer regelmäßig auf bis zu minus zwei Grad fallen sollte. Praktisch über Nacht ist es kalt geworden.

„Wat machen wa denn nu?" würde der Berliner jetzt sagen. Und vor genau der Frage stehen wir. Erst einmal packen wir all unsere Sachen ein und begeben uns weiter nach Süden. Es ist jetzt Anfang Dezember. Da muss es doch irgendwo weiter unten noch warm sein! An der nächsten Tankstelle kaufe ich eine Zeitung mit der ausführlichen Wettervorhersage.

Na, das ist vielleicht eine Pleite. Über den gesamten USA hängt für die ganze nächste Zeit ein Schlechtwettergebiet mit arktischen Temperaturen. Die 4-Wochen-Vorhersagen sind so schlecht, dass wir uns nach langen Überlegungen entschließen, Richtung Florida zu fahren. Im Moment das einzige Gebiet, wo das Wetter unseren Vorstellungen entspricht. Das allerdings auch etwa 2.400 Meilen oder 3.800 Kilometer von unserem derzeitigen Standort entfernt liegt und damit einer Strecke von Oslo bis Ankara entspricht. Welcher vernünftige Mensch in Europa würde sich zu so einer Tour entschließen, nur um zu überwintern? Hier ist eben alles etwas anders.

Nachdem wir sichergestellt haben, dass unser Campingplatz in Ft. Lauderdale noch ein Plätzchen für uns frei hat, geht es los. Aber ohne Stress. Deshalb geben wir uns mindestens zwei Wochen Zeit. Über Yuma, Tucson, El Paso, San Antonio, Houston, New Orleans, Tallahassee und Orlando brauchen wir schließlich sogar drei Wochen.

Kolibris **!**

Die Familie der Kolibris umfasst rund 350 Arten, die ausschließlich in Amerika leben, davon allerdings nur ein gutes Dutzend in den USA.

Die Vögel fliegen mit einer Frequenz von 40 bis 50 Flügelschlägen pro Minute, sodass sie nicht nur in der Luft stehen, sondern auch rückwärts und seitlich fliegen können.

Kolibri-Futterstationen und speziellen Sirup gibt es in jedem Supermarkt.

Eine Fahrt von 3.800 Kilometern nach Florida, um dort zu überwintern

Winter im Sunshine State

Der uns wohlbekannte Campingplatz in Ft.Lauderdale ist jetzt besonders stark frequentiert von *French Canadians*, also Menschen aus den nordöstlichen Teilen Kanadas, in denen Französisch die Landessprache ist. Für uns ist das kein Problem, für viele Amerikaner offenbar schon. Mancher sucht das Weite, wenn sie, wie es manchmal scheint, in Horden irgendwo auftauchen. Man geht sich aus dem Weg. Wir haben auch zu einigen Kanadiern beste Kontakte, die natürlich nicht nur Französisch, sondern auch Englisch sprechen.

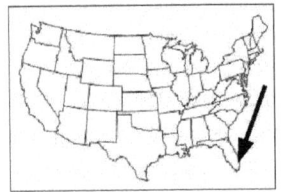

Fort Lauderdale, Florida

Den Heiligabend verbringen wir gemeinsam mit einigen anderen Deutschen. Unter anderen einem Paar aus Thüringen, das sich einen großen Traum erfüllt und einen gebrauchten, zwölf Meter fünfzig langen Camper gekauft hat. Die beiden sind sehr sympathisch und erzählen, dass sie zuhause in Deutschland eine kleine, spezialisierte Tiefbaufirma und eine Versicherungsagentur betreiben, wovon sie sich jetzt ein bisschen Erholung gönnen möchten.

Das letzte Mal waren wir vor etwa fünf Jahren in Florida. Seit dieser Zeit ist die Bevölkerung um etwa 20 Prozent auf über 5,4 Millionen Bewohner angewachsen. Entsprechend hat sich auch der Verkehr entwickelt, denn natürlich hat jeder ein Auto.

Insektenmittel !

Insektenmittel nicht aus Deutschland mitbringen, sondern jeweils vor Ort kaufen, da die Mixturen häufig auf die regionalen Peiniger abgestimmt sind. Dabei auf unterschiedliche Stärken achten, nicht ins Gesicht sprühen, sondern für empfindliche Stellen lieber Lotions verwenden.

Starke Mittel insbesondere nicht mit Kunststoffen, Farben oder nicht farbecht gefärbten Textilien in Berührung bringen.

Nach den Feiertagen haben wir die Nase voll von den vielen Menschen. Wir verziehen uns in die Everglades. Ist das schön hier! So eine herrliche Ruhe. Es ist warm, die Sonne scheint und wir können Tiere in ihrer natürlichen Umgebung beobachten. Besonders eindrucksvoll ist es, Manatees zu beobachten. Wie ruhig diese vom Aussterben bedrohten Seekühe durch das Wasser ziehen - wunderschön.

Wir haben gar nicht vermutet, dass es so schöne Wanderwege in den Everglades gibt. Immer am Rande der Sumpfgebiete entlang, immer mitten in der Natur. Was natürlich auch bedeutet, dass uns wieder Wolken von Mücken auf Schritt und Tritt begleiten. Aber jetzt sind wir besser präpariert. Die Hemdsärmel bleiben fest geschlossen, wir haben immer eine Kopfbedeckung auf und schützen uns von Kopf bis Fuß gleich morgens mit Insektenspray.

Auf dem Campingplatz im Everglades National Park ist es um diese Jahreszeit recht ruhig. Deshalb fällt uns nach einer langen Wanderung sofort eine Gruppe auf, die ihr Lager unweit unseres Flairy aufgeschlagen hat. Das kleine Camp besteht aus einem umgebauten Robur-Bus aus der ehemaligen DDR samt Dachzelt, einem roten, älteren Feuerwehranhänger, einem großen Zelt und vielen anderen Utensilien. An den Fahrzeugen erkennen wir das Kennzeichen RZ – Deutsche aus Ratzeburg.

Nachdem wir uns nach unserer Wanderung wieder etwas ansehnlicher gemacht haben, gehen wir hinüber und begrüßen unsere neuen Nachbarn. Es sind zwei Männer, zwei Frauen und insgesamt vier Kinder im Alter von etwa sechs bis zwölf.

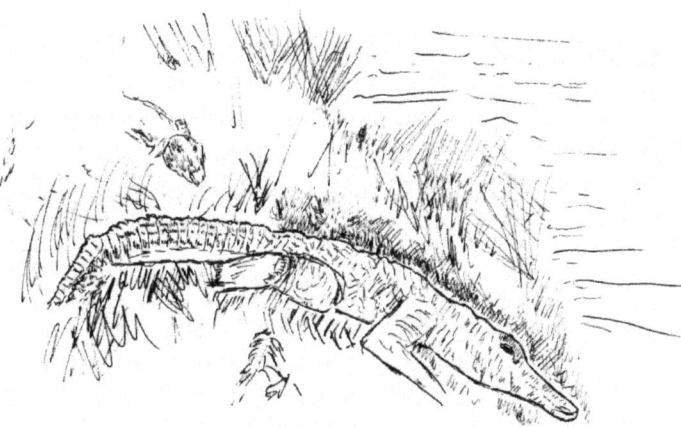

Sofort wird uns ein Kaffee angeboten, und die Gruppe erzählt uns von dem, was sie bisher erlebt hat und von ihren Plänen. Kurz vor Weihnachten sind sie in New York angekommen und überlegen nun, quer durch die USA und dann weiter nach Mittelamerika zu fahren, mit dem Endziel Patagonien. Das liegt an der Südspitze von Südamerika, alles in allem etwa 40.000 Kilometer von Florida entfernt. Einmal um die Erde. Respekt.

Aligatoren in den Everglades, Florida

In den nächsten Tagen sitzen wir öfter zusammen. Und meine typisch deutsche Frage ist natürlich, wie denn das mit den Kindern und der Schule geht. Interessiert sich in den USA oder in Süd- oder Mittelamerika jemand dafür, wie die Kinder unterrichtet werden? So langsam haben wir auch die Verhältnisse innerhalb der Gruppe und die Zuständigkeiten sortiert. Der 'Chef' der Truppe ist der Vater des älteren Mädchens, Charlotte, und eines der Jungen, Max-Fabian. Eine der beiden Frauen ist die dazugehörige Mutter, und die beiden sind Journalisten, die offenbar auch über ihre ganze Reise berichten wollen.

Der andere Mann, Alfred, ist ein Freund der Familie und der Techniker der kleinen Expedition. Die zweite Frau, Regina, ist, wie wir erfahren, nur für die ersten paar Monate mit ihren Söhnen Finn und Jesse dabei und will im Frühjahr zurück nach Deutschland.

Wir haben viel Spaß mit den Kindern. Max-Fabian berichtet uns beispielsweise, dass er mit seinem Vater Till-Matthias als 'Sportunterricht' Baseball gespielt hat – mit Kokosnussblättern als Handschuh. Auch sonst scheint der Schulunterricht aus allem möglichen zu bestehen, was Mutter Meike am Wegesrand findet. Den Kindern

Treffen mit einer Reisegruppe aus Ratzeburg mitten in den Everglades

scheint jedenfalls nichts zu fehlen, denn insbesondere die zwölfjähri-
ge Charlotte macht auf uns einen fast schon gebildeten Eindruck.

Kontakthalten per E-Mail auf Umwegen über Deutschland

Von uns bekommt die Truppe für die weitere Fahrt noch viele Ratschläge für preiswerte Einkaufsmöglichkeiten, günstige Camping-plätze und ein paar Geheimtipps mit, als sie nach einigen Tagen mit viel Hallo weiterzieht. Wir verabreden, über einen Freund in Deutschland und dessen E-Mail-Adresse in Kontakt zu bleiben. Ich bin zu dieser Zeit noch völlig unwissend auf diesem Gebiet.

Was aus der Begegnung wird? Wir werden uns nicht mehr aus den Augen verlieren, wie sich zeigt.

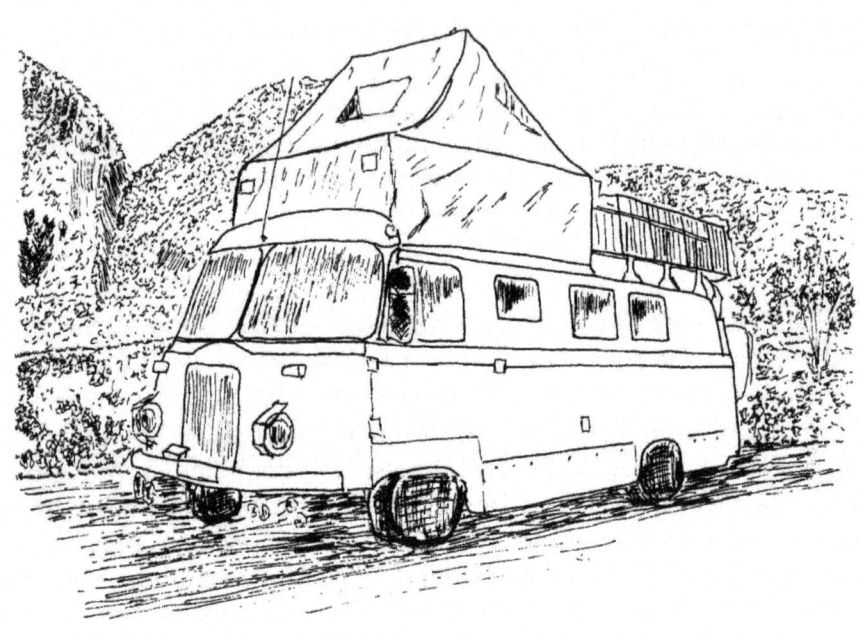

Ein DDR-Bus der Marke Robur ist zum Camper für eine Amerikareise umgebaut

Wie schnell die Zeit vergeht. Da Ursula jedes Vierteljahr zum Blut-Check muss, werden diese Termine ein bisschen zu 'Meilensteinen' unserer Reisen. Das letzte Mal war es Boston gewesen, am 10.Septem-ber. Jetzt wissen wir dank der sehr guten Unterlagen des Automo-bilclubs AAA, dass es in Ft. Myers, an der Westküste, ein wirklich gu-tes Krankenhaus geben soll, das uns geeignet erscheint.

Das Lee County Hospital ist im Ort nicht zu übersehen, denn es besteht aus insgesamt sechs Spezialkliniken. Welche ist denn wohl für Ursulas Bedürfnisse die beste? Wir gehen erstmal in die größte und glauben, wir seien in einem 5-Sterne-Hotel gelandet. In der riesigen Empfangshalle sehen wir als erstes eine Art Wasserfall mit üppiger Bepflanzung an den Rändern, der so angelegt ist, dass er keinerlei Geräusche macht. Denn davor steht auf einem Podest ein Konzertflügel, an dem ein junger Mann sitzt und klassische Musik spielt. Was für ein Empfang!

Unserem Wunsch nach Durchführung eines Blut-Checks kann sofort entsprochen werden. Wieder werden wir von einer älteren Dame in der Uniform der *Volunteers,* also der Freiwilligen, unter die Fittiche genommen und in die zweite Etage begleitet. Bevor sie uns der Empfangsdame übergibt, verabschiedet sie sich in etwas holprigen Deutsch von uns. Sie ist das Kind jüdischer Eltern, die 1933 aus Deutschland geflohen sind.

Das Ergebnis ist wieder wunderbar, und dass wir es auch noch am 20. Januar bekommen, ist das schönste Geschenk zu unserem 42. Hochzeitstag. Wie schön die Welt ist! Nur zum Überwintern scheint auch diese Gegend nicht zu taugen. Am Tag sind es nur etwa 15 Grad. Weswegen wir auch hier den gleichen Spruch zu hören bekommen, den wir schon gut kennen: „So kalt war es um diese Zeit hier noch nie. Bestimmt wird es in den nächsten Tagen wieder wärmer." Doch diesmal stimmt es. Schon zwei Tage später haben wir tagsüber 28 Grad. Trotzdem fühlen wir uns auf die Dauer in der Gegend um Ft. Myers nicht hundertprozentig wohl. Zu mondän, zu viel Reichtum. Das einfache Leben gefällt uns besser.

Und wir müssen ja auch so langsam an unsere Heimreise denken und deshalb an die Fahrt zurück nach St. George. Unser Rückflug ist für den 21.März geplant, was bedeutet, dass wir in weniger als zwei Monaten den weiten Weg zurück nach Utah zurücklegen müssen, wobei es unterwegs immer so viel zu sehen gibt. So starten wir ohne Wehmut erst Richtung Norden und dann auf dem Highway 98 nach Westen, immer an der Küste entlang.

Das erste Mal erreichen wir St. George jedoch schon nach knapp 300 Meilen, als wir ein kleines Schild sehen: St. George Island State Park. Ein gutes Omen. Hier bleiben wir und erleben das Kontrastprogramm zu den Luxus-Campingplätzen in Ft. Myers. Sehr einfach, aber sehr sauber. So lieben wir es.

Und dann die Camper! Hier haben sich offenbar wieder mal alle skurrilen Typen der weiteren Umgebung getroffen. Aber alles sehr

Eine Spezialklinik mit einer Empfangshalle wie in einem 5-Sterne-Hotel

Volunteer !

Volunteers (Freiwillige oder ehrenamtlich Tätige) haben gesellschaftlich in den USA einen besonders hohen Stellenwert, ebenso auch 'Service Clubs' wie Rotary oder Lion's. Nicht nur Geld, sondern auch Zeit für wohltätige und gesellschaftliche Zwecke zu spenden gehört selbst für Top-Manager zum Pflichtprogramm.

Zurückzuführen ist das auf die ersten Siedler, die besonders auf gegenseitige Hilfe ohne Bezahlung angewiesen waren.

Darüber hinaus ist das öffentliche Sozialsystem der Vereinigten Staaten nicht so entwickelt wie in Europa, sodass fast jeder Amerikaner bei irgend einem Projekt oder einer Institution dauerhaft oder auch temporär ehrenamtlich tätig ist.

Abends zieht
leichter Rotwein-
dunst über den
Campingplatz der
Lebenskünstler

nette Leute. Beispielsweise unsere Nachbarn, William und Jacqueline, ein Paar um die 50. Sie bezeichnen sich beide als Künstler. Auf jeden Fall jedoch scheinen sie Lebenskünstler zu sein, denn wovon sie leben, bleibt uns schleierhaft. Aber sie haben nicht nur immer etwas zu essen, sondern auch noch einen recht guten Rotwein dazu, wie Ursula feststellt, und wohnen bereits über zwei Monate in einem nicht sehr luxuriösen, aber sehr ordentlich aussehenden Wohnmobil auf diesem Platz. Zu ihnen gehört noch ein schwarzer Hund, unter dessen Vorfahren auch irgendwann einmal ein deutscher Schäferhund gewesen sein muss. Sein Name ist Coffee, denn er trinkt leidenschaftlich gern schwarzen Kaffee. Ähnliche Typen sind über den ganzen Platz verteilt, die uns nun nach und nach ihre Lebensgeschichten erzählen. Wir vermuten, dass einige davon eher 'Wunschgeschichten' sind, jedenfalls zieht abends leichter Rotweindunst über den Platz. Fixer und Kiffer werden sofort weggejagt, wie wir hören.

Das Wetter spielt jetzt auch hier verrückt. Als wir am dritten Tag morgens die Nase aus dem Fenster stecken, merken wir, dass Frost herrscht. Und wirklich, es sind minus fünf Grad. In Florida, am Golf von Mexiko.

Bloß weg hier. Aber wohin? Wir müssen doch unserer Route Richtung Utah einigermaßen treu bleiben. Einer unserer Nachbarn nimmt uns beiseite, als sei es etwas ganz Geheimes, das er uns mitzuteilen hat. Er empfiehlt uns das Organ Pipe Cactus National Monument, einen Naturpark direkt an der mexikanischen Grenze. Da sei es immer warm, und da würden wir auf jede Menge *Snow Birds* aus den Nordstaaten und aus Kanada treffen.

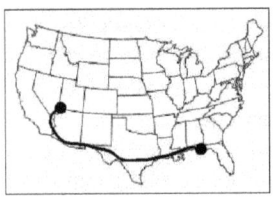

Geplante Strecke von St. George, Florida, über Alabama, Mississippi, Louisiana, Texas, New Mexico und Arizona nördlich nach St. George in Utah

Da die Richtung stimmt und wir noch nicht dort waren, begeben wir uns auf die fast 2.800 Kilometer lange Strecke, um zwischendurch noch ein paar Abstecher zu machen.

Wir entdecken einen Hinweis, das gerade eine Veranstaltung unter dem Titel „San Antonio Stock Show & Rodeo" stattfindet, eines der größten landwirtschaftlichen Ereignisse von Texas, zu der sich insbesondere junge Leute aus dem ganzen Staat treffen. Für uns Städter ein Riesenspaß. Die Rinder werden vor der Vorführung zur Prämierung regelrecht shampooniert, gebürstet und mit speziellen Wässerchen glänzend poliert. Wir lernen, dass es Schweinerennen gibt, sogar mit Wetten, wie auf der Pferderennbahn.

Auf welch zentrales Ereignis im Leben vieler Menschen wir hier gestoßen sind, zeigt sich auch daran, wie sich die Teilnehmer herausputzen, selbst zur Arbeit in den Ställen. Junge Damen mit rotlackierten Fingernägeln beim Schafe melken gehören ebenso zum alltäglichen Bild wie die Boys, die scheinbar vorher alle beim Friseur gewesen sind und nun stolz ihre gegelten Frisuren zur Schau tragen.

Auch in Tucson beschließen wir, ein bisschen länger zu bleiben. Dort läuft zur Zeit eine der größten Edelstein- und Mineralien-Messen der Welt. Große Aussteller aus aller Welt sind vertreten, auch aus Deutschland. Vor allem aus Idar-Oberstein, dem Zentrum der deutschen Edelsteinindustrie. Wir kommen natürlich mit vielen dieser Händler ins Gespräch, und so erfahren wir, wo wir überhaupt gelandet sind. Dies sei zwar nicht die größte, aber weltweit eine der wichtigsten Messen ihrer Art. Der Gesamtwert der dort ausgestellten Edelsteine ließe sich nicht einmal beziffern. In Anbetracht der großen Zahl von Sicherheitsbediensteten, die überall stehen, müssen es jedoch riesige Werte sein.

Jedenfalls ist es sehr beeindruckend. Und wir kaufen sogar etwas! Ursula hat vor einigen Monaten aus ihrem Ring, den sie immer trägt, einen kleinen Rubin verloren. Wir zeigen einer der Verkäuferinnen das schöne Stück. Sie ist von der Form so begeistert, dass sie sofort ihre umfangreichen Schübe öffnet und fieberhaft einen passenden Stein sucht. Leider habe ich keine Videokamera dabei, aber wie die beiden Frauen in den Rubinen 'wühlen' ist sehenswert. Natürlich werden sie auch fündig, und die Verkäuferin geht gleich mit uns zu einem anderen Stand, wo der Stein umgehend eingesetzt wird.

An der mexikanischen Grenze

5.000 Kilometer
zurückgelegt,
um einen Ort zum
überwintern
zu finden

Der Organ Pipe Cactus Park scheint tatsächlich für viele ein Geheimtipp zu sein, nach dem, was so alles erzählt wird. Trotzdem ist der Campingplatz dieses National Monuments nicht überfüllt. Als Exoten bekommen wir wieder mal einen sehr guten Platz. Und dann nimmt erst einmal das Unvermeidliche seinen Lauf. Woher kommt ihr? Wohin wollt ihr? Wir sind gut beschäftigt.

Nur unsere direkten Nachbarn halten sich zunächst einmal zurück und wollen offenbar den ersten Trubel abwarten, bevor sie mit Kaffee und Kuchen rüberkommen und sich vorstellen. Es sind Heinz und Angela aus Kanada, ursprünglich aus Berlin. Dieser Platz ist seit einigen Jahren ihr Stammquartier für den Winter.

Auch wir haben das Gefühl, hier den ersten Ort gefunden zu haben, an dem wir wirklich überwintern könnten. Und dafür haben wir nun rund 5.000 Kilometer zurückgelegt, um zu dieser Erkenntnis zu gelangen!

Von Heinz und Angela bekommen wir viele Tipps und Anregungen, können aber auch viel von unseren Erfahrungen an die beiden weitergeben. Überhaupt werden unsere beiden Plätze im Laufe der nächsten Tage zu einem internationalen Kommunikationszentrum. Alle finden sich hier zum Plausch ein. Jim und Martine aus Colorado beispielsweise. Martine hat die gleiche Krankheit wie Ursula überstanden, sogar etwa zur gleichen Zeit. So haben die beiden Frauen natürlich viel zu erzählen. Von Martine bekommen wir viele Informationen über ein Verfahren der Misteltherapie, das in den USA schon viel in der Krebsnachsorge angewendet wird.

Organ Pipe ❗

Das *Organ Pipe Cactus National Monument* ist auch ein Unesco Biosphärenreservat und nach dem hier weit verbreiteten Orgelpfeifenkaktus benannt.

Seine säulenförmigen Zweige werden bis zu 8 Metern hoch, er blüht mit rosafarbenen Trichtern, und seine kugeligen, roten Früchte sind essbar.

Wir treffen auch Claude und Ghislaine aus Québec. Er war mal für drei Jahre als Austauschstudent an der TU Berlin und hat natürlich viele Fragen, wie es heute in der Stadt aussieht. Außerdem Elke und Jörg aus Herxheim, die auf einer dreimonatigen Tour durch die USA und Mexiko sind. Familie Neumeyer, die sich nach einem dreijährigen Aufenthalt in San Francisco noch vier Wochen Urlaub in der Wärme gönnt, während ihr Hab und Gut schon in Richtung Deutschland unterwegs ist. Immer gibt es etwas zu erzählen, und ich glaube fast, dass wir die einzigen sind, die zwischen den Plauderstunden ausgiebige Wanderungen machen. Die Landschaft ist dafür wie geschaffen.

Eines Abends kündigt Nachbar Heinz an, dass sie morgen abreisen müssen, da er einen Termin beim Zahnarzt hat. Wie sich herausstellt, wollen sie aber nicht zurück nach Hause, sondern fahren über die Grenze nach Los Algodones. Jedes Jahr planen sie das so, denn die mexikanischen Zahnärzte gelten als hervorragend und sehr günstig. Das wollen wir uns ansehen, denn 300 Kilometer sind ja kein weiter Weg. Heinz beschreibt uns den Weg und gibt uns ein paar Informationen mit, damit wir uns zurechtfinden. Trotz der vielen Camper, meint er, würden wir schon schaffen, zusammenzukommen. Er werde uns jedenfalls einen Platz freihalten. Besonders schärft er uns ein, langsam durch die Stadt Yuma zu fahren, damit wir nicht das kleine Schild verpassen, das nach rechts zeigt.

"Mexiko" steht auf dem unscheinbaren Wegweiser, der an einen Ort führt, der fast unwirklich erscheint, wenn man ihn zum ersten Mal sieht. Etwa zwei Kilometer, nachdem wir den Interstate Highway 8 verlassen haben, stehen rechts und links der kleinen Straße hunderte von Wohnmobilen in der Wüste, einfach so. Fast alle haben Tische und Stühle vor die Tür gestellt und es sich bequem gemacht. Wie sollen wir hier bloß Angela und Heinz finden?

Aber schon entdecken wir Heinz, der am Straßenrand steht und mit einer kleinen deutschen Fahne winkt. Wir beziehen einen wunderbaren Platz neben den beiden, umgeben von größeren und kleineren Kakteen. Wie gut, dass Heinz uns empfohlen hat, unbedingt vorher alles Abwasser abzulassen und all unsere Wasservorratsbehälter zu füllen. So können wir es hier eine Weile bequem aushalten.

Es ist früher Abend, und Heinz berichtet ausführlich von seinem Zahnarztbesuch. Wo das hier mitten in der Wüste stattgefunden haben soll, ist uns schleierhaft. Als wir hören, dass all die vielen Camper nur hier stehen, weil ihre Besitzer zu irgend einem Arzt wollen oder hergekommen sind, um Medikamente für das ganze nächste Jahr zu kaufen, sind wir endgültig neugierig. Morgen früh soll es losgehen, zu Fuß nach Los Algodones.

Schon vor neun Uhr wandern wir los, zwanzig Minuten sollen es bis hinüber in den Ort sein. Natürlich haben wir unsere Pässe mit, denn wir passieren ja die Grenze. Zunächst reihen wir uns in die Karawane ein. Ich staune, dass wir über diese bemerkenswerte Völkerwanderung noch nie einen Film gesehen haben. Da fast alle Menschen um uns herum zum Arzt wollen, sind viele auch sichtlich Kranke unterwegs, teilweise im Rollstuhl, manche mit Sauerstoff-Geräten. Eine bizarre Gesellschaft. Aber trotz strikter Formalitäten geht alles sehr zügig. Und kaum über die Grenze, verschwinden alle zielstrebig in den kleinen Seitenstraßen, wo 200 Zahnärzte, sowie etwa

Zum Zahnarzttermin über die mexikanische Grenze

Eine Völkerwanderung von Kranken und Gebrechlichen über die Grenze

217

300 Ärzte anderer Fachgebiete praktizieren. Dabei hat der ganze Ort nur etwa 4.000 Einwohner.

Zahnersatz !

Los Algodones im mexikanischen Bundesstaat Baja California am Colorado River hat rund 4.000 Einwohner, aber 100 Apotheken, 200 Zahnärzte und zahlreiche weitere spezialisierte Mediziner. Mittlerweile kommen nicht nur Amerikaner wegen des günstigen Zahnersatzes in u.a. diese mexikanische Stadt, sondern auch Europäer planen während ihrer Urlaubsreise einen Aufenthalt ein.

Vor allem bei aufwendigen und teuren Zahnersatzbehandlungen rechnet sich meistens sogar die lange Anreise vom anderen Kontinent. Und: Die Qualität der ärztlichen Ausführungen ist mit europäischer Leistung absolut vergleichbar.

Außerdem gibt es an die 100 Apotheken, jede so groß, dass immer mindestens 30 Mitarbeiterinnen zur Verfügung stehen, um die Kunden zu bedienen. Dazu kommen natürlich noch Souvenirläden, Restaurants, Lebensmittelgeschäfte und was sich sonst noch so lohnen könnte.

Drei Tage lang sind wir in diesem mit dem Bedarf gewachsenen 'Gesundheitszentrum' unterwegs. Ursula hat mit ihren Zähnen schon lange einige Probleme. Bereits in Deutschland wollte sie sich einige Implantate machen lassen und nimmt nun die Gelegenheit wahr, sich bei Heinz' Zahnarzt einen Termin geben zu lassen.

Die Praxis ist sehr modern und gut eingerichtet. Die Zahnärztin untersucht alles sehr genau, es werden Röntgenaufnahmen gemacht und in einem nachfolgenden Gespräch gleich alle Einzelheiten besprochen. Kaum eine Stunde dauert es, bis wir einen Endpreis für alle notwendigen Arbeiten vorliegen haben, der bei etwa 50 Prozent dessen liegt, was wir in Berlin genannt bekommen haben.

Der Nachteil ist eben nur, dass mehrere Sitzungen in der kommenden Woche erfolgen müssen, und dann nochmal mehrere Behandlungen in etwa einem halben Jahr. Ursula will es sich noch einmal ganz genau überlegen. Vor allem aus Zeitgründen wird dann doch nichts daraus. Aber wir haben seitdem oft über unsere Erlebnisse in Los Algodones gesprochen, der kleinen Stadt, in der selbst der Touristenrummel nicht wirklich stört.

Bei all den neuen Eindrücken müssen wir allmählich aufpassen, dass wir die Zeit nicht vergessen. In drei Wochen geht unser Flug, und der Weg nach St. George ist noch weit. Auf den fast 800 Kilometern kommen wir an mittlerweile vertrauten Orten wie dem Lake Havasu, dem Hoover-Damm und Las Vegas vorbei, entdecken jedoch auch noch Neues.

Etwa 50 Meilen hinter Las Vegas führt eine Abzweigung zum Valley of Fire. Oft hatten wir sie schon bemerkt, fahren aber jetzt zum ersten Mal ab. Dieses Valley of Fire ist eine spektakuläre Ansammlung von roten und weißen Felsen, die durch Erosionen zu fantastischen Gebilden geformt wurden. Inmitten der Felsgebilde ist ein wunderbarer Campingplatz angelegt worden, von dem aus man die unglaubliche Schönheit der Felsen bestaunen kann, die je nach Tageszeit und Sonnenstand immer wieder neu aussehen. Wir haben eigentlich vor, nur eine Nacht zu bleiben, sind aber schließlich neun

Eine spektakuläre Ansammlung von roten und weißen Felsen

Nächte hier und machen eben hier schon einige der Dinge, die wir sonst in St. George tun. Schade, dass wir diesen State Park nicht schon früher entdeckt haben. Aber, wie wir von anderen Campern auf dem Platz hören, geht es vielen ganz genau so.

Als am 31. März auch diese Reise zu Ende geht, steht für uns fest, dass für unser Gefühl selbst der Süden der USA noch zu unbeständig ist, um dort zu überwintern. Trotzdem blicken wir glücklich auf eine Reise voller schöner Erlebnisse und Begegnungen zurück.

Rückblick auf eine Reise voll schöner Erlebnisse und Begegnungen

Abschiedstour

Unseren Plan, auch im Jahr 2004 wieder zu einer großen Tour durch die USA aufzubrechen, müssen wir aus wichtigen familiären Gründen verschieben. Aber schon zu Beginn des Jahres 2005 werden wir zunehmend unruhiger. Das Reisefieber macht sich bemerkbar, und wir wollen wieder rüber. Aber trotzdem ist alles irgendwie anders. Wir wollen das Leben, wie wir es in letzten Jahren genossen hatten, zwar fortsetzen, aber stellen uns schon manchmal die Frage, wie lange wir diese Möglichkeit noch haben werden. Stundenlang sitzen wir in unserer schönen Berliner Wohnung zusammen und sprechen darüber, bis es in uns beiden gleichzeitig so weit gereift ist, dass wir eines Morgens beim Frühstück gemeinsam den Entschluss fassen, in diesem Jahr unsere vorerst letzte USA-Reise anzutreten.

Das Reisefieber macht sich wieder bemerkbar, aber irgendwie ist alles anders

Es waren in letzter Zeit einige Dinge zusammengekommen, die uns zu dieser Entscheidung gebracht haben, auch wenn sie sicherlich bei uns beiden schon lange im Hinterkopf schlummerte.

Seit Februar wissen wir, dass unsere 'zweite Heimat', der Redland RV Park in St. George zum 31. März schließen wird, um komplett abgerissen zu werden. Die Lagerflächen und die Halle, in der auch unser Flairy steht, sollen stehen bleiben und Don und Vicky werden weiterhin Manager sein, auch des Shopping Centers, das auf dem Gelände entstehen soll.

Dazu kommt das Gefühl, dass wir hier in Berlin von der Familie durchaus gebraucht werden, und allerhand Kleinigkeiten, die uns darin bestärken, diese Reise als Abschiedstournee zu sehen.

Die magische Zahl, mehr als 100.000 Kilometer durch die USA gefahren zu sein

Aber die magische Zahl, mehr als 100.000 Kilometer durch die USA gefahren zu sein, werden wir trotzdem erreichen.

Ein großes Problem wollen wir aber unbedingt möglichst noch vor Beginn der Tour lösen: was soll mit dem Flairy werden?

Aus verschiedenen Gründen wollen und können wir ihn nicht wieder nach Deutschland zurück transportieren lassen. Trotz Versicherung und allerbesten Vorkehrungen ist er wohl als nicht mehr ganz legal zu bezeichnen. Auch wenn die Behörden nicht wussten, wie das geht, hätten wir ihn sicherlich irgendwie ummelden müssen.

Auch verkaufen geht natürlich nicht so einfach. Mögliche Nachrüstungen nach amerikanischen Zulassungsvorschriften trauen wir uns als Laien ebenso wenig zu wie das Beantragen von notwendigen

Sondergenehmigungen. Cousin Achim wollen wir damit auch nicht belasten.

Wir müssten ihn also notfalls einfach irgendwo stehenlassen, als Quartier für einen Heimatlosen und hätten dann vielleicht noch ein gutes Werk getan.

Irgendwann kommt uns der Gedanke, per E-Mail die Familie zu fragen, die wir in den Everglades getroffen haben. Da wir nun selbst einen Computer haben, stehen wir gelegentlich in direkter Verbindung und wissen, dass Till-Matthias und Meike nach etlichen journalistischen Projekten *on the road* vorhaben, ihre mittlerweile zwei großen Busse demnächst zu verkaufen. Die müssten doch vielleicht einen Tipp haben?!

Der Verbleib des Wohnmobils wird schon von Deutschland aus geklärt

Innerhalb einer halben Stunde ist eine Antwort da. Sie selbst würden den Flairy liebend gern übernehmen und sich um die notwendigen Formalitäten kümmern. Da denken wir gar nicht lange nach und müssen nur noch einen Weg finden, das alles zu arrangieren. Wir vereinbaren, uns zu einem bestimmten Zeitpunkt auf dem KOA-Campingplatz in Salt Lake City zu treffen, den wir alle gut kennen und in dessen Nähe wir dann sind. Das ist also auch erledigt!

Am 25. Mai fliegen wir in Berlin los. Aber was für ein trauriger Anblick erwartet uns, als wir in St. George ankommen. Die vielen alten Maulbeerbäume sind schon alle abgeholzt, das zentrale Bürogebäude fast abgerissen, alles weg. Uns kommen die Tränen. Welch wunderschöne Zeit haben wir hier verbracht. Aber das Leben besteht aus Veränderungen. Selbst wenn sie einem nicht immer gefallen.

Unserem Flairy geht es gut, aber unsere Fahrräder sind geklaut worden. Und das in dem so ordentlichen Utah! Don ist selbst entsetzt. Vielleicht ist auch das ein Zeichen. Don erlässt uns dafür die letzten drei Monate Stellplatzgebühr. Aber wo sollen wir denn nun stehen? Auch dafür hat Don gesorgt und für uns auf einem schönen Campingplatz direkt in St. George einen Stellplatz reserviert. Don und Vicky werden uns sehr fehlen.

Nach der erneuten Ankunft in St. George ist alles anders

Ich glaube, so schweigsam waren wir beide schon lange nicht mehr, wie jetzt, als wir zu unserem neuen Platz fahren. Bloß gut, dass wir eine Reservierung haben, denn alles ist rappelvoll. Kein Wunder, die 150 Stellplätze vom Redland RV Park sind ja verloren gegangen.

Auf dem bis auf den letzten Platz gefüllten Campground herrscht Trubel. Sogar die große Rasenfläche in der Mitte der Anlage ist mit vielen Zelten vollgestellt. Eine große Gruppe von Radfahrern trifft sich hier, um eine 500-Meilen-Rundtour durch den Staat Utah zu machen. Alle Altersklassen sind vertreten. Die jüngste Radlerin ist 10, der Älteste 76 Jahre alt.

Mehr gesehen von den Vereinigten Staaten als 80 bis 90 Prozent der Amerikaner

Wir unterhalten uns mit einigen über die bevorstehende Tour und und merken dabei schnell, dass wir über bestimmte Einzelheiten der Route besser Bescheid zu wissen scheinen als die meisten Teilnehmer. So kommt es, dass immer mehr von ihnen bei uns auftauchen und sich Tipps holen. Eine kuriose Situation, wenn auch für uns nicht ganz neu. Schließlich haben wir in Amerika mehr gesehen als 80, vielleicht sogar 90 Prozent der US-Bürger. Auch zwei junge Damen kommen, um sich beraten zu lassen. Sehr sportlich, aber gleichzeitig auch sehr schick gekleidet, halten wir sie auf den ersten Blick für typische Fitnessstudio-Abonnentinnen, die sich mit der Radtour vielleicht zu viel vorgenommen haben.

Wie man sich doch täuschen kann! Das sportliche Aussehen verdanken sie ihrem Beruf, denn sie sind beide Bergführerinnen in den Bergen oberhalb von Salt Lake City, in den Rocky Mountains also. Deshalb kennen sie nur die Berge, sonst fast nichts in Utah. Aber sie kennen Berlin! Und das sehr gut. Unsere verblüfften Gesichter lösen Heiterkeit aus. Aber wir werden aufgeklärt. Als Mormoninnen waren sie für ihre Kirche ein Jahr in Berlin als Missionarinnen tätig.

Die Einschätzung junger Missionare zu Europa und speziell Deutschland ist interessant

Diese ehemaligen Missionare, von denen wir auf Deutsch angesprochen werden, treffen wir in Utah oft. Die Unterhaltungen sind für uns immer ein Gewinn. Wir haben dadurch im Laufe der Jahre nicht nur viel über diese Glaubensgemeinschaft erfahren, sondern auch über die Probleme junger Menschen in diesem Umfeld. Spannend ist für uns auch, die Einschätzungen dieser jungen Leute zu Europa, zu Deutschland und speziell zu Berlin zu hören.

Im Verlauf des Gesprächs mit den beiden Bergführerinnen fragt uns plötzlich die kleinere der beiden, ob wir in Berlin-Buckow wohnen. Ja, und da erkenne ich sie auch. Die beiden waren tatsächlich während ihrer Missionstätigkeit auch an unserer Wohnungstür gewesen. Und wie es dann bei uns üblich ist, haben wir sie auf eine Tasse Tee (natürlich Früchtetee, da Mormonen weder Alkohol, noch Koffein, noch sonstige anregende Stoffe zu sich nehmen dürfen) herein gebeten. Wir haben uns über alles mögliche, nur nicht über Religion unterhalten und dabei schnell gemerkt, dass es für die beiden sehr schön war, nicht immer auf Mission sein zu müssen. Manchmal habe ich schon fast den Eindruck, dass unter den Missionaren unsere Adresse weitergegeben wird, wenn jemand mal wieder eine Pause vom Missionieren braucht. Jedenfalls klingelt es bis heute fast regelmäßig an meiner Tür.

Noch etwas ist für uns sehr erstaunlich. Die kleinere der beiden Frauen fragt Ursula gleich, wie es ihrem operierten Arm geht. Und da weiß ich wieder, wann genau wir uns gesehen haben, nämlich vier Monate nach der Operation, als der Zustand von Ursulas Arm noch nicht sehr gut war. Jetzt freuen sie sich von Herzen, die positiven Veränderungen zu sehen.

Unterdessen rüsten sich die Radfahrer schon fast für den großen Aufbruch. Die Rundfahrt startet jedes Jahr hier in St. George, das überhaupt eine Art Zentrale des amerikanischen Breitensports zu sein scheint, denn hier finden auch die Olympischen Spiele des Seniorensports statt. Alle zwei Jahre, was man uns mit der verkürzten Lebenserwartung erklärt. Ein bisschen makaber, aber schon richtig gedacht.

500 Meilen Radtour durch den Bundesstaat Utah in drei Wochen

Für die Fahrradtour sind insgesamt 46 Teilnehmer am Start, aufgeteilt in vier Gruppen, je nach Kondition und Alter. Die 500 Meilen müssen in drei Wochen bewältigt werden, was einer Tagesstrecke von etwa 40 Kilometern entspricht. Jede Gruppe hat zwei Führer, eine Frau und einen Mann, die an der Spitze der Gruppe fahren, und vier Begleiter, die am Ende der Gruppe mit zwei Minibussen folgen. In einem der Busse ist eine kleine Werkstatt eingerichtet. Es gibt ausreichende Getränkevorräte und wer tatsächlich mal nicht weiterkann, dessen Fahrrad wird aufgeladen und der Fahrer nimmt im Bus Platz. Hinter allen vier Gruppen fährt dann noch in gebührendem Abstand ein LKW, in dem sich Zelte und Gepäck befinden.

Alles ist perfekt durchorganisiert. Unter den insgesamt 16 Begleitern sind auch zwei Ärzte. Wir sind so beeindruckt, dass wir den Start dieser Meute nicht verpassen wollen. Er ist für den nächsten Tag geplant. Am Abend blicken alle sorgenvoll gen Himmel, und prompt schüttet es fast die ganze Nacht durch. Doch am Morgen ist der Himmel wieder blau, und die Tour kann mit großem Medienrummel beginnen. Sämtliche TV-Stationen und Regionalsender scheinen da zu sein, Radioreporter und jede Menge Zeitungsreporter.

Bewusst machen, wie schön dieser Abschnitt des Lebens war

Als sich der Rummel gelegt hat, rüsten auch wir uns so langsam für unserer Abschiedstour. Hauptsächlich wollen wir diesmal überall dort noch einmal hin, wo es uns ganz besonders gut gefallen hat. Denn wir wollen ja Abschied nehmen, haben uns aber geschworen, nicht mit trauriger Miene herumzulaufen, sondern uns immer wieder bewusst zu machen, wie wunderschön dieser Abschnitt unseres Lebens war.

Goldfield Hotel ❗

Das Goldfield Hotel wurde für die damals unglaubliche Summe von 500.000 Dollar erbaut und galt als das spektakulärste Hotel des Staates Nevada. Bei den Eröffnungsfeierlichkeiten soll Champagner die Eingangsstufen hinunter geflossen sein. Die 154 Zimmer waren mit Telefon, elektrischem Licht, Dampfheizung und Badezimmer ausgestattet. Es galt als luxuriösestes Haus zwischen den Rocky Mountains und dem Pazifischen Ozean.

Während des Zweiten Weltkrieges wurden Soldaten in dem mittlerweile heruntergekommenen Haus untergebracht. Nach dem Krieg schloss es 1945 für immer seine Tore. Es gibt Pläne, es wieder zu eröffnen. Die begonnenen Renovierungen ruhen aber derzeit.

Trotzdem sollte man sich bei einem Besuch der Geisterstadt Goldfield vom Flair des Hotels einfangen lassen und sich auch mit der Legende beschäftigen, nach der hier immer noch der Geist einer Prostituierten namens Elizabeth spuken soll.

Anfangen wollen wir mit San Francisco und auf dem 1.300 Kilometer langen Weg eine Zwischenstation bei unseren Freunden in Rescue bei Sacramento machen. Dabei kommen wir, mitten in der Wüste von Nevada, vorbei an einer kleinen Stadt, die wir zunächst für einen Schrottplatz halten. Goldfield liegt in direkter Nachbarschaft der Tonopah Test Range, einem jener Gebiete, in denen in menschenleerer Gegend und unter Ausschluss der Öffentlichkeit militärische Tests und wissenschaftliche Experimente im Bereich Raketentechnik durchgeführt werden.

Die Stadt wurde etwa 1864 gegründet, als dort große Silber- und kleinere Goldvorkommen entdeckt wurden. In der Zeit von 1904 bis 1910 lebten hier bis zu 30.000 Einwohner. Als die Erzvorkommen erschöpft waren, zogen die Menschen nach und nach wieder weg. Sie ließen alles zurück, was schwer zu transportieren war. Und so gleicht dieser Ort einem historischen Schrottplatz. Unzählige alte Autos vom PKW bis zum LKW. Aber so verrostet, dass auch Oldtimer-Fans kein Interesse mehr daran haben. Auch die meisten der Häuser oder Hütten sind halb oder ganz verfallen. Es sollen noch etwa 500 verkrachte Existenzen in der Geisterstadt leben, die sogar heute noch Verwaltungssitz des Esmeralda County ist. Wir sehen keinen Menschen, entdecken jedoch einige recht moderne Briefkästen am Straßenrand.

Wir nehmen uns auch die Zeit, um uns die Hauptstadt des Staates Nevada anzusehen, Carson City. Obwohl wir schon mehrmals hier gewesen sind, haben wir es bislang geschafft, diese kleinen, aber feinen Stadt einen Besuch abzustatten. Die meisten Menschen, die hier leben, sind direkt oder indirekt in der Staatsregierung beschäftigt. Ohne Probleme können wir sogar das Capitol besichtigen, nachdem wir unsere Pässe zeigen, sonst aber nicht weiter kontrolliert werden.

In der Nähe des Regierungsgebäudes fällt uns die Statue einer Indianerin auf. Sarah Winnemucca muss eine hochinteressante Frau gewesen sein. Geboren 1844 als Tochter eines Indianerhäuptlings, wird sie in weißen Haushalten in Kalifornien erzogen und arbeitet später in Indianeragenturen für die Regierung. Dadurch bekommt sie den Spitznamen Apfelindianerin – außen rot, innen weiß.

Auf Vortragsreisen und vielen Interviews kritisiert sie immer wieder die Diskriminierung der Indianer. Sie setzt sich für die Einführung der US-Staatsbürgerschaft für Indianer ein, die aber erst 1924 kommt, und gründet eine Schule für ihre Stammesgenossen. Nach vier kurzen, unglücklichen Ehen und von ihren politischen Gegnern verleumdet, stirbt sie 1891 mit nur 47 Jahren unter merkwürdigen Umständen. Ob es Mord ist, wird nie aufgeklärt.

Am Washoe Lake, zwischen Reno und Carson City gelegen, bleiben wir zwei Nächte und ruhen uns etwas aus. Da taucht am nächsten Tag ein sonderbares Gespann auf. Ein etwas kleinerer Camper mit Anhänger, und auf dem Anhänger steht ein Hubschrauber. Ein echter kleiner Hubschrauber für zwei Personen. Das Paar kommt von einem Hubschrauber-Treffen in Reno. Die beiden erzählen uns, dass sie in California City wohnen. Die kleine Stadt liegt in der Nähe der berühmten Edwards Air Force Base, wo manchmal die Space Shuttles landen müssen, wenn in Florida schlechtes Wetter ist.

Mit Hubschrauber zum Shopping nach San Francisco oder Los Angeles fliegen

Er ist dort Oberst der Air Force und hat natürlich sämtliche Fluglizenzen, weshalb er auch ohne Probleme mit seiner Frau in der kleinen Hummel, wie er das Gerät nennt, herumfliegen kann. Er darf allerdings nicht über 1.000 Fuß, also gut 300 Meter Höhe steigen, und nicht ohne Anmeldung Flugplätze überfliegen oder dort landen. Häufig fliegen die beiden nach San Francisco oder nach Los Angeles zum Shopping, oder um ins Konzert zu gehen. Dann schieben sie allerdings eine Übernachtung ein, um nicht im Dunkeln zu fliegen.

Mit Rudi und Edith, unseren Freunden in Rescue, machen wir einen weiteren Abstecher in die Goldgräberzeit Kaliforniens. Die Stadt Placerville war in den Zeiten des Goldrauschs ein wichtiger Knotenpunkt für Händler aller Art. Hier sitzt die Provinzregierung von El Dorado County, von Sacramento gibt es eine Eisenbahnlinie direkt nach Placerville, und als der Boom in vollem Gange ist, hat die Stadt den Spitznamen 'Hangtown', weil hier so viele Hinrichtungen durchgeführt werden. Noch heute gibt es ein kleines Haus, vor dem in jener Zeit ein Baum steht, an dem zwischen 1850 und 1875 jeden Tag mindestens einer aufgeknüpft wird. Erst 1875 baut man einen Galgen.

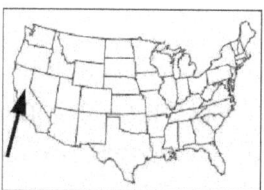

Placerville, Kalifornien

In Placerville gibt es zeitweilig auch einen Tuchhändler, der den Goldgräbern vor allem Zeltplanen aus Segeltuch verkauft, die dank ihrer Robustheit beliebter sind als die der Konkurrenz. Etwas später lässt er aus diesem Stoff besonders geschnittene Hosen nähen, die an den Taschen mit Nieten aus Pferdegeschirren verstärkt werden.

Dieser Tuchhändler, der statt des ursprünglich braunen Hanfgewebes bald den blau gefärbten Baumwollstoff Denim einsetzt, heißt Levi Strauss. Gemeinsam mit einem weniger geschäftstüchtigen befreundeten Schneider, auf dessen Idee die legendäre Nietenverstärkung zurückgeht, dem aber das Geld für die Eintragung fehlt, erhält er auf seine neue Hose ein Patent und gründet in San Francisco die Jeansfirma Levi Strauss & Co.

Von Rudi, einem alten USA-Camper, stammt der hervorragende Tipp, den wir nun verwirklichen: Bevor man nach SFO fährt, solle man sich unbedingt ein paar schöne Tage am Millerton Lake machen. Das sei zwar nicht der direkte Weg, aber der kleine Umweg von etwa 200 Kilometern lohne sich, und man würde den Abstecher nicht bereuen.

Ein Campingplatz speziell für die Angestellten eines kalifornischen Stromversorgers

Und wie recht er hat! Ein riesiges Wasserreservoir für San Francisco mit einer Fläche von etwa 25 Quadratkilometern liegt vor uns. Und das ohne Motorboote, also völlig ruhig. Der Campingplatz hat etwa 200 Plätze und ist ein echtes Paradies. Unser Stellplatz besteht aus einem etwa 200 Quadratmeter großen Podest, das in eine Böschung zum See gebaut ist und von einigen Kiefern beschattet wird. Das nächste Podest liegt etwa 50 Meter entfernt. Und mit einem Fußweg von etwa fünf Minuten erreichen wir ein fast vornehmes Sanitärgebäude, mit allem was man sich wünschen kann. Solche Duschanlagen haben wir bislang nicht erlebt. Und das alles noch nicht mal teuer. Wie das geht, verstehen wir erst, als wir erfahren, dass die Betreiberin der größte Stromversorger Kaliforniens ist. Eigentlich ist der Platz Mitarbeitern des Konzerns vorbehalten, aber außerhalb der Ferienzeit können auch Fremde dort stehen. Als durch die Betreuer festgestellt wird, dass wir aus Deutschland kommen und sogar mit einem deutschen Auto hier sind, bekommen wir am dritten Tag Besuch von einem Bezirksvertreter des Konzerns. Er heißt uns im Namen des Konzerns willkommen, und wir bekommen unser Geld zurück, das ja immer im Voraus bezahlt wird. Das ist Service.

Mit Rückenschmerzen zum Spezialisten in Chinatown

Am vierten Tag will ich aufstehen, kann das aber nur mit sehr viel Mühe und unter großen Schmerzen. Nie habe ich in den letzten Jahren etwas mit dem Rücken gehabt. Aber da wir ohnehin nach San Francisco wollen und es in Chinatown hervorragende Ärzte für solche Dinge geben soll, bleibe ich gelassen.

Und richtig, schon bei unserem ersten Spaziergang stoßen wir in einer kleinen Gasse auf einen echten Spezialisten: William Zhao, Acupuncture Clinic, Spezialist für Nacken- und Rückenschmerzen. Noch nie bin ich so gern zu einem Arzt gegangen. Die Schmerzen machen mich fast verrückt. Der Doktor tastet meinen Rücken ab. Alle Blockaden könne er buchstäblich fühlen, sagt er, trotzdem ich noch mein Hemd anhabe.

Eine Stunde soll die Behandlung dauern und 120 Dollar kosten. Ich würde auch viel mehr bezahlen, wenn nur die Schmerzen weg wären. Ich lege mich hin, und die Prozedur beginnt: Strecken und Ziehen, Akupunktur, Massage, Schröpfgläser, Elektrotherapie. Das ganze Programm. Nach einer Stunde steige ich von der Liege, als hätte ich noch nie in meinem Leben Rückenschmerzen gehabt. Ich fühle mich, als hätte ich ein Wunder erlebt.

Er rät mir, die Behandlung in drei Tagen noch einmal zu wiederholen, falls wir noch Zeit haben sollten. Daran halte ich mich gern, und auch Ursula bekommt noch eine Rückenbehandlung. Etwas zarter natürlich. Ich habe seit dieser Zeit keine nennenswerten Rückenschmerzen mehr gehabt. Ein Hoch auf die chinesische Heilkunst.

Ein Hoch auf die chinesische Heilkunst

Ansonsten treiben wir uns in San Francisco in Gegenden herum, in die kaum Touristen kommen. Aber hier spielt sich das echte Leben ab. Cow Hollow, Nob Hill, Russian Hill, Twin Peaks. Wir lassen uns treiben und genießen die vielfältigen Eindrücke. Ein besonderes Highlight ist der Gottesdienst in der „Grace Cathedral Episcopal Church" in der Taylor Street, Ecke California Street in Nob Hill. Sonntags um 10 Uhr ist *Church Service* für alle, aber wer tatsächlich rein will, sollte sich Karten besorgen, wie uns empfohlen wird.

Wie die Preußen nun mal sind, gehen wir am Samstag Nachmittag los, um sicherzustellen, dass wir am nächsten Morgen nicht vergeblich kommen. An der Seite ist ein Eingang. Wir gehen rein. Eine ziemlich große Menge von recht schrägen Typen steht und sitzt im Eingangsbereich. Wir werden bestaunt wie von einem anderen Stern. Ganz hinten steht ein Tresen, auf den wir zusteuern. Die dort sitzen, sehen zwar auch nicht gerade offiziell aus, aber wir erkundigen uns nach Karten für den morgigen Gottesdienst. Statt uns geradeheraus zu fragen, ob wir wohl sonst keine Sorgen haben, schauen uns die Angesprochenen nur erstaunt an und empfehlen uns, spätestens um 9.30 Uhr da zu sein, dann sei das schon okay.

Jeden Samstag kostenlose medizinische Behandlung für Obdachlose und Prostituierte

Einmal im Gespräch, müssen wir jetzt doch noch klären, was all die Menschen heute hierher bringt. Wir erfahren, dass es jeden Samstag kostenlose medizinische Behandlung in der Grace Cathedral gibt, und zwar für die Obdachlosen und die billigen Nutten, wie wir wörtlich zur Antwort bekommen. Alles werde von der Kirche bezahlt.

Am nächsten Tag stehen wir pünktlich um 9.30 Uhr wieder vor dem Gotteshaus. Als Menschen, die im normalen Leben sonst selten oder nie in die Kirche gehen, erwartet uns etwas wirklich Besonderes.

Die Musik kommt von einer sechsköpfigen Rockband. Die Predigt hält ein Entertainer im hellgrauen Anzug, der auf der Bühne hin und her geht. Das Publikum ist sehr gemischt. Von ärmlich gekleideten bis zu, im wahrsten Sinne des Wortes, gut Betuchten ist alles vertreten. Wir fühlen uns sofort in die Gemeinschaft aufgenommen. Die Liedertexte werden durch einen Beamer auf die weiße Wand projiziert. Ich bemühe mich, der Predigt aufmerksam zuzuhören, um möglichst viel zu verstehen. Der Entertainer spricht sehr deutlich, und ich bemerke, dass er in seiner ganzen Predigt nur einmal das Wort Gott verwendet. Er ermutigt die Armen, sich trotz ihrer Probleme nicht hängen zu lassen und den Kopf oben zu behalten. Er fordert die Wohlhabenderen auf, nicht nur Geldspenden zu geben, sondern auch auf Menschen zuzugehen, selbst wenn sie nicht zu ihrer Gesellschaftsschicht gehören. Insgesamt scheinen die Menschen und Inhalte hier mitten im Leben zu stehen. Das wird auch deutlich, als eine junge Frau aufsteht und sich bei der Gemeinde für ihr Stipendium bedankt. Das Geld vieler hat es ihr ermöglicht, das College zu besuchen und jetzt einen guten Abschluss zu machen. Da erleben wir das erste Mal in unserem Leben Beifall in einer Kirche!

Zum Schluss tritt der Gospelchor auf und bringt die nächste Überraschung. Bis auf die Solosängerin sind alle Mitglieder weiß und verbreiten eine unglaubliche Stimmung. Einige Leute tanzen sogar in den Kirchengängen.

Es ist nicht leicht, Anfang Juli in den USA einen Ort zu finden, an dem es schön, aber nicht zu voll ist. Schnell entscheiden wir uns, nicht nach Süden, sondern nach Norden an die wunderschöne Oregon Coast zu fahren. Wildromantisch, zerklüftet und oft bis dicht ans Wasser bewaldet, hat diese Küste für uns nur einen Nachteil: bei unseren Strandspaziergängen bekommen wir fast Nackenschmerzen, denn immer wieder richtet sich unser Blick nach unten. Es gibt hier so viele schöne Steine, dass das Sammeln fast zur Sucht wird.

Mit unseren Freunden aus Rescue bei Sacramento haben wir uns auf einem Campingplatz am Columbia River verabredet, in Pasco im Staat Washington. Der Columbia River wird sehr stark von Lastschiffen befahren, die hauptsächlich Getreide von den riesigen Feldern der Region zum Hafen von Portland bringen. Alles klappt prima. Als wir ankommen hat Rudi schon die selbst gemachten Hamburger zum Grillen vorbereitet. Was Abschiedstour bedeutet, wird uns klar, als wir uns von unseren Freunden trennen. Das sind schon recht bewegende Momente.

Bis auf die Solosängerin sind alle Mitglieder des Gospelchors weiß

Hamburger !

Der Name des Fast-Food-Klassikers Hamburger soll tatsächlich auf die deutsche Stadt Hamburg zurückzuführen sein. Und zwar nach dem Schnellgericht *Rundstück Warm*, das aus einem Weizenbrötchen („Rundstück") mit einer Scheibe Braten sowie Bratensoße besteht. Eine andere klassische Variante dieses „Hamburger Stücks" besteht aus einem Weizenbrötchen mit Hackfleischfrikadelle aus Beefsteak und Eigelb.

Das Rezept, so heißt es, sei mit deutschen Einwanderern in die USA gekommen. Auf der Weltausstellung 1904 in St. Louis wurden solche Hackfleischbrötchen – noch ohne 'er'-Endung – als „Hamburg" verkauft.

Auch als wir uns von Achim und Doris in Steilacoom bei Seattle verabschieden müssen. In den letzten Jahren haben wir uns regelmäßig hier oder in Arizona getroffen. Jetzt haben wir den Gedanken im Hinterkopf, ob wir uns je wiedersehen, wenn wir zurück in Deutschland sind. Ein sehr merkwürdiges Gefühl und sehr bewegend. Unser letztes gemeinsames Essen genießen wir gemeinsam in Seattle in einem indianischen Restaurant. Geräucherter Lachs, auf eine ganz besondere Art zubereitet. Bis heute habe ich so einen guten Lachs nie wieder gegessen.

Beim Abschied gibt uns Achim noch einen Tipp. Nach Leavenworth sollen wir unbedingt noch einmal fahren, wo man ein Stück Bayern im Staat Washington finden könne. Und richtig, gegen dieses Örtchen ist Oberammergau ein verschlafenes Kaff. Es ist immer wieder unglaublich, wie perfekt solche Touristen-Attraktionen aufgezogen werden. Es ist an alles gedacht. Die Häuser sind im Stil der Alpen gebaut, überall kommt aus Lautsprechern bayrische Volksmusik, in den Restaurants wird vollbusig im Dirndl serviert oder aber in Lederhosen. Das einzige, was in der Inszenierung fehlt, ist der bayrische Dialekt.

Dass Verabschiedungen auch enttäuschend sein können, beweist unser letzter Besuch im Yellowstone National Park. Klar, wir hätten wissen können, dass es hier im Hochsommer wieder irre voll sein würde. Trotzdem wollen wir es noch einmal wissen. Die Terrassen der Mammoth Hot Springs haben kein Wasser, die Wasserfälle tröpfeln nur sehr spärlich und nicht so, wie wir es kennen- und lieben gelernt haben. Also weg von hier ohne große Wehmut. Wobei wir ganz zum Schluss noch ein interessantes Naturschauspiel miterleben. Am späten Nachmittag sinkt innerhalb von 15 Minuten die Temperatur von 28 auf 2 Grad, während ein Hagelschauer mit kirschgroßen Eisgeschossen auf alle niedergeht, die sich nicht rechtzeitig in Sicherheit bringen. Wir haben das Glück, auf dem Campingplatz unter einer riesigen Eiche zu stehen, sodass der Hagel nicht das Dach des Flairy beschädigt.

Noch ein paar Tage haben wir Zeit, bis wir mit der Familie von Meike und Till-Matthias für unser Treffen in Salt Lake City verabredet sind. Wir sind sehr gespannt, was aus dieser ganzen Truppe in den letzten zweieinhalb Jahren geworden ist. Trotz gelegentlicher E-Mail-Kontakte sind wir neugierig, zu erfahren, wie und wo sie ihre Zeit verbracht haben und was ihre Pläne sind.

Leavenworth **!**

Gemessen an den rund 2.000 Einwohnern gehört Leavenworth mit jährlich zwei Millionen Besuchern zu den Top-Tourismuszielen der Vereinigten Staaten.

Zahlreiche Feste und Aktivitäten, die sich an Tradition und Kultur Bayerns und des Alpenraumes orientieren, machen den Ort als Kuriosum auf jeden Fall sehenswert.

So gibt es u.a. ein Maifest, ein Oktoberfest, einen Christkindlmarkt, einen internationalen Akkordeonwettbewerb und ein Nussknackermuseum mit mehr als 5.000 Exponaten.

www.leavenworth.org

Da wir noch ein paar Tage Zeit haben, wollen wir zwei Dinge tun, die wir schon lange vorhaben, aber nie dazu gekommen sind. Das eine ist ein Rundflug über den Nationalpark Canyonlands und das andere eine Bergwanderung zum wohl berühmtesten Fels-Bogen der USA, dem Delicate Arch. Machen wir uns also auf in die kleine Stadt Moab in Utah! Sie liegt direkt zwischen dem Arches National Park und dem Canyonlands National Park und gilt, unter anderem, als das Mekka der Mountainbiker. Entsprechend ist auch hier gerade im Sommer der Andrang, aber nicht zu vergleichen mit Yellowstone.

Der Rundflug über die Canyonlands ist, ohne Übertreibung, eines der Highlights all unserer USA-Touren. Allerdings haben wir auch großes Glück mit dem Wetter und unserer Abflugzeit. Wir starten um 16.30 Uhr in Moab, als die Sonne schon nicht mehr senkrecht steht, sondern bereits so schräg, dass die Felsformationen im leuchtenden Farbspiel der roten und weißen Steine beeindruckend plastisch wirken.

Vor lauter Glück laufen uns beiden die Tränen über die Wangen. Als der Pilot, der aussieht wie ein Zwillingsbruder von Bud Spencer, es bemerkt, fragt er, was uns so bewegt. Wir erzählen ihm, warum wir so überwältigt sind, dieses Erlebnis gemeinsam genießen zu können. Daraufhin macht er mit uns nicht nur den gebuchten Rundflug, sondern fliegt anschließend noch über den gesamte Arches National Park. Nach der Landung nimmt er uns beide in seine starken Arme. Bei mir drückt ganz fest, bei Ursula sehr vorsichtig.

Utah !

Für Naturliebhaber ist Utah ein echtes Paradies. In fünf staatlichen Nationalparks und sechs National Monuments könnte man sich bequem monatelang aufhalten. Dazu kommen unzählige Stateparks und andere Natursehenswürdigkeiten.

Besonders empfehlenswert ist auch der Besuch des *Monument Valley*, das u.a. zahlreichen Western mit John Wayne als Kulisse diente und heute von den dort lebenden Indianern selbst verwaltet wird.

Am nächsten Tag starten wir zu der recht langen Bergtour zum Delicate Arch. Wir wollen es unbedingt schaffen, einmal noch am Fuß dieses so berühmten Felsentores zu stehen. Irgendwann muss ich zugeben, dass ich große Mühe habe, mit Ursulas Tempo mitzuhalten. Ein unglaubliches Triumphgefühl, als wir schließlich dort sind.

Wenn schon Abschied nehmen, dann wollen wir doch auch noch einen der letzten Nationalparks von Utah sehen, durch die wir noch nicht gekommen sind. Im Capital Reef National Park ist allein der Campingplatz schon etwas ganz Besonderes, denn er liegt in einer riesigen Apfelbaum-Plantage. Sein Ursprung geht zurück auf das Jahr 1888, in dem mormonische Siedler hier begannen, eine Obstplantage anzulegen. Bis 1976 wurde an diesem Ort gewerblich Obst geerntet, jetzt darf sich bei den etwa 3.000 Birnen-, Pflaumen- und Apfelbäumen jeder bedienen, der mag. Nur gewerbliche Vermarkter sind nicht zugelassen. Und alle halten sich daran. Ich stelle mir das Ganze in Deutschland vor – ob das genauso klappen würde?

Uns gefallen besonders die vielen Maultierhirsche, die sich herumtreiben. Sie lieben das Obst, vor allem das Fallobst. Besonders, wenn es schon etwas angefault ist und durch den Gärprozess Alkohol gebildet hat, sind die Tiere völlig verrückt danach. Die beschwipsten Tiere zu beobachten ist ein großer Spaß, und in dieser friedlichen Umgebung kann ihnen selbst in diesem Zustand nicht viel passieren.

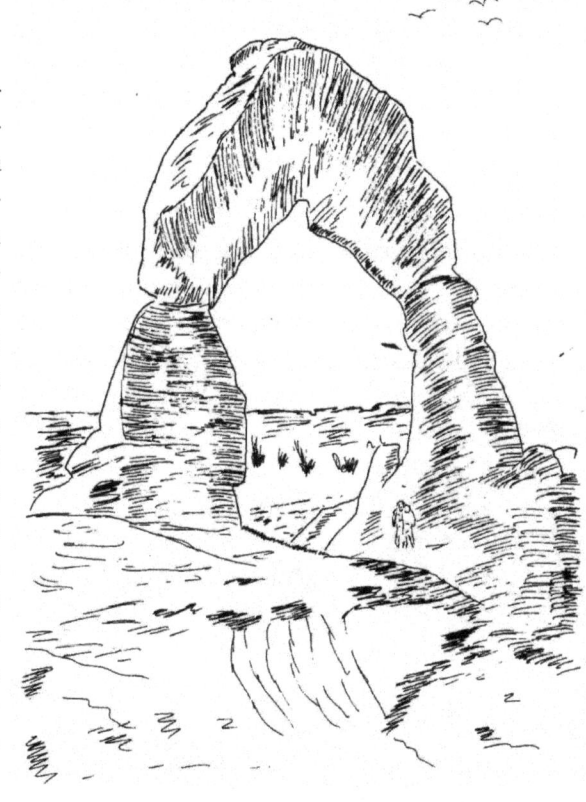

Der Delicate Arch im Arches Nationalpark, Utah

Bei Provo, einer der ältesten Städte des Staates Utah, liegt der Utah Lake und direkt an seinem Ufer der Antelope Island State Park. Genau der richtige Standplatz für uns, denken wir, da wir unsere Gedanken allmählich auf die Auflösung unseres zweiten Haushaltes und auf den Abschied richten müssen. Denn es sind nur noch acht Wochen, bis es endgültig heißt: *Good Bye, America.*

Die Lage des State Parks ist toll, nur knapp eine Stunde nordwestlich von Salt Lake City im Großen Salzsee. Es sind kaum Menschen hier, dafür aber mehr freilebende Bisons als im Yellowstone. Allein diese Herden beobachten zu können ist den Weg hierher wert. Wenn nur die Millionen von Mücken nicht wären. Unerträglich.

Also ziehen wir weiter zum Willard Bay State Park, dreißig Meilen nördlich. Ein ruhiger, idyllischen Platz für unsere Gedanken und die geplanten Aktivitäten. Doch aktiv werden wir eigentlich gar nicht. Immer kommt etwas dazwischen, wovon wir uns ablenken lassen. Wir wollen uns noch nicht trennen von diesem Leben. Aber ist denn wirklich zu dieser Zeit schon etwas wichtiges zu erledigen? Wir beschließen: NEIN, und schieben die Abschiedsgedanken noch einmal weit, weit von uns.

Die Gedanken richten sich langsam auf die Auflösung des zweiten, mobilen Haushaltes

Irgendwo entdecken wir ein Plakat, dem wir entnehmen, dass ab der zweiten Septemberwoche in Salt Lake City die State Fair stattfin-

Herzliches
Wiedersehen
mit der reisenden
Familie aus den
Everglades

det. Da wir ohnehin dort verabredet sind, ziehen wir schon zwei Tage früher als vorgesehen auf den uns bekannten Campingplatz, der zudem den Vorteil hat, dass man von dort aus zum Fairgelände laufen kann.

Und am übernächsten Tag kommen sie dann. Als erstes taucht ein großer Bus auf, der uns irgendwie bekannt vorkommt. Später erfahren wir, warum: Public Transport Busse wie dieser fahren nicht nur in Vancouver/Washington, wo dieser, jetzt umgebaut und schön mehrfarbig lackiert, einmal Dienst getan hat, sondern auch in New York und San Francisco. Dem Bus entsteigen Meike, Charlotte und Max- Fabian. Auf dem Arm haben die Kinder einen jungen Waschbären mit Namen Fritz, und schließlich springen auch noch Spirit und Carlo aus der Tür, die beiden hübschen Mischlingshunde der Familie. Aber das ist noch nicht alles. Denn draußen auf

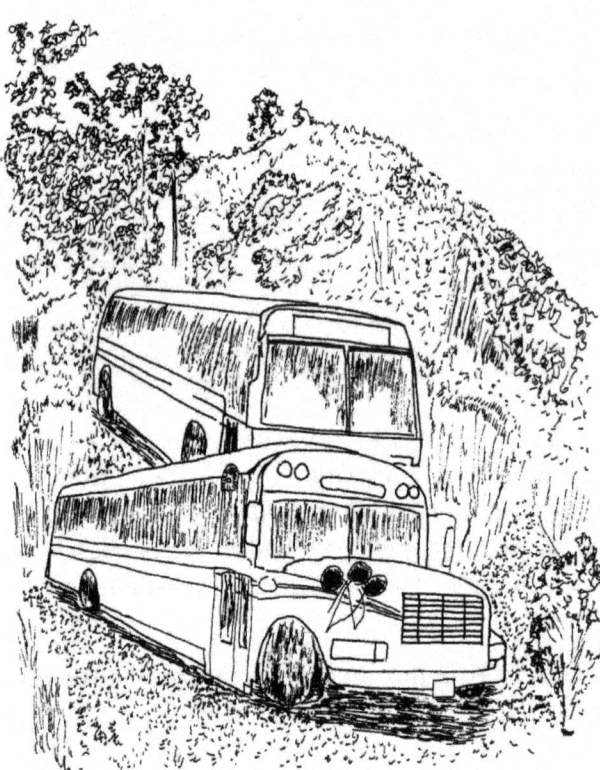

Ein New York City Bus und ein Schulbus dienen als rollendes Zuhause und Büro

der Straße steht noch ein großer alter Schulbus, genauso lackiert wie der andere. Ihm entsteigen Till-Matthias und Alfred, der Freund und Mann für alle Fälle.

Das ist eine herzliche Begrüßung. Schnell Kaffee machen, Kuchen auf den Tisch, und das Erzählen kann beginnen.

Pioniere

Was die Familie seit dem Jahr 2003 erlebt hat, würde mehr als ein weiteres Buch füllen. Auf unsere Frage, woran sie derzeit arbeiten, bekommen wir eine Antwort, die uns verblüfft. In Verbindung mit journalistischen Recherchen reisen sie seit einiger Zeit von einer County Fair oder State Fair zur nächsten und bieten dort auch typisch deutsches Essen an. Sie haben dafür einen sehr schönen transportablen Stand gebaut, haben Kühlschränke,

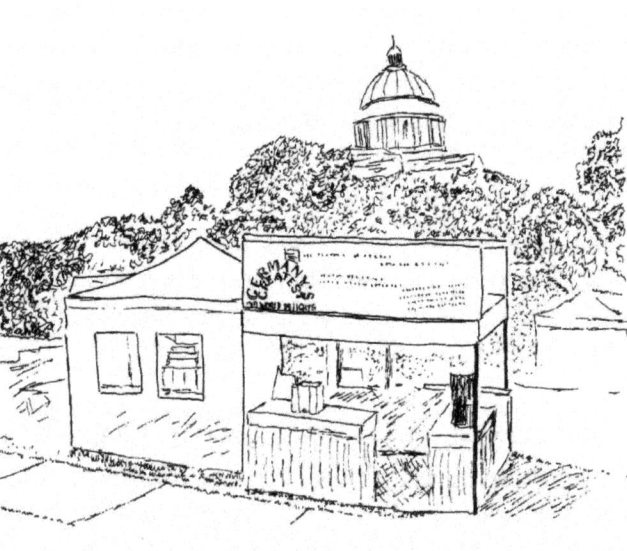

Erfolg mit deutschem Essen wie hier am Nationalfeiertag, 4. Juli, in Jefferson City, Missouri

Gefriertruhen, Kocher und Räucheröfen dabei, und alles, was man eine solche mobile Küche braucht. Alles sauber und ordentlich, aber das meiste in *Thrift Stores* günstig gekauft oder über Ebay ersteigert, wie auch die beiden in Eigenarbeit umgebauten Busse. Während Alfred in einem Extra-Abteil des Schulbusses wohnt, ist der große Bus das rollende Haus der Familie und das Büro. Derzeit werden diese knapp 30 Quadratmeter sogar von fünf Personen bewohnt, da Meikes Mutter Rosemarie für einige Wochen mitreist. Sie ist sogar noch einige Jahre älter als wir und schläft in einem extra für sie eingebauten Bett im 'Esszimmer' des Busses.

Durch journalistische Arbeit zahlreiche interessante Menschen kennengelernt

Nicht nur durch die Fairs, sondern auch durch Reisebegegnungen und ihre sonstige journalistische Arbeit haben unsere Freunde in den letzten Jahren viele interessante Menschen kennengelernt. Dazu gehören einige, die auch wir in den kommenden Tagen treffen werden. Wie den Grafiker, Zeichner und Designer Leon Burrows, der mit seiner Frau Barbara nur ein paar Kilometer entfernt in Bountiful lebt, einem nördlichen Vorort von Salt Lake City. Etliche seiner Werke sind auf Gewehren des berühmten Waffenherstellers Browning zu sehen. Für besondere Sammlerstücke entwirft er kunstvolle Ziselierungen und metallene Einlagen, deren Entwürfe wir in seinem Studio bewundern können. Auch für die Winter-Olympiade in Salt Lake City war er als Grafiker tätig und schenkt uns einen Druck jenes Kunstwerks, das als Geschenk der Stadt Salt Lake City seither die Olympia-Büros aller teilnehmenden Länder schmückt.

Gemeinsam mit diesen beiden sind wir tatsächlich auch bei einem der bekanntesten Maler der USA eingeladen. Das Zusammentreffen mit Arnold Friberg und seiner Frau Heidi ist für uns beide ein großes Erlebnis. Wir dürfen sogar das Atelier des Künstlers besichtigen, der zum Zeitpunkt unseres Besuches 92 Jahre alt ist. Ein Mensch mit einer unglaublichen Ausstrahlung. Und sein Werk beeindruckt uns so sehr, dass ich noch heute oft ehrfurchtsvoll vor den signierten Drucken stehe, die er uns zum Abschied schenkt.

Das sind schon sehr interessante Leute, die wir da kennenlernen. Besonders freue ich mich bei derartigen Anlässen immer, wie Ursula sich inzwischen an den Gesprächen beteiligen kann. Ihre Englischkenntnisse haben sich wirklich erstaunlich entwickelt.

Am 11. September, dem Jahrestag des schrecklichen Terroranschlages in New York, fahren wir wieder einmal fein gemacht zum Konzert des Mormon Tabernacle Choir, der diesmal ausnahmsweise und aus dem besonderen Anlass gemeinsam mit dem ganzen Sinfornieorchester und in dem riesigen Saal des neuen Kongresszentrums auftritt. In der Pause schlendern wir durch die Foyers, wo die berühmten religiösen Bilder von Arnold Friberg für das „Book of Mormon" hängen. Wir sind richtig ein bisschen stolz darauf, diesen Künstler persönlich kennengelernt zu haben. Ein sehr bewegender Tag.

Zwischen all den Besuchen, gemeinsamen Fair-Bummeln und Stadt-Touren in Salt Lake City besprechen wir mit Till und Meike die Übergabe unseres Flairy, die irgendwann in gut einem Monat erfolgen soll. Bevor die symbolische Übergabe mit einer Rotwein-Taufe vollzogen wird, müssen ja auch noch ein paar formelle Dinge erledigt werden. Meike hat deshalb einen Übergabevertrag auf Deutsch und Englisch vorbereitet, der nun sicherheitshalber notariell beurkundet werden soll, damit es bei der Anmeldung in unserer Abwesenheit keine Probleme geben kann.

Natürlich kenne ich solche Dinge aus Deutschland. Dazu muss bei einem Notar ein Termin vereinbart werden, der dann den entsprechenden Vertrag aufsetzt und verliest, bevor die Beteiligten das Dokument in seinem Beisein unterzeichnen. Hier geht das viel einfacher. Gemeinsam fahren wir zur nächsten Filiale der Bank, bei der unsere Freunde ihr Konto haben, und fragen nach einem Mitarbeiter mit der Zulassung als *Notary Public*. Wir werden zu einer Dame ge-

Arnold Friberg !
(1913 – 2010) ist der wahrscheinlich bedeutendste religiöse und patriotische Maler und Illustrator der USA, der maßgeblich mit der Öltechnik Rembrandts und anderer alter Meister gemalt hat.

Über die USA hinaus bekannt sind u.a. seine Gemälde nach Szenen aus dem *Book of Mormon*, die in Salt Lake City zu sehen sind, und die Bilder der Royal Canadian Mounted Police.

Sein bekanntestes Werk, 'Prayer at Valley Forge', das den betenden Präsidenten George Washington kniend neben seinem Pferd zeigt, hängt in fast jedem Regierungsgebäude Amerikas.

Eine besondere Ehre wurde Friberg zuteil, als er 1990 Queen Elisabeth II. porträtieren durfte.

führt, in deren Beisein wir das vorbereitete Dokument unterschreiben, bevor sie ihren Notariatsstempel daruntersetzt, gegenzeichnet und uns mit einem freundlichen Händedruck entlässt. Das war's, nach kaum fünf Minuten sind wir wieder draußen. Das amerikanische Notariat soll lediglich bestätigen, dass das beurkundete Dokument im Beisein des Notars von den durch ihre Pässe ausgewiesenen Menschen persönlich und in vermutlich voller Kenntnis des Inhalts unterzeichnet worden ist. Und da wir alle Kunden dieser Bank sind, ist dieser Service sogar kostenlos für uns.

Wir genießen die gemeinsamen Tage in Salt Lake City, reden viel über Reiseerlebnisse und Zukunftsplanungen. Am zweiten Abend, als wir alle gemütlich zusammensitzen, erzählt uns Till-Matthias von dem Gelände, das sie im Staat Missouri gepachtet haben und auf dem sie sich mit ihrem Büro für die nächsten Jahre einrichten wollen, bis irgendwann die angeschobenen Projekte von Deutschland aus weitergeführt werden können. Das Grundstück liegt in der Nähe der kleinen Stadt Piedmont am Rande der Ozarks, einer waldreichen Hügellandschaft im Südosten Missouris. Alle Familienmitglieder schwärmen von der Unberührtheit der Natur dort und planen, wie das Leben weitergehen soll. Zu einem rosafarbenen männlichen Ferkel und einem Zicklein, die bereits seit der letzten Fair in Kalifornien zur Menagerie dieses kleinen 'Wanderzirkus' gehören, suchen sich die Kinder auf der Utah State Fair noch eine kleine schwarze und eine kleine braune Sau aus, die eine kleine Zucht begründen sollen. Für Außenstehende muss das Ganze schon sehr lustig wirken und ziemlich ungewöhnlich. Aber warum nicht?

Ursprünglich hatten wir vereinbart, dass wir den Flair in Las Vegas übergeben, da von dort aus unser Flug geht. Nun bekommen Till und Meike gute Nachrichten aus St. Louis, die es schwierig machen könnten, diesen Plan zu verwirklichen. Deshalb fragt uns Till-Matthias, ob wir uns auch vorstellen können, mit nach Missouri zu kommen, wenn sie uns den Flug von St. Louis nach Las Vegas bezahlen. Eine Nacht der Überlegung, was das für unsere Pläne bedeutet, und wir stimmen zu. So können wir uns auch selbst ein Bild davon machen, wie es die Familie dort getroffen hat und wie sie beginnt, ihre Vorhaben in die Tat umzusetzen.

Am nächsten Tag trennen sich unsere Wege. Während Till und Meike mit Sack und Pack die 1.400 Meilen auf dem direkten Weg fahren wollen, können wir uns noch ein bisschen Zeit lassen. Wir haben vereinbart, dass wir am 8. Oktober in in Piedmont eintreffen werden. Das sind 20 Tage, in denen wir noch einmal einige Orte besuchen, die wir bei unseren letzten Reisen als besonders sehenswert empfun-

Notary Public !

In fast jeder amerikanische Bankfiliale hat ein Mitarbeiter eine Zulassung als Notary Public. Damit ist es ihm erlaubt, Unterschriften zu beglaubigen, allerdings übernimmt er meistens keine Rechtsberatung.

Für Bankkunden ist dieser Service in der Regel kostenlos.

Ein Wanderzirkus mit Zicklein, Hunden, Waschbär und drei Schweinchen

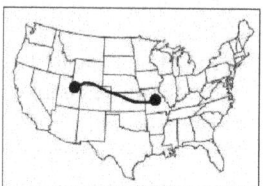

Die letzte Route:
Von Salt Lake City, Utah, über Wyoming, Colorado und Kansas nach St. Louis in Missouri

den haben. Boulder bei Denver/Colorado, oder Aspen, wo wir zum Wintersport waren. Außerdem kommen wir durch Gebiete, die wir noch gar nicht gesehen haben, aber vor allem wollen wir St. Louis noch besser kennenlernen als beim letzten Mal.

500 Kilometer nur Felder und Prärie, und das immer wieder

Unsere Route ist der Interstate Highway 70, der nach Colorado den gesamten Staat Kansas von West nach Ost durchquert. Felder, Prärie, und wieder Felder und Prärie, 500 Kilometer lang. Ein wenig langweilig ist das schon. Erst auf dem letzten Drittel wartet Kansas in Form von einigen Wäldern und Hügeln mit etwas landschaftlicher Abwechslung auf. Mit Kansas City erreichen wir den Staat Missouri. Flairy, das ist der letzte Staat, den du mit uns zusammen erlebst und der nun deine Heimat werden wird. Je näher der Abschied rückt, umso mehr wird uns bewusst, dass das Wohnmobil ein Teil unserer Familie geworden ist.

Aber weg jetzt mit den sentimentalen Gedanken. Wir freuen uns auf vier unbeschwerte Tage in St. Louis. Zuerst wollen wir zum Gateway Arch, den wir beim letzten Besuch nur von Weitem gesehen haben. Diesmal fahren wir im Inneren des Bogens mit einer kleinen Bahn bis hoch zum Scheitelpunkt, wo Aussichtsfenster einen grandiosen Ausblick auf die Stadt bieten.

Gateway Arch ❗

Der Bogen, der zum *Jefferson National Expansion Memorial* gehört, symbolisiert die multikulturelle Stadt St. Louis in der Pionierzeit als Tor zum unerschlossenen Westen.

Für viele gehört er zu den architektonisch interessanten Bauwerken der Erde. Das liegt nicht nur an seiner außergewöhnlichen Eleganz, sondern vor allem daran, dass er von unzähligen unterschiedlichen Standorten aus immer wieder eine neue Stadtkulisse zeichnet.

Für Fotografen eine wirklich lohnenswerte Herausforderung.

Die Konstruktion des Bogens aus nächster Nähe studieren zu können, ist für mich ein ganz besonderes Erlebnis. In meinem Studium war der finnische Architekt Eero Saarinen eines der ganz großen Vorbilder. Und nun stehe ich mit Ursula hier im Inneren dieses kühnen, zeitlos schönen und symbolischen Bauwerks. Dieses Erlebnis allein ist es wert, den zusätzlichen Weg zurückgelegt zu haben. Welchen Stellenwert die Stadt St. Louis in der Geschichte der USA hat, erfährt man schnell, wenn man sich ein bisschen in seine farbige Vergangenheit vertieft. Sehr gut geht das in den zahlreichen, oft kostenlosen Museen und Ausstellungen, die nicht nur in der City liegen, sondern auch zum Beispiel im Forest Park, einer herrlichen Kultur- und Freizeit-Oase.

Nun müssen wir aber wirklich anfangen, Vorbereitungen für die Abreise zu treffen. Wirklich? Warum? Das können wir immer noch tun, wenn wir in Piedmont bei unseren Freunden sind. Da haben wir bestimmt nochmal viel Zeit. Wieder schieben wir die Wirklichkeit vor uns her. Was eigentlich überhaupt nicht unseren Grundsätzen entspricht. Aber wir lassen es zu, wollen uns nicht unter Druck setzen. Wozu? Wir werden das schon alles hinbekommen.

Während wir in der Stadt sind, findet im Busch Stadium das erste Playoff-Spiel im Baseball zwischen den St. Louis Cardinals und den

St. Diego Padres statt. Etwa 50.000 Zuschauer strömen seit dem Mittag gen Stadion, trotzdem das Spiel erst um 16 Uhr beginnen soll. Das gehört zum Ritual. Ebenso, dass fast alle Besucher rot gekleidet sind. Als die St. Louis Cardinals das Spiel auch noch gewinnen, ist in der Stadt die Hölle los. Aus den Springbrunnen der Innenstadt sprudelt plötzlich rotes Wasser, die Menschen ziehen feiernd durch die Straßen, allerdings ohne jegliche Randale, denn Alkohol trinken in der Öffentlichkeit ist verboten.

Nun ist es Zeit, zu unseren Freunden zu fahren. Das Gelände liegt etwas außerhalb des Ortes am Rande eines langgestreckten Tals. Wiesen, Hügel, ein kleiner See und viel Wald - reine Wildnis. Es gehört eine große Portion Optimismus, Tatkraft und viel Mut dazu, in so urwüchsiger Umgebung etwas Neues zu beginnen. Es gibt keinen Strom, keinen Telefon- oder Internetanschluss und kein Trinkwasser. Das muss mit Kanistern aus einer Quelle oder von einem Wasserhahn im Ort Piedmont geholt werden. Wasser zum Waschen und Geschirr spülen kommt direkt aus dem sehr sauberen See. Zur Entleerung unserer Bordtoiletten gibt es in gebührender Entfernung eine Abwassergrube.

Es ist ein Leben wie bei den ersten Siedlern. Mit dem großen Unterschied allerdings, dass der kaum zehn Meilen entfernte Ort Piedmont alles bietet, was Menschen so benötigen. Auch die Kinder fühlen sich in dem freien Leben sehr wohl.

Wir leben in diesen Tagen zusammen wie in einer Großfamilie. Weniger als acht Personen sind wir nie, wenn wir um den großen Tisch im Ess- und Küchenzelt sitzen oder abends am Lagerfeuer. Neben Meikes Mutter Rosemarie ist inzwischen noch deren Freundin Ilse in St. Louis gelandet.

Gelegentlich, manchmal auch etwas ungelegen, kommen die nächsten Nachbarn zum Plausch, eine Familie mit sieben Pflege- und Adoptivkindern zwischen fünf und fünfzehn Jahren, die selbst erst vor kurzem aus Pennsylvania hierher gezogen sind.

Es ist also immer etwas los. Und nebenbei müssen auch noch Vorbereitungen getroffen werden für die Ausrichtung eines Essens für die Schützengilde in St. Louis und das Ozark Heritage Festival in Piedmont. Wir erleben nun hautnah mit, welcher Aufwand nötig ist, um mit den Mitteln einer mobilen Küche zu solchen Anlässen frisch gekochte deutsche Spezialitäten anbieten zu können. Wir können verstehen, dass Till und Meike dieses trotz großem Erfolg nicht wirk-

Es gehört eine große Portion Optimismus, Tatkraft und Mut dazu, hier etwas Neues zu beginnen

Wiesen, Hügel, ein kleiner See und viel Wald

Ein Leben wie bei den ersten Siedlern, aber in zehn Meilen ist der nächste Ort

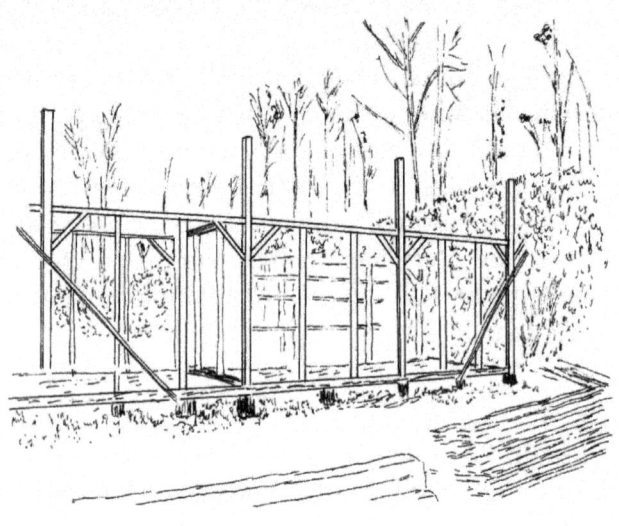

Zwei Monate vor Weihnachten wird das Ständerwerk des zukünftigen Farmhauses aufgerichtet

lich gewinnbringende Geschäft schnellstmöglich aufgeben wollen, sobald ihre Recherchen abgeschlossen sind. Zumal sie für das Grundstück und mit dem dort geplanten Büro engagierte Pläne haben.

Vorerst müssen aber auch noch die Vorbereitungen für ein großes Oktoberfest in St. Louis getroffen werden. Nachdem das Essen in den letzten Jahren wohl immer ein großes Fiasko war, sind Till und Meike vom Veranstalter engagiert worden, für das kulinarische Wohl der Besucher zu sorgen. Am letzten Tag vor unserer Abreise soll die Veranstaltung losgehen. Wir sind gespannt!

Vorbereitungen für ein großes Oktoberfest in St. Louis

Unterdessen haben wir noch viel Arbeit mit dem Organisieren unserer Abreise. Was bleibt hier, was nehmen wir mit? Brauchen wir das wirklich in Berlin? Aber so langsam kommt System in das Ganze. Je mehr wir uns mental auf die Tatsache des Abschieds einstellen und uns im Einklang mit unserer eigenen Entscheidung fühlen, umso besser geht es. Trotzdem scheint das Gepäckvolumen riesig. Gewichtsmäßig landen wir gottlob nur bei zehn Kilo Übergepäck.

Durch das Zusammenleben in den letzten Wochen, aber sicherlich nicht nur dadurch, wächst zwischen uns und der Familie eine tiefe Freundschaft, die bis zum heutigen Tag anhält und später auch zu einer geschäftlichen Partnerschaft wird. Und so fragt mich Till an unserem vorletzten Abend, ob ich ihm zutrauen würde, ein Haus zu bauen. Er wolle mit seiner Familie wenigstens in einem Raum des Hauses Weihnachten feiern können.

Als Herzstück eines Freizeit- und Fortbildungsprojektes wird zunächst das Farmhaus geplant

„Hast du schon mal ein Haus gebaut?"

„Nein, nur einen Hühnerstall."

Das ist zwar nicht unbedingt das Gleiche, aber immerhin so ähnlich. Ich verspreche, darüber nachzudenken. Am nächsten Morgen übergibt mir Till eine Skizze seiner Vorstellungen. Das ist keine klei-

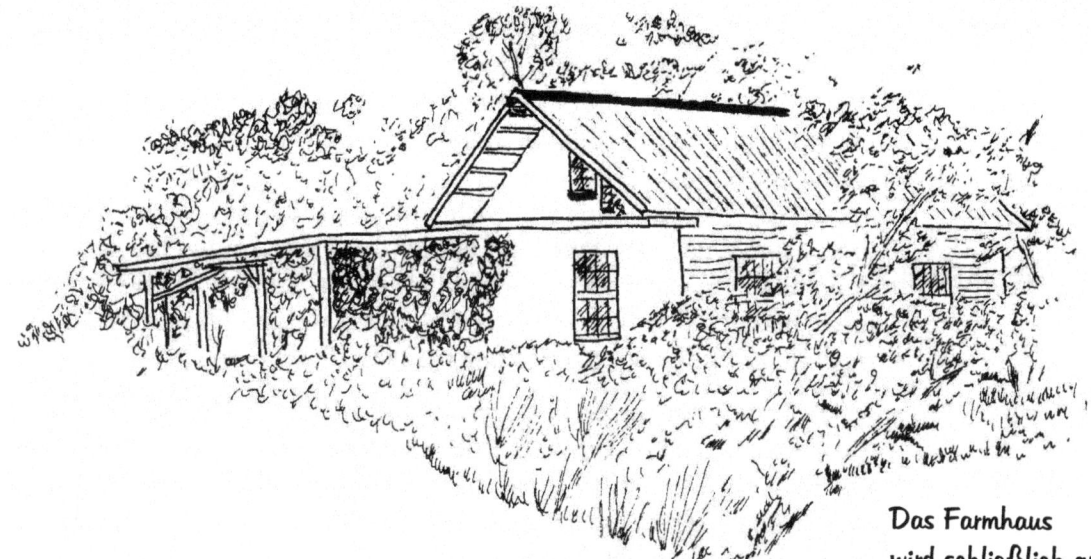

Das Farmhaus wird schließlich größer gebaut als ursprünglich geplant und bietet auch Platz für Gäste

ne Laube, das ist schon ein richtiges Haus. Es soll Herzstück eines Freizeit- und Fortbildungsprojekts sein, das hier irgendwann einmal entstehen soll. Ob das zu schaffen ist? Immerhin gibt es noch nicht einmal Strom! Aber als ich mich davon überzeugt habe, dass über einen Generator Maschinen eingesetzt werden können, habe ich eigentlich keinen Zweifel mehr:

„Du schaffst es!"

Inzwischen hatte ich Tills Willensstärke kennengelernt, und außerdem würde ihm Alfred zur Seite stehen, der fast alles kann. Einmal, als ich ihn frage, was er nicht kann, kommt es wie aus der Pistole geschossen: „Richtig schreiben und Auto fahren." Typisch Alfred!

Ein Haus auf der Basis einer Holzfachwerk-Konstruktion

Mit Till bespreche ich jetzt viele Einzelheiten zu seinen Vorstellungen und zu den konstruktiven Möglichkeiten. Das ganze Haus soll auf der Basis einer Holzfachwerk-Konstruktion gebaut werden. Ich weiß nun, was ich vorhabe, wenn wir wieder in Berlin sind. Zeichnen, nochmal zeichnen und berechnen. Die Originalzeichnungen habe ich immer noch und werde sie bestimmt für immer aufheben.

Muss ich erwähnen, dass die Familie wirklich in einem der Räume Weihnachten feiert? Für uns mehr als erstaunlich, wenn man bedenkt, dass wir unser erstes Gespräch über den Bau am 16. Oktober führen und es ab da gerade mal neun Wochen bis Weihnachten sind.

Zum Abschied eine Show mit Tierdressuren und Akrobatik

Am Abend vor unserer gemeinsamen Abreise Richtung St. Louis machen die beiden Kinder uns zu Ehren eine Show: Feuerschlucken, Tierdressuren, Jonglieren, Balancierkunststücke. Eine tolle Sache, bevor am nächsten Morgen unsere kleine Karawane aufbricht. Auch

Rosemarie und ihre Freundin Ilse, die während der Zeit in Piedmont im Motel wohnt, sind dabei, denn sie fliegen schon vor uns zurück nach Hamburg.

Für vier Nächte ziehen wir noch einmal auf den uns schon bekann-ten *Casino Queen RV Park* am Ostufer des Mississippi. Ob wir wollen oder nicht, müssen wir nun wirklich unser Gepäck für die Abreise fertig machen. Und das in unserem relativ kleinen Flairy. Als wir fer-tig sind, kommen wir kaum noch ins Bett.

Am vorletzten Tag treffen wir uns mit Meike und Till in der Stadt, die dort bei einem regionalen Fernsehsender eine kleine Kochshow machen, als Werbung für das bevorstehende Oktoberfest. Auf dem Weg dorthin schlendern wir ein bisschen durch die Straßen, weil wir noch ein bisschen Zeit haben.

Mit einem Mal wird Ursula unruhig und etwas blass. Sie spürt, dass sie dringend eine Toilette braucht. Manchmal passiert das und hängt wohl mit ihrer Krankheit zusammen. Was können wir tun? Wir stehen vor der Tür einer offenbar wichtigen Behörde. Ein Wachmann steht an der Tür, und da-hinter ist eine Sicher-heitsschleuse zu sehen. Ich spreche den Wach-mann an, ob es möglich sei, dass Ursula dort auf die Toiletten gehen kann. Er grinst, antwor-tet jedoch mit einem kurzen und sehr be-stimmten *No!* In unserer Not beginne ich ihm wortreich zu erklären, warum es für Ursula so dringend ist, und sobald ich das Stichwort *cancer*, Krebs, ausspreche, ist der Wachmann wie ver-

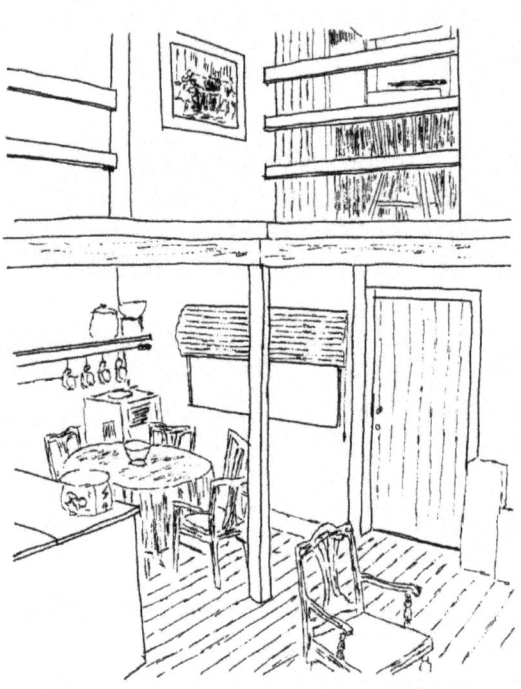

Ein Blick in den zwei-geschossigen Küchen-und Wohnbereich des Farmhauses

wandelt. Sofort öffnet er Tür und Sicherheitsschleuse, um Ursula im Laufschritt auf die Toilette zu begleiten und sogar vor der Tür stehen zu bleiben. Vom Eingang aus kann ich die ganze Szene beobachten.

Als Ursula sehr erleichtert wieder herauskommt, drückt sie ihm überglücklich einen Kuss auf die Wange. Da wird dieser vierschrötige

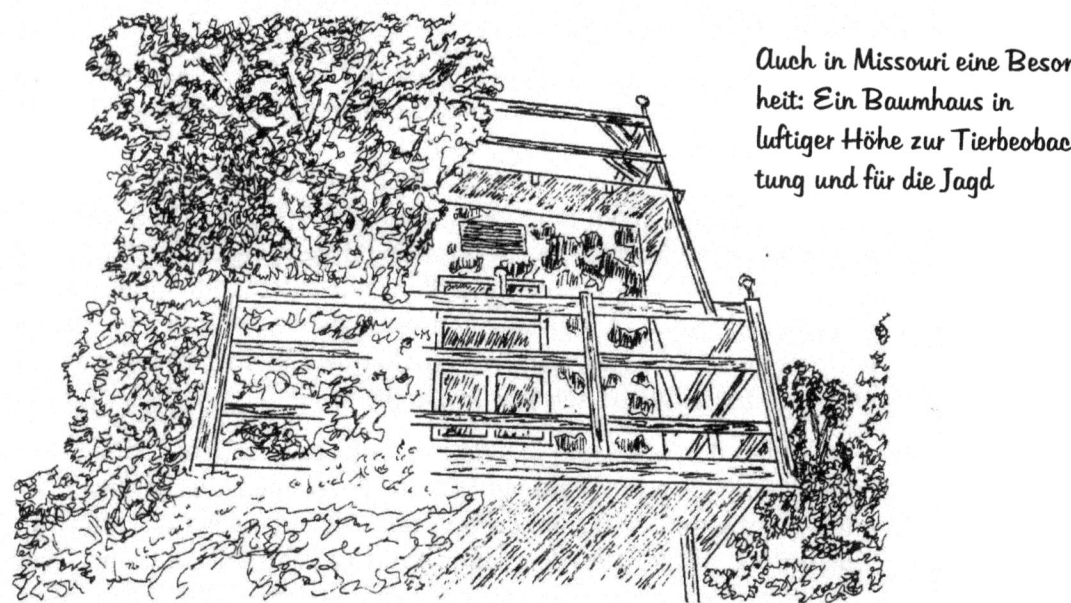

Auch in Missouri eine Besonderheit: Ein Baumhaus in luftiger Höhe zur Tierbeobachtung und für die Jagd

Mann doch tatsächlich rot und strahlt über das ganze Gesicht. Er wünscht uns noch einen guten Tag und bezieht wieder seinen Posten.

Am nächsten Tag, Freitag, findet die Eröffnung des Oktoberfests statt. Vor und neben dem historischen Soulard Farmers Market sind zwei Zelte für je etwa 1.000 Menschen aufgebaut. Bierstände und Souvenirbuden und verschiedene Essenstationen, mit deren Hilfe unsere Freunde die Besucher mit Spezialitäten wie geräuchertem Schweinebraten, Bratwurst, Hähnchen, Sauerkraut, Rotkohl und lauwarmem Speck-Kartoffelsalat bewirten wollen.

Ein Oktoberfest in St. Louis mit Schweinebraten, Bratwurst und Sauerkraut

Als wir bereits vormittags einmal kurz vorbeischauen, merken wir, dass Meike und Till unter größerem Stress stehen als dem in ein paar Stunden bevorstehenden Feststart. Der Veranstalter hat es versäumt, die vereinbarten Küchenkräfte und Servicepersonal zu besorgen, weshalb die beiden seit dem frühen Morgen dabei sind, über Bekannte und Jobbörsen noch Aushilfskräfte anzuheuern und kurzfristig anzulernen. Und auch sonst muss viel von dem, was der Veranstalter falsch eingeschätzt hat, durch Improvisation gerettet werden. Uns erscheint es fast wie ein Wunder, dass es unter diesen Bedingungen gelingt, selbst die kurz vor dem Start anrückende Gesundheitsbehörde von einem einwandfrei hygienischen Arbeitsablauf zu überzeugen. Wir haben keine Ahnung, wie Meike und Till es geschafft haben, doch noch Ordnung in dieses Chaos zu bringen, aber mit der gerade mal sechzehnjährigen Charlotte als 'Restaurant-Chefin' in einem der Zelte und dem zehnjährigen Max-Fabian an der Bratwurst-Kasse

Charlotte und Max-Fabian als Küchenprofis im Großeinsatz

zeigt die Familie, dass die vergangenen Monate sie zu Küchen-Profis gemacht haben. Als wir sehen, wie es den Besuchern schmeckt, wenden wir uns beruhigt dem Programm zu.

Die Eröffnungsze-remonie beginnt mit dem Singen der deutschen Na-tionalhymne

Die Eröffnungszeremonie beginnt tatsächlich mit den Singen der deutschen Nationalhymne, bevor der Bürgermeister von St. Louis spricht und schließlich die amerikanische Nationalhymne gespielt wird. Bei allem, was wir bislang an Nationalstolz erlebt haben, hätten wir nicht erwartet, dass so etwas möglich ist. Hier ist es, wie wir uns erzählen lassen, schon seit Jahren Tradition.

In einem der Zelte spielt jetzt eine Band aus St. Louis, im zweiten eine Blaskapelle aus Alsfeld bei Frankfurt, das auch die Vorführungen einer sehr guten Volkstanzgruppe aus Alsfeld begleitet. Auch die Tanzgruppe des lokalen deutschen Kulturvereins tritt auf, mit deren Mitgliedern wir später noch ins Gespräch kommen und sie zu ihrem gelungenen Auftritt beglückwünschen. Wir sehen in strahlende Gesichter und erfahren, dass die Tänzer zwischen 66 und 86 Jahre alt sind. Für uns ist dieses Fest ein schöner Abschied, und da das Blasorchester auch flotte Tanzmusik spielt, verbringen wir unseren letzten Abend in Amerika tanzend.

Abschied unter dem kritischen Blick der Sicher-heitsleute in der Parkverbotszone

Am nächsten Vormittag ist es dann soweit. Wir fahren mit dem Flairy zum Festplatz, wo die ganze Familie schon auf uns wartet. Es werden viele Tränen vergossen, und die Kinder übergeben uns ein wunderschön gestaltetes Fotoalbum mit vielen Bildern aus unserer gemeinsamen Zeit. Während Meike und Charlotte die bunte Helfertruppe auf das Samstagsgeschäft des Oktoberfests einschwören, bringen uns Till und Max-Fabian zum Lambert St. Louis Airport. Der Abschied ist kurz, als wir unter den kritischen Blicken der Sicherheitsleute in der Parkverbotszone unser vieles Gepäck ausladen. Eine letzte Umarmung, und wir sehen, wie der Flairy, gefahren von Till-Matthias, unseren Blicken entschwindet. Wir stehen neben unseren Gepäckwagen, nehmen uns in die Arme und heulen.

Einer unserer schönsten Lebensabschnitte ist nun zu Ende.

„Alles hat seine Zeit!", sagt Ursula.

REGISTER

Info-Kästen / Info-Kästen / Info-Kästen / Info-Kästen

Themen / Themen / Themen / Themen / Themen / Themen

Abkürzungen / Abkürzungen / Abkürzungen

Ft. ....Fort	Monument
Hw.........................Highway	N.P...........................National Park
Mt.........................Mount	S.H.P..............State Historic Park
N.F....................National Forest	S.P..............................State Park
N.H.M..............National Historic	St..............................Saint

Haben Sie auch schon darüber nachgedacht, ein Buch zu schreiben?

Sprechen Sie uns an!

Die erfolgreiche Realisierung des vorliegenden Erstlingswerks „Amerikanische Augenblicke" von Hans Ulmer basiert auf der Betreuung durch ein langjährig erfahrenes Projektteam des Medienbüros US-Correspondents.

Neben individuellem Schreib- und Projekt-Coaching für Autoren aller Professionalitäts-Level, das wir auch im Auftrag von Verlagen durchführen, bieten wir Autoren-Workshops für unterschiedliche Zielgruppen an.

Diese Workshops richten sich vor allem an Menschen, die sich mit dem Gedanken tragen, Lebenserinnerungen festzuhalten oder spezielle Themen in erzählerischer oder sachlicher Form zu einem Buch zu verarbeiten. Vollkommen unerheblich ist dabei, ob erprobtes Talent oder Vorkenntnisse vorhanden sind, ob eine Veröffentlichung angestrebt wird oder das Schreiben nur zum eigenen Vergnügen oder als Festhalten von Erinnerungen für Kinder und Enkel stattfinden soll.

Im Rahmen der Autoren-Workshops, die wir zum Beispiel auch für Seniorenresidenzen oder Rehakliniken organisieren oder als Mitarbeitercoaching von Unternehmen anbieten, werden in kleinen Gruppen und in lockerer Atmosphäre persönliche und fachliche Grundlagen entwickelt, die es den Teilnehmern ermöglichen, einen raschen Einstieg in die Verwirklichung ihrer individuellen Schreib-Wünsche zu realisieren.

Geboten wird eine professionelle, sehr individuelle und persönliche Begleitung von den ersten Anfängen bis zur Druck- bzw. Lesereife, Typografie und Gestaltung, Herstellung, sowie ggf. Wege und Strategien für Veröffentlichung und Vermarktung.

Sprechen Sie uns an!

US-Correspondents Media Team GmbH

Bernsteinring 41, 12349 Berlin
Autoren@US-Correspondents.com

Lightning Source UK Ltd.
Milton Keynes UK
UKHW032042191218
334260UK00006B/672/P